基层常见肌骨疼痛

中西医康复手册

主 编　毛忠南

全国百佳图书出版单位

中国中医药出版社

·北 京·

图书在版编目（CIP）数据

基层常见肌骨疼痛中西医康复手册 / 毛忠南主编 . —
北京：中国中医药出版社，2023.12
ISBN 978-7-5132-8440-0

Ⅰ . ①基… Ⅱ . ①毛… Ⅲ . ①肌肉疾病—中西医
结合—康复—手册 ②骨疾病—中西医结合—
康复—手册 Ⅳ . ① R680.9-62

中国国家版本馆 CIP 数据核字（2023）第 188138 号

中国中医药出版社出版

北京经济技术开发区科创十三街 31 号院二区 8 号楼
邮政编码　100176
传真　010-64405721
廊坊市佳艺印务有限公司印刷
各地新华书店经销

开本 880×1230　1/32　印张 12.25　字数 282 千字
2023 年 12 月第 1 版　2023 年 12 月第 1 次印刷
书号　ISBN 978-7-5132-8440-0

定价　60.00 元
网址　www.cptcm.com

服 务 热 线　010-64405510
购 书 热 线　010-89535836
维 权 打 假　010-64405753

微信服务号　zgzyycbs
微商城网址　https://kdt.im/LIdUGr
官 方 微 博　http://e.weibo.com/cptcm
天猫旗舰店网址　https://zgzyycbs.tmall.com

如有印装质量问题请与本社出版部联系（010-64405510）
版权专有　侵权必究

前　言

本人曾经是一名基层医生，在基层工作 10 余年，后又在甘肃中医药大学附属医院工作 10 余年，到现在也一直坚持带教、培养基层医生，还经常下乡帮扶。这些年，我对基层医务工作者的整体印象：针灸、推拿、火罐、小针刀、冬病夏治等适宜技术开展广泛，对常见的肌肉骨骼疼痛疗效不错；但也存在问题，主要是对基础解剖不熟悉、查体方法不规范、临床诊断不明确、鉴别诊断不清晰。这样导致治疗时，有些疾病疗效不够满意。近几年，本人一直在承担甘肃省"基层中医康复能力提升培训项目"的教学和临床带教工作，在和基层学员的交流中，这个印象得到了验证。为了提高学员诊疗水平，追求"同质化"目标，在充分征求学员意见的基础上，我们团队编写了《基层常见肌骨疼痛中西医康复手册》，希望能够作为培训班的教材。本书针对基层常见的肌肉骨骼疼痛，从基础的解剖（包括骨骼、肌肉的触诊和生物力学等），常用检查方法，常见疾病的诊断、治疗及康复几个方面进行编写。在编写过程中，结合本人的临床实践，以及这些年讲授"神经病学""肌肉骨骼运动控制"和"中医筋伤学"等课程的体会，力求用最简洁明确的语言完成撰写，希望能够帮助到基层医务工作者。

本书整理出了基层常见肌骨疼痛的查体方法，诊断要点、治疗要点，以及基层常见的适宜技术，在临床带教中反复培训实践，希望基层的学员们扎实掌握，服务百姓。俗话说"授人以鱼，不如授人以渔"。多年的教学习惯，我总想引导同学们透过现象看本质，去形成自己良好的临床思维模式。因此在带教培训和编写教材的过程中，我努力做了两个创新尝试：①从康复的角度，努力把肌肉触诊、姿势评估、解剖列车筋膜链、传统经络（经筋）学说和常用康复训练，融入常见肌骨疼痛的诊疗中；运用中医整体观念来进行姿势评估，尝试用肌肉筋膜链和经筋学说来理解常见肌骨疼痛的共性问题，以及针灸、小针刀等中医适宜技术治疗肌骨疼痛的思路和方法。②从关节运动学的角度，努力学习深奥的生物力学和肌动学知识，尝试用最浅显的语言解释常见肌骨疼痛的生物力学机制，力图把静态的骨骼、肌肉转化成为动态的、三维的，而且与常见肌骨疼痛相关的运动。希望基层的学员在明确诊断的基础上，精准选择中医适宜技术解决常见肌骨疼痛；更希望他们了解这些常见疾病反复发作的机理，掌握康复训练方法，并教会身边的人们通过注意日常生活方式和康复训练来预防复发。

感谢基层培训班各位老师的宝贵意见，让我在诸多的病种中进行了取舍，选择出基层最常见的肌肉骨骼疼痛类疾病。感谢两位副主编吴晓刚和陈万强，以及参编的张晓凌、张云博、毛艺珺和王君义等各位同事的整理、总结和撰写。感谢团队何归顺、任彦旭、李明、支晓东、何星锦、康涛、张恩育、徐培栋等各位同事的大力协助，从日常培训讲课、带教，到这本书的资料准备和校对，你们的出色工作让我有更多的时间来完善书籍内容。感谢中国中医药出版社的各位编辑老师，通过这本手册的编写，也让我们对基层常见肌骨疼痛的认识，有了一个系统全面的提升。感谢附录 1 ～ 5 执笔的各位老师，你们撰写的"指南和共识"，给我们基层医生提供了最新、最规范的诊断与治疗。最后感谢我的爱人任春梅女士，她的鼓励和支持是我坚持下来的动力源泉！

毛忠南

2023 年 8 月

目　录

第一章

骨骼肌与运动

第一节　骨骼肌概述

　　肌肉是人体最重要的器官之一，也是产生运动的关键环节之一。本节将从肌肉概述、骨骼肌、影响肌力的因素和肌肉生长三要素、肌肉减少症、姿势评估、肌骨疼痛手法治疗六个方面进行介绍。

一、肌肉概述

　　肌肉主要由肌细胞构成，肌细胞的形状细长，呈纤维状，故肌细胞通常称为肌纤维。若干个肌纤维组成肌束，若干肌束在神经支配下形成一个运动单元，是我们完成日常动作的基础。人体全身肌肉依据功能的不同，分为骨骼肌、平滑肌和心肌。

　　平滑肌主要存在于内脏的中空器官，如消化器官、膀胱、呼吸道、血管壁及女性的子宫。平滑肌受内脏神经支配，以节律性蠕动为主要的运动方式，不受意志支配，能够长时间拉紧和维持张力，对牵拉敏感，对疼痛刺激相对迟钝。例如，胃和大小肠中的肌肉每天都在接受食物、消化吸收，排出糟粕，但人们一般都不会察觉到。

　　心肌只存在于心脏，属于横纹肌，因此它可以像平滑肌那样有限地伸展，也可以像骨骼肌那样用力地收缩。心肌也受内脏神经支配，有固定的收缩规律，从而产生心跳，不受意志支配。心率主要由心脏窦房结每分钟的起搏频率决定，也就是我们所说的窦性心律。正常窦性心律为每分钟 60 ～ 100 次，但是人类的心率也容易受自主神经与体液因素的影响，如人激动时心率会加快，安静时心率会自动减慢。人的一生总心跳次数为 25 ～ 30 亿次。科学研究表明成人静息心率在 70 次 / 分左右，其寿命可达 80 岁，如果静息心率在 60 次 / 分左右，其寿命可达 93 岁。

中医理论中的肌肉是身体肌肉组织和皮下脂肪组织的总称。饮食水谷入胃，经过胃的腐熟、脾的运化，水谷精微营养肌肉和全身四肢百骸，故肌肉丰满与否，与脾气盛衰有密切关系。故有"脾主身之肌肉"（《素问·痿论》）和"脾病而四肢不用"之说（《素问·太阴阳明论》）。

二、骨骼肌

（一）骨骼肌概述

骨骼肌是组成运动系统的重要部分，是执行运动功能的效应单位，也是机体能量代谢的主要器官。骨骼肌主要附着在骨骼上，收缩能产生人体的各种随意运动，直接受人的意识控制，故又称随意肌。人体的每一块肌肉就是一个器官，都是由许多平行排列的肌纤维通过结缔组织集合而成并加强，包裹骨骼肌的这些结缔组织聚集成肌腱附着于骨。当肌肉强烈收缩时，结缔组织对肌纤维有保护作用。结缔组织包括肌膜和肌腱。肌膜分为肌内膜、肌囊膜和肌外膜三种。在每一条肌纤维外面，包围一层薄而柔软的结缔组织膜，即肌内膜；许多肌纤维集合成小肌囊，外围又包一层结缔组织膜，为肌囊膜；很多肌囊再集合而成具一定形状的肌肉，外再包一层较厚的结缔组织膜，即肌外膜。肌腱由腱纤维组成。这些腱纤维直接连于肌纤维的末端或贯穿于肌肉的始末，主要构成肌肉的固着部分（图1-1-1）。每块肌肉都有丰富的血管和神经分布，以供营养，调节肌肉活动，维持人的各种姿势和运动。

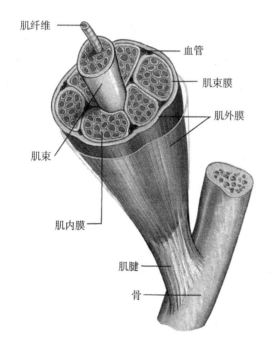

肌纤维

血管

肌束膜

肌外膜

肌束

肌内膜

肌腱

骨

图 1-1-1　骨骼肌与肌腱

骨骼肌的主要成分是成束状排列的纤维，骨骼肌细胞胞浆内有许多与肌纤维长轴平行的肌原纤维，而每条肌原纤维由更细的粗丝和细丝组成。粗丝由肌球蛋白组成，又称肌球蛋白丝；

细丝由肌动蛋白组成，又称肌动蛋白丝。粗丝和细丝在肌原纤维内呈平行、规则的排列，在显微镜下呈现非常一致的明暗相间的横纹，因此骨骼肌又称横纹肌（心肌和骨骼肌同属于横纹肌）。横纹肌的收缩和舒张就是由于粗丝和细丝彼此滑动，从而改变每一个肌节的长度（图1-1-2）。肌浆中除含有一般的细胞器和肌原纤维外，还含有线粒体、肌质网、脂滴、糖原等能源物质结构。

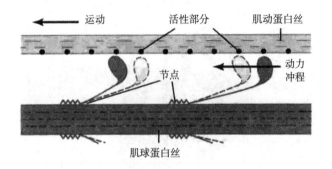

图 1-1-2　肌球蛋白丝与肌动蛋白丝

　　横纹肌的生理特点是对刺激反应快，收缩力量大，但消耗的能量也较大，故易于疲劳，收缩难以持久，其伸展性能不如平滑肌。横纹肌起源于中胚层，再生能力很低。近年来的研究表明，当横纹肌受伤后，位于横纹肌表面的卫星细胞可进行分裂繁殖，演变为成肌细胞，再转变为肌细胞。有实验研究还认为，结缔组织的某些细胞也可分化为成肌细胞，但尚有待进一步研究证实。

　　骨骼肌是唯一受意识控制的随意肌，但有时也有不自主运动，无意识的骨骼肌不自主运动是人体的保护机制，受皮层下各级中枢调控。临床上最常见的不自主运动是各种反射，包括生理反射和病理反射。如手受到疼痛刺激后马上缩回，称为逃避反射；当关节发生扭转时，关节周围的韧带和关节囊中的感受器，将本体感觉信息传递到中枢，并刺激周围相关的肌肉收缩，以保护关节和相关的软组织，称为翻正反射；当关节受到刺激时，如关节肿胀，关节周围的肌肉不自主收缩或抑制，称为关节运动反射；上运动神经元损伤后出现的巴宾斯基征阳性等，称为病理反射。除了各种反射以外，体态和维持姿势也属于肌肉的非随意性收缩（不自主运动），同时长期的不良情绪和持续的压力，也会造成肌张力增高。

（二）骨骼肌的分类

1. 按形态分类 骨骼肌细胞称为肌纤维，大量肌纤维形成肌束，排列在一起拥有一定的特定功能。肌纤维排列方向主要为平行排列、羽状排列和环形排列。梭形肌纤维平行排列，肌纤维排列规律为厚的中心肌腹和逐渐变细的两端，变细的末端附着于特定的骨骼位置，如上臂的肱二头肌就属于梭形肌。羽肌形如羽毛，其短肌纤维和中心腱相交，这种排列方式增大局部肌纤维数量，肌纤维越多，横截面积越大，产生的肌力越大。羽状排列有半羽肌、羽肌和多羽肌三种类型。半羽肌肌纤维从中心腱的一侧斜行，像一只羽毛的半边，这种排列可使一个方向上产生更大的力，例如胫骨后肌和股二头肌。羽肌肌纤维为从中心腱的两侧斜行，像整个羽毛从多个方向牵拉。羽肌可产生非常强大的收缩，如股方肌。多羽肌的特点是两侧都有斜行肌纤维连接的多条肌腱，肌纤维与肌腱相连，从多个方向牵拉肌腱，如三角肌和肩胛下肌。环形肌的肌纤维围绕开口形成括约肌，收缩时关闭，舒张时打开，如尿道口括约肌和肛门括约肌。

2. 按收缩快慢分类 按照收缩快慢分为慢缩肌纤维和快缩肌

纤维，这主要与肌纤维类型（肌红蛋白、线粒体和微血管含量的不同）和获能方式有关。慢缩肌纤维直径小，肌红蛋白含量高，线粒体数量多，反应速度慢，适合耐力和支持功能，病变倾向短缩。因其富含微血管，从横截面看相对较红，也称为红肌纤维。这类型肌肉与姿势控制密切相关，大多分布于身体抗重力活动区域，具有高活性、易紧张、易缩短的特点，通过肌纤维动态紧张调节，可以对身体起到稳定作用，临床又称为姿势肌纤维，如胸小肌。快缩肌纤维直径大，肌红蛋白含量低，线粒体数量少，氧化能力较低，耐受性较差，反应速度快，收缩速度和力量较强，产生运动和功能与爆发力有关，病变倾向薄弱。因其含微血管数量少，从横截面看相对较白，也称为白肌纤维，具有易薄弱和松弛的特点，临床又称为时相肌纤维，如臀大肌。快缩肌纤维从获能方式看，有快速氧化糖酵解型和快速糖酵解型两种类型。前者不仅快速收缩产生力量，同时还具有一定的耐力，如腓肠肌的纤维主要是快速氧化糖酵解型，故在步行、跑步、跳跃、不平坦的地面移动、登高等活动中可以快速收缩产生动作，同时不易疲劳。后者产生的力量较强，但是其耐受性较差，如胫前肌在迈步相能够迅速完成踝背屈，但是容易疲劳。生活中女性穿高跟鞋过久，就会先出现胫前肌酸困，后逐渐出现腓肠肌疲劳。姿势肌（以慢缩肌纤维或红肌纤维为主）容易缩短、紧张、痉挛，是临床产生疼痛的主要肌肉，包括咀嚼肌、枕骨下肌、斜方肌上部、肩胛提肌、胸锁乳突肌、斜角肌、胸大肌、胸小肌、肩胛下肌、背阔肌、竖脊肌胸腰段、腰方肌、髂腰肌、髋内收肌、股直肌、梨状肌、腘绳肌、阔筋膜张肌、小腿三头肌、胫骨后肌、上肢屈肌、旋前圆肌。时相肌（以快缩肌纤维或白肌纤维为主）容易薄弱、松弛、力弱，包括头长肌、颈长肌、三角肌、斜方肌下部、菱形肌、前锯肌、腹横肌、腹内斜肌、腹外斜肌、腹直肌、臀大肌、臀中肌、臀小肌、胫深屈肌、胫骨前肌、腓骨长肌、腓骨短肌、上肢伸肌、指伸肌。

3. 按与肌梭的位置关系分类 按照与肌梭的位置关系可分为梭外肌和梭内肌。肌梭是分布于骨骼肌中感受牵张刺激的本体感受器，形如梭状，外面有结缔组织膜包围，有感觉神经末梢缠绕，肌梭内一般含有 2 ～ 12 条特化的细骨骼肌纤维，属于梭内肌。梭内肌不受意识控制，由 β 神经纤维支配，其反射在皮层下水平完成，当处于收缩状态时，肌梭感觉的神经末梢的灵敏度增强（即敏化肌梭）。肌梭外的肌纤维是典型的肌纤维，由 α 神经纤维支配，受意识控制，其反射在皮层水平。梭外肌收缩产生肌张力，维持姿势，或者产生动作，完成运动。

（三）骨骼肌的功能

骨骼肌作为运动的重要组成部分，收缩不仅能够产生肌张力，维持和改变姿势，开始或停止运动，同时还具有保护、产热和血管泵等多种功能。人类的直立行走、抗重力伸展及各种体态的保持，均是骨骼肌维持恰当肌张力和肌力的缘故。在一定的姿势控制下，骨骼肌收缩产生呼吸、弯腰、屈髋、屈肘和伸肘等各种动作。强大的核心肌群能够保护内部脏器，减轻震荡的损害，保持脏器位于正常的位置，这是骨骼肌的保护功能。当寒冷时，骨骼肌会不自主收缩（寒战）产生热量用于维持体温，这是骨骼肌的产热功能。血管泵功能是指骨骼肌收缩能够促进静脉血与淋巴回流，尤其是在血液或淋巴需要克服重力向上流动时，如在静脉血从下肢向上回心过程中，骨骼肌的收缩发挥重要作用。

（四）骨骼肌的特性

各种运动产生是骨骼肌收缩的结果，骨骼肌具有兴奋性、传导性、收缩性、伸展性和弹性。这些特性是保证肌肉正常收缩完成运动，而不受损伤的基础。中枢神经系统皮层发放的电冲动，经过下行传导束，交换神经元，最后到达神经肌肉接头，此处的神经末梢就会释放神经递质乙酰胆碱。神经递质扩散后产生电信号，进而引起肌收缩，这就是肌肉的兴奋性。肌肉接收到神经递质的特殊刺激后，开始变短、变厚并产生力。这就是肌肉的收缩性，是产生力量的根源。伸展性指在不受损伤情况下离心性收缩，肌肉伸长的能力，这个特性是骨骼肌在松弛时可伸长。一个动作的完成需要主动肌的收缩，也需要拮抗肌的松弛和伸展。如我们弯腰鞠躬时，体前的肌肉链向心性收缩，尤其是屈髋肌群（髂腰肌、股直肌）收缩变短；体后的肌肉链，主要是竖脊肌和臀大肌迅速发生离心性收缩，产生强大的力量，稳定脊柱控制前屈动作的精准完成和姿势的稳定。弹性则是指离心性收缩伸长或者向心性收缩变短后恢复原始形状的能力（即恢复静息长度）。这也是为下一次的收缩做好准备。

（五）骨骼肌收缩的类型

为了完成特定的动作和功能，骨骼肌会根据需要完成等长收缩、等张收缩、向心收缩和离心收缩。等长收缩是指肌肉长度与其关节的角度不发生变化，只收缩产生一定的肌张力，用于保持关节稳定，如拿一个物体，然后固定保持在某一个姿势，但不移动关节。等张收缩是指肌肉张力保持不变，依据动作的需要可能是离心收缩、向心收缩，也可以等长收缩。向心收缩是指肌肉缩短变厚，产生力量或者加大力量来改变运动的速度和方向，以及克服一些额外的抵抗。例如弯腰鞠躬后恢复直立姿势的过程中，竖脊肌和臀大肌就会向心收缩使肌肉变短，产生力量，把脊柱拉回正常的直立姿势。

（六）支配骨骼肌的三种运动神经元

支配骨骼肌的三种运动神经元，分别是 α、γ、β 神经元。α 神经元主要支配梭外肌；γ 神经元主要支配梭内肌；β 神经元则是同时支配上述两种肌肉。大脑皮层随意运动中枢发出的冲动到达脊髓，激动脊髓前角 α 运动神经元（支配梭外肌纤维），能够使随意肌与非随意肌的梭外肌收缩，使肌张力增高，维持姿势平衡。γ 神经元和 β 运动神经元源于脑干，二者将无意识的信息从中枢神经系统传递到骨骼肌来设定肌张力，并且通过随意肌收缩来负责有意识的精细肌肉控制。α、γ 和 β 运动神经元同时工作，激活主动肌、拮抗肌和协同肌，来保证协调肌的动作。

（七）骨骼肌的开关

一块肌肉出现薄弱或紧张，可能是由于肌肉的起止点和（或）腱肌结合部位（运动感知觉的传出点）损伤造成；也可能是由于骨骼肌周围关节中的感受器传入信号异常（运动感知觉的传入点）。这些部位感受器相对集中丰富，发生慢性疲劳后容易紧张、僵硬，也最容易受到损伤，临床称为肌的开关。肌的开关部位容易损伤，一方面是由于这些部位相对薄弱，另一方面与反射性损伤有关。运动感知觉系统异常是发生损伤的关键机制：如全身的筋膜，关节周围的关节囊、韧带、骨膜，支持带中的感受器传入中枢神经的信号异常（信号错误、减少或增加），可造成运动神经元传出信号的错误或延缓，导致肌肉募集异常，出现收缩顺序、张力异常变化，从而继发肌肉的损伤。广义的筋膜包括关节囊、韧带、骨膜及肌外膜等。研究表明筋膜中的感受器是骨骼肌中的 6 倍之多。例如一侧的骶髂关节损伤造成感觉传入信号错误，可出现同侧髂腰肌、腰方肌、梨状肌等紧张，同侧臀大肌和对侧臀中肌薄弱。

临床常见肌肉传入点如下。胸锁乳突肌传入点：胸锁关节囊、颈椎关节突关节囊周围的筋膜。肩胛提肌传入点：颈椎关节突关节囊周围的筋膜。斜方肌传入点：肩胛骨上角周围的筋膜。斜角肌传入点：颈椎关节突关节囊周围的筋膜。三角肌传入点：肩关节囊周围的筋膜。胸大肌传入点：肩关节囊周围筋膜、胸肋关节囊周围筋膜。胸小肌传入点：喙锁韧带、3～5 胸肋关节囊周围筋膜。菱形肌、前锯肌传入点：下位 2 个颈椎和上位 4 个胸椎关节突关节囊周围筋膜。背阔肌传入点：骶髂关节囊周围筋膜、肩关节囊周围筋膜。肱肌传入点：肘关节囊前方周围筋膜。肱二头肌传入点：肘关节囊前方周围筋膜、肩关节囊前方周围筋膜。肱三头肌传入点：肘关节囊后方周围筋膜。腹内斜肌、腹外斜肌传入点：胸腰筋膜。腹直肌、髂腰肌、臀大肌、臀中肌、臀小肌、腰方肌、髋内收肌传入点：骶髂关节囊周围筋膜。阔筋膜张肌传入点：髋关节囊外侧周围筋膜、膝关节囊外侧周围筋膜。肋间内、外肌传入点：肋横突关节周围筋膜。股四头肌传入点：膝关节囊前方周围筋膜。腓肠肌传入点：膝关节囊后方周围筋膜、跟腱周围筋膜。比目鱼肌传入点：跟腱周围筋膜。腓骨肌传入点：外踝周围筋膜。胫骨前肌传入点：踝关节前方周围筋膜。其他肌传入点：所运动关节周围的筋膜感受器较多的部位。传出点为骨骼肌的起点和止点，骨骼肌和腱肌的结合部位。

（八）骨骼肌扳机点

扳机点是存在于骨骼肌组织及骨骼肌筋膜的一个高度敏感的区域，该区域对压力敏感，并且会出现转移性疼痛。每一块肌肉的扳机点疼痛都会转移到其他部位，疼痛转移模式类似于心脏病发作时产生的转移痛。出现转移性疼痛目前有两种理论：脊髓汇聚理论和脊髓外溢理论。根据脊髓汇聚理论，感知肌肉的各种感觉，包括疼痛的神经元，与身体其他部位肌肉的感觉神经元集中在一起，将信号通过这个脊髓中的神经通路传递到脑部时，脑无法判断疼痛来自哪一条肌，因此转移疼痛到没有扳机点的肌上。如果 a 肌和 b 肌的感觉神经元在脊髓汇聚，那么当 a 肌的疼痛感觉与 b 肌的一般传递信息的通路传递到脑时，脑无法判断疼痛是源于 a 肌还是 b 肌，因此疼痛可能会错误地定位到 b 肌。在这种情况下，脑会认为因为扳机点产生的疼痛信号来自 a 肌和 b 肌。脊髓外溢理论认为当强烈的疼痛信号从有扳机点存在的肌的感觉神经元传入脊髓时，电位的活动会溢出，从而造成神经通路中来自其他没有扳机点的肌的中间神经元变得活跃，中间神经元携带疼痛信号到脑，虽然这些肌并不会产生疼痛损伤，但中间神经元仍然告诉脑部这些肌也疼痛。实际上疼痛已经从有扳机点的肌上被转移到没有扳机点的肌上。

（九）骨骼肌疼痛和姿势的关系

临床中如果出现骨骼肌疼痛，常伴随姿势的异常和肌肉张力的改变。骨骼肌疼痛导致的姿势异常，多由于肌力失衡。肌力失衡主要有肌薄弱和肌紧张两个方面，关键在肌紧张。维持肌张力的因素包括神经源性和肌肉源性，其中肌肉源性主要有肌本身黏弹性和肌可收缩结构的激活程度。肌肉出现病变，往往黏弹性会发生改变，参与收缩的肌纤维变短或者肌内结缔组织筋膜痉挛，导致静息状态下肌肉长度变短，表现为肌紧张、僵硬，失去柔韧性或伸展性。这就是老百姓常说的"腿疼了变短"的生理机制。肌可收缩结构的激活程度发生病变会导致肌张力增加，按照病变范围可以影响少量肌纤维，也可以影响大多数肌纤维，或仅影响扳机点，表现为真正意义上的肌收缩性增加。通过准确评估可以找出造成异常姿势的原因：短缩的肌和被延长的肌。在临床中，疼痛或不适等症状常常出现在被延长的肌肉上，如上交叉综合征表现为斜方肌上部纤维、肩胛提肌、头下肌群的疼痛。但是肌力失衡的关键因素是短缩的肌（上交叉综合征中胸小肌、胸大肌短缩），而不是被延长的肌。因此首先应该治疗短缩的肌，然后根据情况再处理被延长的肌。

造成肌肉薄弱的常见原因有牵拉性薄弱、关节源性薄弱、扳机点薄弱、紧张性薄弱及交互抑制。牵拉性薄弱是指长期反复牵拉，就会抑制被牵拉肌肉肌梭的活性，造成姿势性薄弱。如最常见的久坐，臀大肌受到持续牵拉，就会变得薄弱。关节源性薄弱是指关节周围损伤后，脊髓灰质前角细胞就会抑制分布在关节周围的神经的活性，导致关节肿胀或功能紊乱。如膝关节半月板损伤，临床往往伴随与膝关节运动相关肌肉的疼痛、萎缩或痉挛。由于扳机点过度敏感，肌肉刺激阈降低，各种刺激均可导致肌纤维激活。但是刺激过于频繁，肌肉过度使用和过早疲劳，出现无效激活，这就是扳机点薄弱。紧张性薄弱则是指损伤、长期慢性疲劳，出现肌肉紧张，肌内局部出血、弹性下降、非收缩成分增多，最终导致肌纤维薄弱。交互抑制是指当支配某一组肌肉的运动神经元受到传入冲动的兴奋，而支配其拮抗肌的神经元则受到这种冲动的抑制。如长期保持坐位，则屈髋肌群（髂腰肌、股直肌）短缩，支配其的神经元兴奋，抑制了支配伸髋肌神经的兴奋性，造成伸髋肌薄弱，这就是交互抑制造成的肌肉薄弱。

导致肌肉紧张的常见原因有扳机点痉挛、反射性因素和边缘系统过度激活等。长时间重复同一个动作或者维持同一个姿势，完成功能的相应肌肉的扳机点就会敏感，阈值降低，导致肌肉紧张，这就是扳机点痉挛。各种原因造成的乳酸堆积、疼痛、寒冷、内脏疾病等反射性因素刺激痛觉感受器，反射性地发生局部痉挛引起肌紧张，同时往往伴有骨骼肌疼痛，这就是反射性因素。如急性阑尾炎导致腹肌痉挛等。边缘系统包括岛叶、边缘叶（扣带回、海马回和钩回）、杏仁核、丘脑前核和下丘脑，它与大脑皮层有广泛联系，参与高级神经、精神（情绪和记忆等）和内脏的活动，尤其是与维持皮层下水平的警觉有密切关系。长时间的压力、过度疲劳、慢性疼痛和情绪不良等，均会影响激素的分泌，导致边缘系统过度激活。临床上常见不明原因的颈部、肩部、下背部的疼痛多与边缘系统过度激活有关。

三、影响肌力的因素和肌肉生长三要素

（一）影响肌力的因素

肌力是指某个肌肉或者肌肉群产生的最大力量，分为静态肌力和动态肌力，广义上讲肌力还应该包括爆发力和耐力。影响肌力的因素主要有肌肉因素和个体本身因素。具体有以下几个方面：生理横截面积、运动单元的募集率、肌肉的初始长度、肌纤

维的类型、肌肉的收缩类型、年龄、性别及心理因素。

生理横截面积越大，肌纤维的量越大，收缩时产生的力量就越大。运动单元，指一个神经元的轴突发出的运动神经纤维所支配的肌纤维。神经元到达末梢开始分叉支配多个肌纤维，这一个神经元和它所支配的多个肌纤维，就称为一个运动单元，是肌肉最小的功能单元。当人体开始运动时，动员、激活和募集的运动单元越多，肌肉的力量就越大。这时候就和中枢神经系统的功能状态密切关联，中枢对外周募集越强，外周配合越好，那么对应的肌肉或者肌肉群的力量就越大。当肌肉被拉长到静息长度的1.2倍时力量最大。根据肌纤维不同收缩的特性分为快肌纤维和慢肌纤维。一个肌肉的横断面上既有红肌纤维，又有白肌纤维，两种纤维含量的多少决定了肌肉的特点，哪种肌纤维含量多，肌肉的收缩特性就倾向于它，如白肌纤维比红肌纤维产生更大的收缩力。肌肉的收缩类型：离心收缩产生的力量比向心收缩产生的力量要大；收缩的速度越慢，肌肉募集的量越多，产生的力量就越大。年龄和性别：整体上说女性的力量大约是男性的2/3，尤其是握力、垂直弹跳力。心理因素：接受积极的言语暗示时，肌肉的力量会增大到120%左右；紧急情况下，人可能会爆发出远超过平时的力量。

（二）肌肉生长三要素

抗阻负荷训练、足够的优质蛋白和自身分泌的生长激素是肌肉生长三要素。通过规律的抗阻负荷训练能够让骨骼肌在细胞层面发生损伤，这样机体就启动了修复机制。优质蛋白带来的氨基酸是肌肉修复变壮的基本原料。同时肌肉的合成需要机体自身分泌的生长激素。在生长发育阶段以睾酮为代表的生长激素是我们每个人长高、长壮的内因，因此不同性别、不同种族的人群身高会有差异。成人后生长激素分泌降低，但是我们可以通过持续规律的锻炼、足量的优质蛋白摄入和维生素 D 的补充，来完成对骨骼肌的持续关注，使其增强，至少使衰减的速度变慢。

四、肌肉减少症

1998 年，Rosenberg 教授首次提出"sarcopenia"一词，即肌肉减少症（肌少症），并将其定义为"与增龄相关的进行性骨骼肌量减少，伴肌力和（或）功能减退综合征"。2010 年，欧洲肌少症工作组（EWGSOP）明确提出了肌少症的概念。2016 年 10 月，肌少症被认作一种肌肉疾病入编国际疾病分类表（JCD-10-CM，代码 M62.84），同时定义为"一种随年龄增长而发生的肌肉量减少，肌肉质量、肌肉力量下降，和（或）躯体功能减退的老年综合征"。有资料报道，亚洲老年人中肌少症的患病率为 5.5% ～ 25.7%，其中男性 5.1% ～ 21.0%，女性 4.1% ～ 16.3%。2017 年 3 月，《老年患者衰弱与干预中国专家共识》发表，数据提示中国老年人中肌少症发生率 7.1% ～ 18.5%，其中男性 6.6% ～ 16.3%，女性 4.1% ～ 19.9%；而且随着年龄增加肌少症发病率显著增高，80 岁以上的老年人肌少症发病率可高达 45.7%。同时中国西部地区的肌少症发病率高于东部地区的人群，大于 80 岁的人群，53% 的男性和 43% 的女性患有肌少症。美国 60 ～ 70 岁患病率为 5% ～ 13%，而在大于 80 岁的人群中则达 11% ～ 50%。肌少症发病的相关因素有年龄相关的性激素水平改变、细胞凋亡、线粒体功能异常、营养不良、运动减少、内分泌因素、神经退行性疾病等。

（一）肌少症的危害

肌少症的危害主要表现在以下几个方面。

1. 跌倒风险增加 患有肌少症的老人中，39% 的男性、30.6% 的女性失去独立居住能力。老人摔倒最常见的风险是骨折，尤其是髋部骨折后，长期卧床带来的坠积性肺炎、血栓形成、肌肉量迅速衰减、心肺功能下降和二便障碍等并发症，是导致死亡的直接原因。故有人把老人的髋部骨折称为人生最后一次骨折。

2. 肺功能降低 呼吸肌衰减尤其是膈肌的功能下降，胸廓容积明显变小，肺的气体交换能力下降，同时气道清理病菌的能力（如咳嗽、打喷嚏）下降。临床观察多数老年人呼吸表浅、频率加快，呼吸系统疾病明显增多，并发症和感染风险升高。

3. 心力衰竭风险增加 过去的理念认为心衰是心脏电活动的下降，所以干预仅从强心利尿入手。近年来，从强化心肌力量入手的心脏康复已经成为一个新的热门领域。

4. 外科手术后严重并发症风险增加 肌肉衰减导致胰岛素抵抗、血糖调节障碍，影响切口的愈合速度，且胰岛素抵抗会增加 2 型糖尿病发病的概率。

5. 吞咽障碍风险增加 从 2014 年开始，肌肉减少相关的吞咽障碍文献报道逐年增加，2019 年复旦大学孙建琴教授明确提出少肌性吞咽障碍是由全身肌肉和吞咽肌群质量和功能减退引起的一种吞咽功能紊乱。据报道，老年住院患者中少肌性吞咽障碍患病率达到 30% ～ 40%，具体表现为吃饭费力、呛咳，进餐时间明显延长。老年少肌性吞咽障碍的危险因素包括高龄、疾病、虚弱、禁食、营养不良等。

（二）肌少症的评估

国际上从肌肉含量、上肢肌肉力量和日常功能能力三个方面进行评价。国内刚刚起步，不同专业和学科的评估方法各有差异。清华大学提出的"肌少症与跌倒风险评估系统"主要从肌肉含量、肌肉力量、身体活动能力、神经反应能力、平衡能力等 8 个维度进行评估，常用方法如下。

1. 人体成分测试 通过测试受试者的人体成分，根据脂肪、肌肉、骨质、水分等人体成分的重量、比例，综合评价其健康状况、营养状况。测试四肢骨骼肌，分析老人肌肉衰减程度及是否存在肌力平衡。

2. 身高体重测试 通过身高体重测试，了解受试者的身体形态，并进行姿势的评估。

3. 反应时间测试 通过测试受试者对刺激的反应时间来判断老人的神经对肌肉的控制能力（或者说神经对肌肉的募集能力）。

4. 握力测试 根据测试值评价前臂及手部肌肉的力量，反映上肢肌肉力量水平。

5. 五次坐起时间测试 根据受试者完成五次坐起所用的时间，来判断下肢的力量和耐力。

6. 四米平常步速测试 根据受试者的步速，以了解受试者的步态和移动是否发生异常。

7. 三步势平衡测试 通过测试并脚、单脚、前后脚稳定站立时间，评价受试者的平衡耐力。

8. 三米折返计时测试 通过测试综合了解受试者的身体活动能力（包括步速、平衡、功能水平和行走能力）。

（三）肌少症的干预措施

前面提到肌肉生长三要素是抗阻负荷训练、足够的优质蛋白和自身分泌的生长激素。成年人不可能大量分泌内源性生长激素，外源性生长激素因其危害性不敢轻易补充，因此肌少症的干预措施，就变成了以下三个方面：规律的抗阻负荷训练、营养干预和积极控制相关慢性病。其中规律的抗阻负荷训练，主要指经常进行全身肢体肌肉的抗阻、有氧和柔韧性的训练，针对少肌性吞咽障碍可以增加吞咽相关肌群抗阻训练。营养干预则包括摄入足够的优质蛋白质、支链氨基酸、亮氨酸、β - 羟基 - β 甲基丁酸盐（HMB）和维生素 D 等。

五、姿势评估

姿势是日常生活中经常提及的概念和口头术语，是身体与环境间适当关系的外在表现。从康复的角度看，人体要维持和保证一定的功能状态，就需要保持身体节段间处在协调的空间位置。

（一）正确的姿势和体态

人人都希望保持正确的姿势和体态，实际上几乎做不到。从理论上讲正确的姿势是指人体的各个部位维持在科学、平衡的排列线上，有正确的排列顺序。正常人的脊柱有四个生理弯曲，即稍向前的颈曲、稍向后的胸曲、较明显向前的腰曲和较大幅度向后的骶曲。这些生理弯曲具有减轻震荡、保护内脏及辅助维持人体重心的作用。正常的人群从侧面观：耳、肩、髋都在一条垂直地面的直线上；后面观：头、背、臀在同一个平面上，双肩后缩自然下垂，下颌微收，脊柱保持自然生理弯曲。在这种状态下脊柱受到的压力最小，也最健康。在生活中由于个体原因和外在因素的影响，我们需要维持身体的功能，随时调整姿势，以维持各种生理上的代偿，所以完美的姿势是不存在的。

（二）人体重心线

人体重心线是不断变化的想象中的线，它随着人体位的变化而变化。正常的重力是通过被动的韧带张力和小的骨骼肌主动活动产生的力矩得以均衡，并使压力适宜地分布到负重面上。过度的拉力作用于韧带和肌肉，或者异常的负重面，都将影响重力线的位置，改变人体的姿势。良好的姿势可以使身体各个关节较均匀地受力，每个关节受力相对较小，不会让某些特定的关节受力过大，避免身体功能障碍和疾病的产生。在姿势异常的情况下，错误的关节排列可能导致某些关节、骨骼、肌肉和韧带承受过大的压力和张力。姿势是在神经系统的调控下，骨骼肌保持合适的肌张力和肌力，并且依据完成动作的需求不断调整，以控制身体在空间的位置。姿势调控和保持的过程，体现了神经系统和骨骼肌之间的复杂关系，称为姿势控制系统。控制姿势的神经组成：①运动过程，包括组织全身骨骼肌达到神经骨骼肌协同；②感觉感知过程，包括组织和整合视觉、本体感觉和前庭系统；③更高水平过程，包括皮质和皮质下水平，对形成活动的感觉和确保姿势控制的预期和适应方面都有必要。

（三）姿势评估的意义

对患者进行静态姿势评估和解剖学分析，可以为医生提供很多与肌力失衡相关的、有价值的信息。例如肌肉长度、肌肉力量和特定动作模式。肌力良好的平衡、正确的募集顺序，对动作模式的流畅、高效不可或缺。人体运动链任何环节的骨骼肌募集失衡或受损，都会表现出错误的运动模式。开始对患者评估时，需要较长时间，通过不断的训练实践，这些评估只需要几分钟即可完成。骨骼肌的主要功能是在中枢神经系统的支配下产生和控制运动，稳定及保护关节。损伤、慢性过度使用、病理因素和久坐习惯，都会引起骨骼肌和运动系统功能紊乱，通常会导致骨骼肌功能发生改变。此外，关节功能紊乱，会导致骨骼肌功能发生变化，二者相互影响，通常表现为抑制或者痉挛，随之发生运动模式的改变和姿势控制能力的下降。骨骼肌会对扳机点的发生和动作模式改变做出反应。骨骼肌失衡时，在安静状态下肌张力会发生变化，从而导致姿态改变。通过骨骼肌姿态分析，能够清晰理解运动系统的状态及与患者症状之间的关系。分析骨骼肌时，治疗师要观察骨骼肌的对称性、形态和张力，因为在静态下能够观察到骨骼肌过度激活、过度紧张、肥大、萎缩、薄弱和抑制的情况。分析骨骼肌的体积、形状和质量，可以为骨骼肌的使用情况和评估错误动作模式提供线索。

（四）姿势和骨骼肌功能之间的关系

骨盆后倾、驼背、八字脚等异常姿势，可能是骨骼肌失衡的后果。那些不正确的姿势，可能使脊柱、肩、骨盆、膝关节等付出了代价。姿势评估可以快速找到姿势异常的骨骼肌问题，精确的肌肉功能知识和精准的触诊评估，为解决姿势异常导致的骨骼肌问题提供了坚实的保障。

导致异常姿势的原因：①结构性因素，如脊柱侧弯、骨质增生、结构性的长短腿；②年龄因素，不同年龄体态差异较大；③不良工作习惯因素，如长期伏案工作、跷二郎腿、长时间低头看手机；④病理因素，如抑郁导致长时间保持某种姿势，强直性脊柱炎或长期疼痛等会形成某些特定姿势。

在进行姿势评估时，需要注意肌肉的对称性、轮廓、张力，这是由于在静态姿势下，骨骼肌倾向于短缩、高张力，或肥大或抑制无力或萎缩。

六、肌骨疼痛手法治疗

手法治疗是一门非常古老的学科，在世界各地广泛传播。现代医疗实践中手法治疗有很多流派，如整骨疗法、脊椎按摩疗法、物理疗法和按摩疗法等。有些流派偏向于关节，有些流派偏向于肌肉和结缔组织，有些流派偏向于神经血管系统，但是每一种学术流派都有不同的专业实践和理论基础。

近年来，比较流行的是肌肉能量技术（MET）。该技术是针对软组织、肌肉、骨骼系统紊乱，以软组织整骨疗法为载体，由操作者精确控制方向和施力大小，通过患者的主动参与、利用肌肉等长收缩抗阻训练，用以改善肌肉骨骼系统功能和减轻疼痛的一类操作技术。20世纪40年代，Kabat开创了让患者在治疗中按照治疗师精确控制的方向主动收缩肌肉的先河，并将这种技术命名为本体感觉神经肌肉易化（PNF）。20世纪50年代，Fred应用这种技术来活动患者的关节，并命名为肌肉能量技术（MET）。经过这些年的发展，MET在临床运用广泛，主要用于降低过高的肌张力，延长肌肉中短缩的筋膜；增加关节周围组织的延展性，并降低其敏感性；增强虚弱的肌肉和肌群；重建正常的运动模式，增加活动受限关节的活动范围，帮助感觉和运动的整合，恢复患者习惯性收缩部位的感觉；通过交互抑制和刺激机械感受器避免了治疗时的疼痛。

MET 治疗原则：①无痛，即使是轻度的疼痛也要停止，通过调整力量找到患者感到舒服及能够对抗的阻力；②优先对张力过高的或收缩的肌肉采用 MET；③保持肌肉处于其中等长度的位置，就是肌肉正常状态长度的位置，也是最舒服的位置；④治疗师通常施加中度的阻力，患者只需要 10% ～ 20% 的力量进行对抗；⑤急性损伤患者每次需要抵抗治疗师的阻力 5 ～ 10 秒，通常重复 3 ～ 5 次，而慢性损伤患者可以多持续一段时间，可以重复 20 次；⑥对一些没有知觉的肌肉高张力状态者，轻柔拍打正在收缩的肌肉可以恢复其知觉。

总体来说，手法治疗是由医生通过无侵入手动操作，将自己的能量通过患者的皮肤、肌肉、骨骼等组织传导给患者，给予一种感觉的输入，从而追求一种想要的结果。从临床肌动学的角度看，皮肤是人体最大的器官，有丰富的感受器，比如肌梭、高尔基腱器等。发生肌肉疼痛时大多会伴随肌张力的变化，手法触诊治疗的过程就是用手去感受患者肌肉、筋膜的张力变化，或者说用我们的手去和患者的身体对话，寻找真正的问题根源。手法治疗的目的可能是恢复关节活动、释放高渗、缩短组织、修复纤维化、增强循环代谢，也可能是抑制肌张力过高、减轻疼痛。不管是什么目标，在开始"人体工作"之前，都会对就诊时患者的功能障碍和未患病时的自然状态（或者理想的姿势控制状态）进行比较，实际上这就是评估的过程。我们的程序一般是首先发现疼痛，再明确疼痛的范围和程度，有无牵涉痛、扳机点，最后将视、触、叩、听得到的综合资料，用解剖、生理、病理和生物力学的知识来进行解释和说明，确定肌力失衡的责任肌肉、原因，形成初步的手法治疗方案。触诊包括检查皮肤的温度、质地、肌肉情况、肌筋膜触发点、软组织的改变，以及关节功能评估和肌肉功能评估。治疗师的手是强大的、富含知识的手，无论评估还是治疗，最终目的是在患者的某些部位实现有益的改变，从这个意义上讲，熟练的手下感觉和评估，没有任何仪器可以真正替代。个人手法治疗的体会：熟悉正常解剖和姿势，评估异常姿势和体态，感知肌肉张力和肌力，分析失衡原因和机制，处理肌肉短缩与肥厚。

　　手法治疗作用与多种机制有关，它可以通过改变炎症和疼痛介质的浓度来影响组织损伤后发生的炎症介质和外周伤害性感受器之间的相互作用，从外周、脊髓和中枢三个层面来调节疼痛体验的神经生理反应，从而促进局部血液循环，增加关节活动度，使紧张的肌肉恢复正常的弹性，强化无力的肌肉，增强骨骼肌功能，为肌肉的拉伸做好准备。

（吴晓刚）

第二节　骨骼肌运动的神经控制

　　骨骼肌任何一个动作，都是在神经的控制下完成的。本节将从运动的基本单元、运动系统的神经控制、运动感知觉系统和核心控制四个方面进行介绍。

一、运动的基本单元

骨骼肌的运动包括随意运动和不随意运动，随意运动是指随本人意志执行的动作，又称"自主运动"，不随意运动指不经意志控制的自发动作。广义的运动系统包括骨骼、肌肉和神经三个子系统。人体要完成一个精细而协调的复杂动作，不仅需要正常的骨骼和肌肉，更需要神经系统的控制和协调，三个子系统必须结构完整、功能正常，任何一个子系统功能紊乱，都可能会影响动作质量。一个系统受损其功能将会被其他系统正确代偿，产生正常适应，运动不受任何影响；如果受损较重，其他子系统就会出现异常代偿姿势和长期适应；当损害严重时，其他代偿的子系统就会出现损伤或者病理适应。在常见的肌肉骨骼疼痛疾病中，日常工作姿势保持过久导致的肌力失衡是最常见的，同时肌力失衡就会影响骨骼的规律排列和生物力线的偏移。上交叉综合征、下交叉综合征、高低肩、脊柱侧弯、O形腿、X形腿，这些临床常见的问题均与肌力失衡息息相关。而肌力失衡与骨骼和神经有关，更受到自身肌肉的黏弹性、收缩性、肌力、肌张力等的影响。此外，所有运动均是在接受了感觉的冲动后，中枢皮质运动区产生电兴奋，在执行动作的过程中通过深感觉动态感知和反馈，反复地调整来保证精准地完成动作。因此运动系统任何部位损害均可以引起运动障碍。

二、运动系统的神经的控制

运动系统的神经控制由上运动神经元（锥体系统）、下运动神经元、锥体外系统和小脑组成。人体的随意运动主要由上运动神经元（锥体系统）控制；锥体外系统对运动的协调性起辅助作用，并通过对肌张力的调节来维持正常的姿势；下运动神经元是各方面神经冲动到达骨骼肌的唯一通路，通过周围神经传递至神经肌肉接头，引起肌肉的收缩；小脑系统的主要功能为反射性地维持肌张力，保持姿势平衡和运动的共济与协调。要完成各种精细而协调的复杂运动，需要整个运动系统的紧密配合与协调。此外，所有运动都是在接受了感觉冲动后所产生的冲动，通过深感觉动态地感知使动作能准确执行。来自运动神经的冲动通过神经肌肉接头的化学递质引起骨骼肌收缩，带动关节发生位移，完成各种随意运动。因此，运动神经、神经肌肉接头及骨骼肌本身病变均可引起运动异常，后二者引起的疾病统称为骨骼肌疾病。临床常见的肌骨疼痛与脊神经关系密切，因此将下运动神经元中的脊神经单列出来和大家共同学习。

（一）上运动神经元

上运动神经元包括额叶中央前回运动区的大锥体细胞及其轴突组成的皮质脊髓束（从大脑皮质至脊髓前角的纤维束）和皮质脑干束（从大脑皮质至脑干脑神经运动核的纤维束）。上运动神经元的功能是发放和传递随意运动冲动至下运动神经元，并控制和支配其活动，上运动神经元损伤后可产生中枢性瘫痪（图1-2-1）。

皮质脊髓束和皮质脑干束经放射冠分别通过内囊后肢和膝部下行。皮质脊髓束经中脑大脑脚中 3/5、脑桥基底部，在延髓锥体交叉处大部分纤维交叉至对侧，形成皮质脊髓侧束下行，终止于脊髓前角；小部分纤维不交叉形成皮质脊髓前束，在下行过程

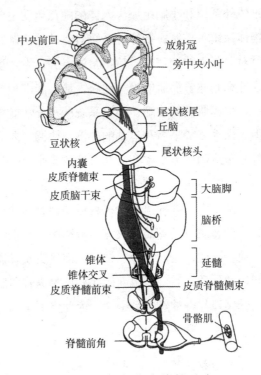

图 1-2-1 锥体束传导通路

中陆续交叉，止于对侧脊髓前角；仅有少数纤维始终不交叉直接下行，陆续止于同侧前角。皮质延髓束在脑干各个脑神经核的平面上交叉至对侧，分别终止于各个脑神经运动核。需注意的是，除面神经核下部及舌下神经核受对侧皮质延髓束支配外，余脑干运动神经核均受双侧皮质脑干束支配。

尽管锥体束主要支配对侧躯体，但仍有一小部分锥体束纤维始终不交叉，支配同侧脑神经运动核和脊髓前角运动神经元。如眼肌、咀嚼肌、咽喉肌、额肌、颈肌及躯干肌等，这些习惯左右同时进行运动的肌肉有较多的同侧支配。所以一侧锥体束受损，不引起以上肌肉的瘫痪，中枢性脑神经受损仅出现对侧舌肌和面肌下部瘫痪。而且，因四肢远端比近端的同侧支配更少，锥体束损害导致的四肢瘫痪一般远端较重。

另外，在大脑皮质运动区，身体各部分都有相应的代表位置，其排列呈手足倒置关系，即头部在中央前回最下面，大腿在其最上面，小腿和足部则在大脑内侧面的旁中央小叶。代表区的大小与运动精细和复杂程度有关，与躯体所占体积无关。上肢尤其是手和手指的区域特别大，躯干和下肢所占的区域最小。肛门及膀胱括约肌的代表区在旁中央小叶。

（二）下运动神经元

下运动神经元包括脊髓前角细胞、脑神经运动核及其发出的神经轴突组成的脑神经和脊神经。下运动神经元是接受锥体系统、锥体外系统和小脑系统各方面冲动的最后通路，也是冲动到达骨骼肌的唯一通路，其功能是将这些冲动组合起来，通过周围神经传递至运动终板，引起肌肉收缩。由脑神经运动核发出的轴突组成的脑神经直接到达它们所支配的肌肉。脊髓前角运动神经元有两种，即 α 运动神经元和 γ 运动神经元，α 运动神经元发出 α 纤维支配梭外肌，γ 运动神经元发出 γ 纤维支配梭内肌。每一个前角细胞发出的运动神经元及其所支配的一组肌纤维（50～200 根）是完成运动功能的基本组成部分。下运动神经元损伤后可产生周围性（弛缓性）瘫痪。

人体要执行准确的随意运动，还必须维持正常的肌张力和姿势，牵张反射是产生和维持肌张力的基础反射，人体只有具备合适的肌张力才能维持一定的姿势。牵张反射是指当肌肉被动牵拉引起梭内肌收缩，其传入冲动神经后根进入脊髓，激动脊髓前

角 α 运动神经元使梭外肌收缩，肌张力增高（图 1-2-2）。维持肌张力的初级中枢在脊髓，但又受到脊髓以上的中枢调节。脑部多个区域（如大脑皮质、前庭核、基底节、小脑和脑干网状结构等）可分别通过锥体束、前庭脊髓束或网状脊髓束等对牵张反射起易化或抑制作用。锥体束和前庭脊髓束主要起易化作用，而网状脊髓束主要起抑制作用，从而形成了一组随意肌调节的完善反馈系统，使各种随意运动执行自如。正常情况下，这种易化和抑制作用保持着平衡，维持正常的肌张力。脑卒中后，脊髓以上中枢受到不同程度的破坏，抑制作用减弱，同时由于没有及时进行良肢位的摆放，患侧肢体处于被动牵拉的体位引起牵张反射活跃，导致脑休克期过后逐渐出现异常肌张力。

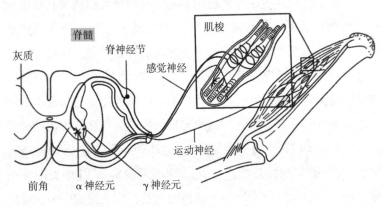

图 1-2-2　牵张反射

（三）锥体外系统

锥体外系统是指锥体系统以外的所有躯体运动的神经系统结构，包括纹状体系统和前庭小脑系统，目前临床习惯指纹状体系统。它包括纹状体（尾状核、壳核和苍白球）、红核、黑质及丘脑底核，总称为基底节。大脑皮质（主要是额叶皮质运动前区）发出的纤维，止于新纹状体（尾状核和壳核），由此发出的纤维止于旧纹状体（苍白球），旧纹状体发出的纤维分别止于红核、黑质、丘脑底核和网状结构等处。由红核发出的纤维组成红核脊髓束，由网状结构发出的纤维组成网状脊髓束，均止于脊髓前角运动细胞，调节骨骼肌的随意运动。基底节区紧邻内囊、外囊及侧脑室，脑卒中损伤这些部位后往往同时伴有肌力和肌张力障碍。

（四）小脑

小脑是协调随意运动的重要结构，它并不发出运动冲动，而是通过传入纤维（脊髓小脑束、前庭小脑束、橄榄小脑束、额桥小脑束、颞桥小脑束）和传出纤维（齿状核红核脊髓束、齿状核红核丘脑束、小脑前庭束、顶核网状纤维束等）与脊髓、前庭、脑干、基底节及大脑皮质等部位联系，达到对运动神经元的调节作用。小脑的主要功能是维持躯体平衡、调节肌张力及协调随意运动。小脑受损后主要出现共济失调与平衡障碍两大类症状。

（五）脊神经

人类脊神经有 31 对，其中颈神经 8 对，胸神经 12 对，腰神经 5 对，骶神经 5 对，尾神经 1 对。脊神经的纤维主要有躯体感觉纤维、内脏感觉纤维、躯体运动纤维和内脏运动纤维四种，在整个脊髓上从腹外侧和背外侧呈左、右对称发出四束（前根和后根），出椎间孔合为脊神经干，然后分为前支、后支、交通支和脊膜支。前支是最粗大的分支，在分布和走行中形成四个神经丛，即颈丛、臂丛、腰丛和骶丛。同时 12 对胸神经前支对应分布于肋间隙，称为肋间神经。胸神经前支在皮肤的分布区具有明

显的阶段性，如 T2 对应胸骨角平面，T4 对应乳头平面，T6 对
应剑突水平，T8 对应两肋弓中点连线平面，T10 相当于脐平面，
T12 对应脐与耻骨联合连线中点的平面。后支相对较细小，有明
显的阶段分布特点，肌支分布于颈、背、腰、骶和臀部的深层
肌，皮支分布于相同部位的皮肤（图 1-2-3）。某些脊神经后支
较粗大，有特定的分布区域和明显的临床意义。例如，枕下神
经（C1 后支）支配枕肌，枕大神经（C2 后支）穿过斜方肌腱膜
分布于枕项部皮肤，第 3 枕神经（C3 后支）也穿过斜方肌腱膜
分布于枕部下方皮肤，常见的后枕部疼痛与这些神经分布密切关
联。临床常见的特殊后支还有臀上皮神经（L1～3 后支），分布
于臀上部皮肤；臀中皮神经（S1～3 后支），分布于臀中部皮肤。

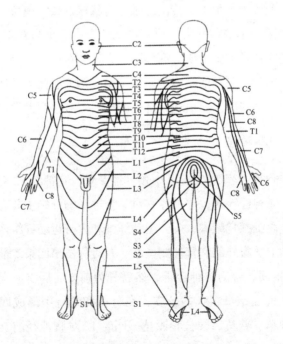

图 1-2-3　脊神经节段性感觉皮肤分布

1. 颈丛 颈丛由 C1～C4 的前支和 C5 的前支一部分构成，位于胸锁乳突肌上部的深面，中斜角肌和肩胛提肌起始部的前面，其分支有皮支、肌支和与舌下神经、副神经的交通支。颈丛皮支由胸锁乳突肌后缘中点附近穿出，位置表浅，散开行向各方。颈丛肌支发出膈神经、颈部深层肌支和颈神经降支，分别支配膈肌、颈长肌和前、中斜角肌及肩胛提肌、舌骨下肌群。其走行及支配如下。

（1）枕小神经（C2）：沿胸锁乳突肌后缘上升，分布于枕部及耳郭背面上部的皮肤。

（2）耳大神经（C2、C3）：沿胸锁乳突肌表面行向前上，至耳郭及其附近的皮肤。

（3）颈横神经（C2、C3）：横过胸锁乳突肌浅面向前，分布于颈部皮肤。

（4）锁骨上神经（C3、C4）：有 2～4 个分支分布于颈侧部、胸壁上部和肩部的皮肤。

（5）膈神经（C3～C5）：是颈丛最重要的分支，从前斜角肌上端的外侧浅出，从前面下降到该肌的内侧，经胸廓上口、肺根前方，最后到达膈肌。运动纤维支配膈肌，感觉纤维分布于胸膜、心包及膈下面的部分腹膜。膈神经受刺激时可发生呃逆；损伤后同侧的膈肌瘫痪，腹式呼吸减弱或消失，严重者可有窒息感。

2. 臂丛 臂丛神经由颈 5～8 神经根前支和胸 1 神经根前支发出，经斜角肌间隙穿出，从锁骨下动脉后上方，经锁骨后方进入腋窝。臂丛五个根的纤维先合成上、中、下三干，三干围绕腋动脉形成内、外侧束和后束，臂丛的主要分支多发自这三束。臂丛的分支较多，根据发出的部分分为锁骨上分支和锁骨下分支。

锁骨上分支主要有胸长神经、肩胛背神经和肩胛上神经；锁骨下分支行程长，分布范围广，主要分支有肩胛下神经、胸内侧神经、胸外侧神经、胸背神经、腋神经、肌皮神经、正中神经、尺神经和桡神经，以及臂内侧皮神经和前臂内侧皮神经。其走行及支配如下。

（1）胸长神经（C5～C7）：主要分布于前锯肌和乳房外侧，损伤的主要体征是翼状肩。

（2）肩胛背神经（C4～C5）：穿过中斜角肌，在肩胛骨内侧缘和脊柱之间下行，分布到菱形肌和肩胛提肌。

（3）肩胛上神经（C5～C6）：从上干发出，经肩胛上切迹进入冈上窝，继而绕肩胛冈外侧缘进入冈下窝，分布于冈上肌、冈下肌和肩关节。

（4）肩胛下神经（C5～C7）：从后束发出，支配肩胛下肌和大圆肌。

（5）胸内侧神经（C8～T1）：发自内侧束，深支分布于胸小肌，还有部分纤维到达胸大肌。

（6）胸外侧神经（C5～C7）：发自外侧束，主要分布于胸大肌，少量分布于胸小肌。

（7）胸背神经（C6～C8）：发自后束，主要分布于背阔肌。

（8）腋神经（C6～C8）：发自后束，穿过四边孔，肌支支配三角肌和小圆肌，皮支分布于肩部和臂外侧上部皮肤（臂外侧上皮神经）。腋神经损伤表现为肩部和臂外侧上部皮肤感觉障碍，上臂外展不能，外旋力减弱。损伤日久，三角肌萎缩，肩部就会失去圆隆的外形。

（9）肌皮神经（C5～C7）：发自外侧束，肌支支配喙肱肌、肱二头肌和肱肌，皮支分布于前臂外侧皮肤（前臂外侧皮神经）。

损伤后出现前臂外侧皮肤感觉障碍及屈肘无力。

（10）正中神经（C6～T1）：发自外侧束，前臂的肌支支配肱桡肌、尺侧腕屈肌及指深屈肌尺侧半以外，所有的前臂屈肌和旋前肌；在手部，运动纤维支配第1、第2蚓状肌和鱼际肌（拇收肌除外）；感觉支分布于桡侧半手掌、桡侧三个半手指掌面皮肤及中节和远节指背皮肤。肌支损伤出现旋前肌综合征和腕管综合征（猿掌），皮支损伤出现对应部位的感觉障碍。

（11）尺神经（C6～T1）：发自内侧束，肌支支配尺侧腕屈肌和指深屈肌尺侧半；在手掌发出深支支配小鱼际肌、拇收肌、骨间肌，以及第3、第4蚓状肌。尺神经的皮支在手掌分布于小鱼际、尺侧一个半指的皮肤；在手背分布于手背尺侧1/2、尺侧一个半指及无名指近节的桡侧半和中指近节尺侧半的皮肤。受损后运动障碍表现为屈腕力减弱，环指和小指远端指关节不能屈曲，小鱼际和骨间肌萎缩，拇指不能内收，各指不能互相靠拢。同时，各掌指关节过伸，掌骨间呈现深凹，第4、第5指的指间关节弯曲，形成爪形手。感觉障碍表现为手掌和手背内侧缘皮肤感觉丧失。

（12）桡神经（C5～T1）：发自后束，经肱三头肌长头和内侧头深支至前臂后面深浅层肌之间下降，支配肱三头肌、肱桡肌和所有前臂后群肌；浅支分布于手背桡侧1/2及桡侧2个半手指近节背面皮肤。桡神经损伤后运动障碍主要表现为前臂伸肌瘫痪，不能伸腕、伸指，抬前臂时呈垂腕征；感觉障碍以第1、第2掌骨间隙背面的虎口区皮肤最为明显。

3.腰丛 位于腰大肌深面，腰椎横突前方，由T12前支的一部分、L1～L3前支及L4前支的一部分组成，主要分布于腹股沟区、大腿前面和大腿内侧。主要分支如下。

（1）髂腹下神经（T12～L1）：分布于下腹部、腹股沟和臀外侧的皮肤及腹外侧肌群下部。

（2）髂腹股沟神经（L1）：分布于腹股沟部、阴囊和大阴唇的皮肤，以及腰方肌、腹内斜肌和腹横肌。

（3）股外侧皮神经（L2、L3）：分布于大腿前外侧皮肤。

（4）股神经（L2～L4）：感觉支依次分布于大腿、膝关节前面皮肤及膝关节、髌下、小腿内侧面，以及足内侧缘的皮肤；运动支支配髂肌、耻骨肌、股四头肌和缝匠肌。

（5）闭孔神经（L2～L4）：感觉支分布于大腿内侧皮肤；运动支支配闭孔外肌、长收肌、短收肌、大收肌和股薄肌。

（6）生殖股神经（L1、L2）：生殖支分布于提睾肌和阴囊（男）或者大阴唇（女），股支分布于股三角区的皮肤。

4. 骶丛 由来自腰丛的腰骶干（L4 前支部分纤维和 L5 前支所有纤维）及骶、尾神经前支组成，是全身最大的神经丛，略呈三角形，尖端朝向坐骨大孔。骶丛发出的分支可以分两大类：一类是短距离走行，支配临近的髋肌（如梨状肌、闭孔内肌和股方肌）；另一类走行较长，分支较多。

（1）臀上神经（L4、L5、S1）：支配臀中肌、臀小肌和阔筋膜张肌。

（2）臀下神经（L5、S1、S2）：支配臀大肌。

（3）股后皮神经（S1～S2）：分布于臀区、股后区和腘窝的皮肤。

（4）阴部神经（S2～S4）：分布于阴部的肌群、皮肤，以及外生殖器的皮肤。

（5）坐骨神经（L4、L5、S1～S3）：是全身最粗大、行程最长的神经，从梨状肌下孔出盆腔至臀大肌深部，从股二头肌深面到达腘窝上角处，分为胫神经和腓总神经。坐骨神经在股后区发出肌支支配股二头肌、半腱肌和半膜肌。胫神经（L4、L5、S1～S3）是坐骨神经本干的延续，经腘窝、比目鱼肌深面到达足底，分支支配小腿后肌群、足底肌，以及膝关节、踝关节、足底和足外侧缘皮肤。损伤后的主要表现：踝关节跖屈不能、不能足尖站立、内翻力减弱，伴发足底及足外侧缘皮肤感觉障碍。由于小腿后肌群力量减弱，小腿前肌群过度牵拉，肌力失衡导致踝关节背屈和外翻位，临床称为钩状足。腓总神经（L4、L5、S1、S3）从腘窝上角处分出，沿股二头肌腱内侧向外下走行，绕腓骨颈向前穿过腓骨长肌后分为腓浅神经和腓深神经。腓浅神经分布于腓骨长肌、腓骨短肌及小腿外侧、足背和第2～5趾背的皮肤。腓深神经分布于小腿前肌群、足背肌，以及第1、第2趾相对缘的皮肤。腓总神经损伤后运动障碍主要表现：踝关节背屈不能、趾不能伸、足下垂且内翻，出现马蹄内翻足畸形，行走时呈跨阈步态；感觉障碍主要在小腿前、外侧面及足背区。

从坐骨结节与大转子连线的中点开始，向下至股骨内、外侧髁连线的中点做一直线，此两点间连线的上2/3，即为坐骨神经在股后区投影线。从股骨内、外侧髁连线的中点向下连至内踝后方的下行直线，可作为胫神经在体表投影线。

三、运动感知觉系统

所有运动都是在接受了感觉冲动以后所产生的冲动，来自运动神经的冲动通过神经肌肉接头的化学递质引起骨骼肌收缩，带动关节发生位移，完成各种随意运动。在完成随意运动的过程中，每秒钟数以亿次的深感觉动态反馈，准确感知自身的位置，并及时调整使动作能准确执行。一个完整的运动感知觉系统包括：各种感受器共同提供了我们的本体感觉，中枢神经系统接受外周的感觉输入，在不同层面进行调控。其中皮层下中枢发出的不随意运动的指令，沿运动神经传出到达骨骼肌，完成姿势调整维持稳定；皮层发出的随意运动指令，沿运动神经传出到达骨骼肌，精准地完成运动。这里共同学习一下：感受器和感觉传入系统。

（一）感受器

感受器包括机械感受器、肌肉感受器和外周感受器，三者共同提供了我们的本体感觉。机械感受器主要位于关节囊内，在关节活动受限时被激活并传递关节位置信息。功能：参与维持步态和呼吸的肌群产生强大的反射性影响（促进和抑制），特别是鲁菲尼小体。肌肉感受器包括肌梭和高尔基腱器，二者相互拮抗，具有保护和精准调控的作用。外周感受器是位于皮肤上专门感知触觉的感受器，当皮肤上不同位点的关节活动范围内收到牵拉，这些感受器提供本体感觉信息，如膝关节完全伸展时，大腿后侧皮肤绷紧，便产生了膝关节伸展的信号。位于皮肤中的其他感受器还有温度、痛觉感受器等。

（二）感觉传入系统

感觉是作用于各种感受器的各种形式的刺激在大脑中的直接反应。感觉分为一般感觉（浅感觉、深感觉和复合感觉）和特殊感觉（视觉、听觉、嗅觉和味觉）。一个动作的准确完成需要多种感觉的精准输入，尤其需要视觉、浅感觉和深感觉功能正常。浅感觉包括来自皮肤、黏膜的痛觉、温度觉和触觉；深感觉是指来自肌肉、肌腱、骨膜和关节的运动觉、位置觉和振动觉。各种一般感觉的神经末梢分别有特殊的感受器，接受刺激后经周围神经、脊髓（脊神经）或者脑干（脑神经）、间脑传至大脑皮质的感觉中枢。

1. 痛觉、温度觉传导通路　第 1 级神经元位于脊神经节内，周围突构成脊神经的感觉纤维，中枢突从后根外侧部进入脊髓后角，起始为第 2 级神经元，经白质前连合交叉至对侧外侧索，组成脊髓丘脑侧束，终止于丘脑腹后外侧核，再起始于第 3 级神经元，轴突组成丘脑皮质束，至中央后回的中上部和旁中央小叶后部（图 1-2-4）。

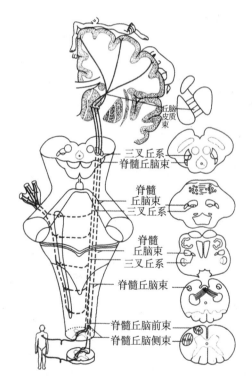

图 1-2-4　浅感觉传导通路

37

2.触觉传导通路 第1级神经元位于脊神经节内，周围突构成脊神经的感觉纤维，分布于皮肤感受器，中枢突从后根内侧部进入脊髓后索，其中传导精细触觉的纤维随薄束、楔束上行，走行在深感觉传导通路中。传导粗略触觉的纤维入脊髓后角固有核，其轴突大部分随白质前连合交叉至对侧前索，小部分在同侧前索，组成脊髓丘脑前束上行，至延髓中部与脊髓丘脑侧束合成脊髓丘脑束（脊髓丘系），以后行程同脊髓丘脑侧束（图1-2-4）。

3.深感觉传导通路 由三级神经元组成，第1级神经元位于脊神经节内，周围突分布于躯干、四肢的肌肉、肌腱、骨膜、关节等处的深部感受器；中枢突从后根内侧部进入后索，分别形成薄束和楔束。薄束和楔束起始于第2级神经元，交叉后在延髓中线两侧和椎体后方上行，形成内侧丘系，止于丘脑腹后外侧核。由此发出第3级神经元，形成丘脑皮质束，经内囊后肢，投射于大脑皮质中央后回的中上部及旁中央小叶后部（图1-2-5）。

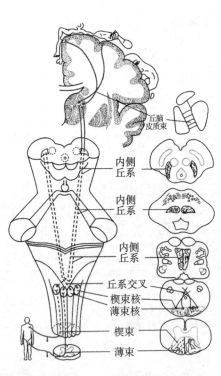

图 1-2-5 深感觉传导通路

四、核心控制

核心是腰腹部–骨盆–髋关节的复合体，人体重心所在的位置，也是所有运动开始的地方。核心控制是指当身体在完成某些运动或者高负荷活动时，能够稳定地控制躯干和骨盆，把力量以最优的方式从躯干传递到四肢，使运动表现和姿势维持都达到最佳水平。核心肌肉群被称作动力房，是所有肢体活动的基础或引擎。通过核心肌的稳定性训练，可以减少疼痛，减少残疾，恢复和增加肌肉功能，促进躯干的稳定，降低受伤的风险。

虽然目前对核心肌的具体划分有争议，但腰–骨盆–髋关节共同围成的部分是被广泛认可的，且认为最主要的核心肌为多裂肌、腹横肌、腰方肌。有学者把核心肌描述成为一个盒子，盒子的顶部由膈肌构成，底部由盆底肌肉构成，前面由腹肌构成，后面由腰背部肌肉构成。现在普遍认为，核心肌收缩时就像在腰部绑了一个腹带，可以维持脊柱和身体在任何状态下的稳定性。

1992年著名的生物力学学者Panjabi MM提出维持腰椎稳定性的三亚系模型：被动支持亚系、主动支持亚系和中枢神经系统亚系。被动支持亚系包含骨骼、韧带、椎间盘、筋膜等，提供内源性稳定。主动支持亚系包含核心肌群与肌腱，提供外源性稳定。中枢神经系统亚系则以神经回路来控制肌肉的收缩时间、顺序与强度。腰椎稳定的三亚系理论现已得到广泛认可，尤其是作为主动亚系最重要组成部分——核心肌群，近年来受到越来越多的重视。从近几年的文献看，大家把核心肌群分为两大群。第一群为深层核心肌群，又称为局部稳定性肌群，包括腹横肌、多裂肌、腹内斜肌及腰方肌。第二群为表浅核心肌群，又称为整体稳定性肌群，包括腹直肌、腹内斜肌、腹外斜肌、竖脊肌、腰方肌及臀部肌群等。越来越多的研究表明，上述两组肌肉的协调作用维持着人们日常生活活动中腰椎的稳定。所以当三亚系受损或者是核心肌受损时，脊柱和躯干的稳定性都会降低，增加了受伤和疼痛的概率。

从近年神经控制的最新研究成果看，姿势控制的神经调控与腹内侧系和背外侧系息息相关，其中腹内侧系是核心控制的关键。腹内侧系包括桥网状脊髓束、延髓网状脊髓束、内侧前庭脊髓束、外侧前庭脊髓束、间质核脊髓束、蓝斑核群脊神经纤维及皮质脊髓束。这些神经下行传导系统功能正常，是核心稳定的神经基础。通过促通神经传导束来治疗肌肉骨骼疼痛类疾病的各种技术，均是基于此项原理。

（吴晓刚）

第三节　筋膜与经络学说

经典中医理论认为经络是人体气血运行的通道，具有联系脏腑、沟通内外，运行气血、营养全身，抗御病邪、保卫机体的作用。经络学说既是阐述了人体经络系统的循行分布、生理功能、病理变化及其脏腑相互关系的理论体系，同时也是指导气功、导引、按摩及针灸治疗的最主要理论依据。但是目前，关于经络实质研究仍未取得突破性进展。近年来，随着解剖科学的发展，肌筋膜理论日臻成熟，它通过"筋膜链"把人体不同部位的肌肉、骨骼组成了一个力学整体，建立了肌肉整体观，跳出了"肌肉孤立论"，强调了人体肌肉、骨骼及结缔组织的完整性。这样中医传统整体观念与现代解剖生物力学殊途同归。本节希望通过对筋膜理论和经络学说进行复习和比较，以期对肌骨疼痛治疗有所裨益。

一、筋膜概说

筋膜是皮肤下形成的一种不间断的纤维弹性结缔组织，它覆盖、连接、包围和分离身体的所有内部结构，包括内脏、肌肉、肌腱、韧带和皮肤。筋膜本身高度由神经支配，几乎与皮肤一样敏感，主要成分是胶原蛋白。胶原蛋白由结缔组织中的成纤维细胞产生，是一种紧密盘绕的蛋白质，可产生具有弹性和光滑的筋膜组织。筋膜系统不是单一的均质结缔组织层，而是包含不同深度的所有筋膜。筋膜系统用于稳定、维持组织和器官，并调节细胞外液的流动。筋膜系统由于其网状结构、黏性和低动态模量，独特地充当相邻结缔组织层间的物理顺应性界面，这些特性致使筋膜成为人体软组织的主要机械传导系统。

根据筋膜的位置不同，主要分为浅筋膜、深筋膜和内脏筋膜三类。浅筋膜位于真皮下，故又称皮下筋膜，由松散的结缔组织构成，含有较多的胶原蛋白和弹性蛋白纤维，比其他两种筋膜更具延展性。它可为体内的浅静脉、浅表淋巴管和皮神经等结构提供支撑、保护作用，如维持静脉负压状态，使其血流通畅。浅筋膜出现异常，浅静脉、浅表淋巴管和皮神经等结构的功能也会出现异常。深筋膜又称固有筋膜，由致密结缔组织构成，主要包裹躯干和四肢的肌肉、肌腱及神经血管。深筋膜与肌肉的关系密切，随着肌肉的分层插入到肌群之间，并附着于骨构成肌间隔。肌间隔将不同神经单元支配的肌群分割开来，构成一个个运动单元（执行运动功能的基本单元），以保证其相互滑动，单独完成活动。深筋膜以包裹肌纤维的肌筋膜为主，临床上肌筋膜紧张会导致肌肉紧张，表现为肌肉发胀、发紧和酸痛，身体有像被绳子绑住的感觉。内脏筋膜包裹和深入内脏，为内脏提供支持和保护。

二、筋膜链

筋膜之间不是相互独立的，而是通过筋膜链相连，或以力学形式间接相连，形成链条式整体结构紧密地连接在一起，在维持身体姿态和产生运动过程中起着重要作用。筋膜链和肌肉链共同完成各种功能运动。肌筋膜链理论强调了人体肌肉、骨骼及结缔组织的完整性，跳出传统医学意义上的"肌肉孤立论"。筋膜链从头到脚形成筋膜网包裹全身，一般遵循同一个方向、同一个层次的规律。从解剖列车的角度看，筋膜链主要有十二条，它们依次是解剖列车之臂前表线、臂前深线，解剖列车之臂后表线、臂后深线，解剖列车之前表线、后表线，解剖列车之前功能线、后功能线，解剖列车之同侧功能线、螺旋线，解剖列车之体侧线，解剖列车之前深线（图1-3-1、图1-3-2）。

（一）解剖列车之臂前表线

臂前表线共有8个肌筋膜"轨道"和骨骼"车站"，它们依次是①锁骨内侧1/3、肋软骨、下部肋骨（骨骼）→②胸大肌、背阔肌（肌筋膜）→③内侧肱骨线（骨骼）→④内侧肌间

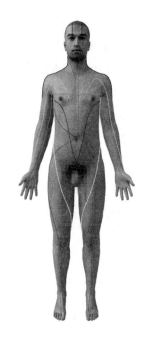 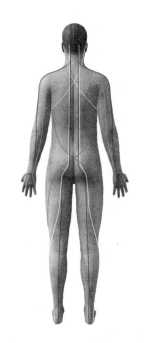

图 1-3-1　筋膜链（正面）　　图 1-3-2　筋膜链（背面）

隔（肌筋膜）→⑤肱骨内上髁（骨骼）→⑥上肢屈肌群（肌筋膜）→⑦腕管（肌筋膜）→⑧手指掌面（骨骼）。

　　从生物力学看，臂前表线对上臂在身体前面和侧面的运动有多角度控制能力，是唯一一条与骨盆相连的手臂线。从一个宽广的附着点开始，包含两条非常宽阔的肌肉——胸大肌和背阔肌。胸肌和背阔肌等大肌群提供内收和伸展等大动作的推动力。臂前表线常用于治疗肩周炎、肱骨外上髁炎、狭窄性腱鞘炎及扳机指。该肌筋膜线短缩则会出现圆肩、驼背的体态，胸大肌出现短缩性的紧张，呈向心收缩，背阔肌出现被拉长的紧张，呈离心收缩，形成圆肩、头前倾的体态，即所谓的上交叉综合征。胸大肌的触发点，除了局部的疼痛，还可以牵扯肱骨大结节、肩外侧疼痛，即触发点的牵连痛、关联痛，如牵扯到前臂的内侧、上臂的内侧，以及食指的疼痛。若出现腰痛伴手背痛，多考虑为背阔肌紧张所致。臂前表线与臂丛神经密切相关，除了胸大肌和背阔肌，斜角肌也很重要，所以一部分腰背部的疼痛可以通过颈部肌群的处理得到缓解。另外，长期提重物者，会导致臂线上屈肌群劳损，引起肱骨外上髁炎或者"妈妈手"，可通过处理肱肌缓解症状。根据肌筋膜线解剖，所有的治疗一定要回归到患者原始的运动轨迹，才能进一步明确诊断，指导治疗。

（二）解剖列车之臂前深线

臂前深线共有11个肌筋膜"轨道"和骨骼"车站"，它们依次是①第3、第4、第5肋骨前面的胸小肌复合体（骨骼）→②胸小肌、锁骨下肌、胸锁筋膜（肌筋膜）→③喙突（骨骼）→④肱二头肌、喙肱肌、肱肌（肌筋膜）→⑤桡骨粗隆（骨骼）→⑥旋前圆肌、旋后肌、桡骨骨膜（肌筋膜）→⑦桡骨茎突（骨骼）→⑧桡侧副韧带（肌筋膜）→⑨舟状骨、大多角骨（骨骼）→⑩大鱼际肌群（肌筋膜）→⑪大拇指外侧（骨骼）。

从生物力学看，臂前深线是一条主要维持稳定的路线，从拇指延伸至胸部的前侧，在手臂开链运动中，通过拇指来控制手部的角度及抓握能力。上交叉综合征时，胸小肌和胸锁筋膜的功能性短缩导致肩胛骨呈前倾（肩胛骨下角上翘）或圆肩，抬肩上举时出现疼痛，吸气时上部肋骨动作受限。当肱二头肌短缩时，屈肘、伸肘受限，上斜方肌疼痛及颈部疼痛。长期从事拇指按压的工作者（如按摩时经常运用一指禅法），大鱼际肌群往往会适应性短缩，临床常会发生桡骨茎突腱鞘炎。

（三）解剖列车之臂后表线

臂后表线也有 11 个肌筋膜"轨道"和骨骼"车站"，它们依次是①～③枕骨嵴、项韧带、胸椎棘突（骨骼）→ ④斜方肌（肌筋膜）→ ⑤肩胛冈、肩峰、锁骨外侧 1/3（骨骼）→ ⑥三角肌（肌筋膜）→ ⑦肱骨的三角肌粗隆（骨骼）→ ⑧外侧肌间隔（肌筋膜）→ ⑨肱骨外上髁（骨骼）→ ⑩伸肌群（肌筋膜）→ ⑪手指的背侧面（骨骼）。

从生物力学看，臂后表线是从枕骨、项韧带、颈胸椎到指尖背侧的单一筋膜体。斜方肌与三角肌复合体可视为一大块的三角形肌肉，起到稳定肩胛骨及盂肱关节的作用。斜方肌筋膜起自枕骨嵴、项韧带和胸椎棘突，向外下和外上附着在肩胛冈、肩峰、锁骨外侧 1/3。三角肌筋膜从第二个车站发出前束、中束和后束，从三个面覆盖肩关节，并向外下方集中，止于肱骨外侧的三角肌粗隆。斜方肌作为运动肩带的 6 块肌肉（胸小肌、前锯肌、锁骨下肌、肩胛提肌、菱形肌与斜方肌）之一，具有上提、下降、旋转或使肩胛骨向脊柱靠近的功能。当受到压力时，随着身体和（或）情绪紧张（大部分受副神经支配），肩膀会变紧，斜方肌上部会受到影响。在肩胛骨"X"形稳定中，注意斜方肌下方肌纤维将肩胛骨向内、向后、向下拉，胸小肌则在喙突将肩胛骨向外、向前拉动，两者形成拮抗关系。上方斜方肌与下方斜方肌在上下方向相互拮抗，在向内的方向起协同作用。肱骨外上髁是前臂伸肌群肌筋膜的附着点。前臂伸肌群浅层 5 块肌肉，从桡侧向尺侧依次是桡侧腕长伸肌、桡侧腕短伸肌、指伸肌、小指伸肌和尺侧腕伸肌，它们有一个共同的伸肌总腱，附着在肱骨外上髁及附近筋膜。前臂伸肌群穿过伸肌支持带，附着在掌骨和手指的背侧面。

（四）解剖列车之臂后深线

臂后深线肌筋膜共有 13 个"轨道"与骨骼"车站"，它们依次是①下段颈椎和上段胸椎的棘突、C1～4 横突（骨骼）→②菱形肌和肩胛提肌（肌筋膜）→③肩胛骨内侧缘（骨骼）→④肩袖肌群：冈上肌、冈下肌、小圆肌、肩胛下肌（肌筋膜）→⑤肱骨头（骨骼）→⑥肱三头肌（肌筋膜）→⑦尺骨鹰嘴（骨骼）→⑧尺骨骨膜的筋膜（肌筋膜）→⑨尺骨茎突（骨骼）→⑩尺侧副韧带（肌筋膜）→⑪三角骨、钩状骨（骨骼）→⑫小鱼际肌群（肌筋膜）→⑬小指外侧（骨骼）。

从生物力学看，臂后深线的肌肉及肌筋膜主要是肩胛提肌、菱形肌、肩袖肌群、肱三头肌、尺骨骨膜的筋膜、尺侧副韧带和小鱼际肌群。其中肩胛提肌向内侧和向上提肩胛骨。菱形肌牵引肩胛骨向内上并向脊柱靠拢。肩袖肌群的主要作用是将肱骨头固定在肩胛骨关节盂内滑动，保证肩关节在生理范围内完成各向运动，避免发生肩峰撞击综合征。肩胛骨稳定性是一个张拉整体结构设计，对相关肌肉、肌筋膜等软组织平衡至关重要，当相关肌肉力量失衡就会导致肩峰畸形、肩袖肌群薄弱、肩胛骨动力障碍的结果，导致肱骨头向前上方过度移动及外旋不足，限制肩峰与大结节间隙而产生肩部疼痛及功能受限。

【臂线小结】

上肢的臂前浅、深线与臂后浅、深线四条独特的肌筋膜线，始于中轴骨，穿过肩部的四个层面，止于手臂的四个象限和手的四个"边"，即拇指、小指、手掌与手背，从功能上形成了手、肘、肩、颈、胸、腰及骨盆的复合体。它们是躯干和上肢相连接的关键，共同保持肩胛骨位置和肩关节的正常滑动，调整肘关节的角度以限制或促使身体上半部在蜷曲姿势时的侧向运动，并且提供从手至肩的稳定性。相关筋膜发生问题，最常见的疾病：上交叉综合征、肩峰撞击综合征、桡骨小头半脱位、肱骨外上髁炎、鹰嘴部皮下滑囊炎、腕背腱鞘囊肿、桡骨茎突狭窄性腱鞘炎、扳机指、掌筋膜挛缩和腕管综合征等（具体详见相关章节）。

（五）解剖列车之前表线

前表线肌筋膜共有 15 个"轨道"与骨骼"车站"，它们依次是①趾骨背面→②趾短伸肌、趾长伸肌、胫骨前肌、小腿前侧肌间隔（肌筋膜）→③胫骨粗隆（骨骼）→④髌下韧带→⑤髌骨（骨骼）→⑥股四头肌（肌筋膜）→⑦髂前下棘（骨骼）→⑧耻骨结节（骨骼）→⑨腹直肌（肌筋膜）→⑩第 5 肋骨（骨骼）→⑪胸肋筋膜（肌筋膜）→⑫胸骨柄（骨骼）→⑬胸锁乳突肌（肌筋膜）→⑭乳突→⑮头皮筋膜（肌筋膜）。

从生物力学看，前表线位于身体前表面，是从足背到头颅侧面的筋膜链。当踝跖屈受限，说明前表线踝背屈的肌群出现了短缩，如胫骨前肌；当膝关节过伸，往往与前表线的股四头肌过于紧张短缩、后表线的腘绳肌和腓肠肌无力有关。前表线的股直肌与髂前下棘相连，当出现短缩可以引起骨盆的前倾，与此对应的腘绳肌被拉长、腰椎前凸、腹直肌被拉长。骨盆前移是一种腿前倾的姿势，如伸懒腰，身体就是一种骨盆前移的姿势，在这个姿势中，腘绳肌处于短缩的状态，而股四头肌则处于被拉长的状态。当前肋性呼吸受限时，呼吸肌会受到影响，此与前表线短缩有关，特别是深吸气时，会有受限的感觉；当头前倾时，胸锁乳突肌处于相对短缩状态，故眼眶部疼痛和头晕头痛也与胸锁乳突肌相关。

（六）解剖列车之后表线

后表线肌筋膜共有13个"轨道"与骨骼"车站"，它们依次是①趾骨跖面（骨骼）→②足底筋膜及趾短屈肌（肌筋膜）→③跟骨（骨骼）→④跟腱或腓肠肌（肌筋膜）→⑤股骨髁（骨骼）→⑥腘绳肌（肌筋膜）→⑦坐骨结节（骨骼）→⑧骶结节韧带（肌筋膜）→⑨骶骨（骨骼）→⑩腰骶部筋膜或竖脊肌（肌筋膜）→⑪枕嵴（骨骼）→⑫帽状腱膜或颅顶筋膜（肌筋膜）→⑬额骨、眉弓（骨骼）。

从生物力学看，在人类进化过程中胸曲和骶曲是先天形成的，后天婴幼儿在学会抬头、爬行、直立行走的过程中逐渐形成颈曲和腰曲。这样人体正常的生理性弯曲保证了身体的各个部位维持在科学、平衡的排列线上，这些生理弯曲不仅可以减轻震荡、保护脏器，还可以辅助维持人体重心。后表线是维持身体能够直立、行走的一条关键肌筋膜线，从下向上看跟腱、小腿三头肌、腘绳肌、竖脊肌群力量都很强大，在脊柱和膝关节的屈伸，尤其是抬头、伸躯干、伸髋及踝关节跖屈中作用巨大。这条肌筋膜线，从头到脚每一个部位的短缩都会引起其他部位的相应症状。如经常跑步时足跟着地，或某种原因反复牵拉足底筋膜，跟骨附着处骨膜可能会被逐步拉离跟骨，而形成一个组织与骨骼的"帐篷"样空间。在这个空间中存在着许多成骨细胞，其功能是负责建造骨骼。长此以往，牵拉力的存在将导致成骨细胞填满骨膜下的帐篷，从而产生骨刺。这也是其他部位产生骨刺的生物力学机制。要特别强调的是，骨刺本身和它的产生过程都是很自然的，原本是不痛的，只有骨刺影响了感觉神经时才会疼痛。长时间的久坐（踮脚尖）或者穿高跟鞋，使小腿三头肌短缩，踝背屈受限。腘绳肌短缩，弯腰时手不能摸地。竖脊肌群过于紧张会导致骨盆前倾，可能会出现腰背部的疼痛。枕下肌群紧张，会导致后头部疼痛。临床常见的颈椎病、项背部疼痛、腰痛及下肢疼痛、跟骨痛、足底筋膜炎，大部分都在这条后表线上，因此有人也称之为症状线。

（七）解剖列车之前功能线

前功能线肌筋膜共有 7 个"轨道"与骨骼"车站"，它们依次是①肱骨干（骨骼）→②胸大肌下缘（肌筋膜）→③第 5 及第 6 肋间软骨（骨骼）→④腹直肌外鞘（肌筋膜）→⑤耻骨结节及耻骨联合（骨骼）→⑥对侧长收肌（肌筋膜）→⑦股骨粗线（骨骼）。

从生物力学看，前功能线从肩部延伸到对侧下肢近端内侧。与其他经线不同，功能线很少发挥调控站姿的作用，故称为功能线。在进行体育运动或其他活动时，功能线主要借助对侧力量的补充而发挥稳定和平衡功能，或者增加推力。例如，投标枪或投掷棒球时，驱动力经过左下肢和髋部上传至右手给物体一个附加的速度。两条前功能线交叉呈"X"形，如此可使手臂传递更大的作用力。所以当肌筋膜线上的功能出现问题时，要明确其责任肌肉，精准治疗。如果出现腹直肌短缩或长收肌短缩，影响到肩部不能上举或后伸，可以根据肌筋膜线的整体思路，处理腹直肌和长收肌来改善相应症状。另外，胸前区疼痛，连带上臂内侧和前臂内侧疼痛，牵掣至第 4、第 5 指时，在排除心脏病变后，根据其肌筋膜线进行胸大肌触发点的治疗，可明显改善其相应症状。若长期久坐和剖宫产后，患者腹直肌无力，导致不能稳定骨盆与胸廓；卧位时，即使颈部屈肌力量充足，仍出现屈颈、抬头动作困难。除此之外，腹直肌无力还会引起骨盆前倾、腰曲变大，因此腰背部的疼痛也常由腹直肌无力引起。当该条肌筋膜线上长收肌紧张，出现腹股沟深部疼痛，包括髋关节外展、外旋时牵掣痛明显，活动时加重，静止时不明显，甚至放射到膝内侧（与膝关节骨性关节炎相鉴别）。此外，小儿膝关节、髋部及大腿内侧的生长痛，也有可能是由长收肌紧张引起。

（八）解剖列车之后功能线

后功能线肌筋膜共有 11 个"轨道"与骨骼"车站"，它们依次是①肱骨小结节嵴（骨骼）→②背阔肌（肌筋膜）→③第 9～12 肋骨（骨骼）→④ T7～T12 及 L1～L5 棘突、骶骨、髂嵴后 1/3（骨骼）→⑤臀大肌（肌筋膜）→⑥股骨粗隆（骨骼）→⑦阔筋膜张肌、髂胫束（肌筋膜）→⑧股外侧肌（肌筋膜）→⑨髌骨（骨骼）→⑩髌韧带（肌筋膜）→⑪胫骨粗隆（骨骼）。

从生物力学看，后功能线跨过躯体呈"X"形，连接一侧的肩部与对侧下肢。因其跨越身体与对侧肢带连接，故使力臂延长，肢体运动可获得更多的驱动力及准确度，所以后功能线主要在运动中发挥稳定与平衡功能。临床出现圆肩或肩痛的患者，特别是肩关节活动受限，前屈上举时要通过身体的后仰来完成，可能是由背阔肌紧张、短缩引起，也可能与久坐导致臀大肌无力有关。当臀大肌处于无力状态时，为了确保行走更加稳定，可能会导致背阔肌紧张代偿，进而影响肩关节功能。背阔肌由胸背神经所支配（臂丛神经分支），当斜角肌综合征卡压到臂丛神经时，会引起腰背部的疼痛，故处理颈部的前、中斜角肌，腰背部的疼痛也可得到缓解。背阔肌的触发点，可致上臂内侧及无名指、小指疼痛。臀大肌有外旋的功能，当这块肌肉短缩、延长无力时，会在行走过程中出现足内旋的情况，即臀大肌步态。当臀大肌无力、短缩时，沿着后功能线，这条肌筋膜链可能会出现一侧竖脊肌隆起、膝关节疼痛等相应的病理症状，可能与髂胫束有关系。综上，当臀大肌无力时，将启动代偿机制，使对侧背阔肌过度收缩，导致肩胛骨被动沉降。在进行步态周期循环时，对抗肩胛骨沉降的肌肉是斜方肌上束与肩胛提肌，这些肌肉疲劳，被动延长，久而久之就会出现上斜方肌或肩胛内上角区域的疼痛。

（九）解剖列车之同侧功能线

同侧功能线肌筋膜同样共有11个"轨道"与骨骼"车站"，它们依次是①肱骨小结节嵴（骨骼）→ ②背阔肌（肌筋膜）→ ③第9～12肋骨（骨骼）→ ④T7～T12及L1～L5棘突、骶骨、髂嵴后1/3（骨骼）→ ⑤剑突、第5～12肋骨（骨骼）→ ⑥腹外斜肌（肌筋膜）→ ⑦腹直肌鞘、白线（肌筋膜）→ ⑧髂嵴前上缘、耻骨结节（骨骼）→ ⑨髂前上棘（骨骼）→ ⑩缝匠肌（肌筋膜）→ ⑪胫骨内侧髁（骨骼）。

从生物力学看，同侧功能线从肩部延伸至同侧膝关节内侧，在运动中发挥稳定与平衡作用，在临床中关于功能性颈肩及膝部的疼痛，应考虑是否与该功能线中某一节轨道出现肌肉的功能障碍有关。临床中肩关节疼痛问题，不仅考虑后功能线，同时也要考虑同侧功能线对肩关节的影响。当伏案工作时屈髋屈膝，包括弯腰驼背的姿势而引发的肩痛问题，可能是该肌筋膜线对肩关节的影响，所以可以治疗腹外斜肌。当肋骨侧面疼痛，需考虑肋间神经痛，但也可能与腹外斜肌损伤有关，因为腹外斜肌与肋间外肌的肌纤维走行方向一致。当膝痛时，因为屈膝动作会使缝匠肌处于紧张、短缩状态，故可通过放松缝匠肌，或者针刺髂前上棘部位，放松这条肌筋膜线，起到一定的临床疗效。

（十）解剖列车之螺旋线

螺旋线肌筋膜有 23 个"轨道"与骨骼"车站"，它们依次是①枕骨嵴，乳突，寰椎、枢椎横突（骨骼）→②头夹肌、颈夹肌（肌筋膜）→③下颈椎、上胸椎棘突（骨骼）→④大小菱形肌（肌筋膜）→⑤肩胛骨内侧缘（骨骼）→⑥前锯肌（肌筋膜）→⑦外侧肋骨（骨骼）→⑧腹外斜肌→⑨腹肌腱膜、腹白线→⑩腹内斜肌（肌筋膜）→⑪髂嵴，髂前上棘（骨骼）→⑫阔筋膜张肌、髂胫束（肌筋膜）→⑬胫骨外侧髁（骨骼）→⑭胫骨前肌（肌筋膜）→⑮第一跖骨基底部（骨骼）→⑯腓骨长肌（肌筋膜）→⑰腓骨头（骨骼）→⑱股二头肌（肌筋膜）→⑲坐骨结节（骨骼）→⑳骶结节韧带→㉑骶骨（骨骼）→㉒腰骶筋膜、竖脊肌（肌筋膜）→㉓枕骨嵴（骨骼）。

从生物力学看，螺旋线的整体功能是引起并调整身体的扭转和旋转，以及在离心和等长收缩时，稳定躯干和下肢以避免旋转崩溃。螺旋线引起的问题更多为旋转方面的问题。当头部相对于胸廓出现倾斜或移位，一侧上螺旋线（肌筋膜线）出现异常，头部向同侧旋转、向对侧偏移。下螺旋线是一条从髋到足弓然后又回到髋的复杂绳索。从螺旋线的整体来看，胫骨前肌连接到股直肌、缝匠肌、髂胫束和阔筋膜张肌，最后到髋骨前方（髂前上棘或下棘），而腓骨长肌则通过股二头肌中的长头连接到髋骨后方坐骨结节，这样一前一后，当下肢后面这段螺旋线中某一部分肌肉短缩，将拮抗下肢前面的螺旋线，使骨盆后倾和足外翻，反之亦然。所以在临床上调整骨盆的前倾、后倾，不能忽视足内、外翻可以通过螺旋线来影响骨盆。如骨盆前倾时，向上维持内侧足弓的张力被削弱或消失，胫骨前肌延长松弛；骨盆后倾时，腓骨长肌向上提的张力减弱或消失，会导致高弓足（在临床中较少见）。身体承重主要依靠足跗，包括第一跖骨、第二跖骨、第三跖骨、内侧楔骨、中间楔骨、足舟状骨和距骨等。足部螺旋法则：腓骨长肌腱与胫骨前肌腱在足弓下方形成一个"马镫"一样的"腱环"，胫骨前肌使后足向外旋，而腓骨长肌使前足向内旋，形成一个超级稳定的螺旋结构，螺旋方向也至关重要，在靠近足底一侧，螺旋趋势更明显，与楔骨的拱形效应一起，使足部在负荷很大的情况下也能保持稳定。

（十一）解剖列车之体侧线

体侧线肌筋膜有 19 个"轨道"与骨骼"车站"，它们依次是①足底第一和第五跖骨基底部（骨骼）→②腓骨长肌、腓骨短肌和小腿腔室（肌筋膜）→③腓骨头（骨骼）→④腓骨头前韧带（肌筋膜）→⑤胫骨平台外侧髁（骨骼）→⑥髂胫束（肌筋膜）→⑦～⑧外展肌群（主要为阔筋膜张肌、臀大肌）（肌筋膜）→⑨～⑩髂嵴（髂前上棘、髂后上棘）（肌筋膜）→⑪腹外斜肌（肌筋膜）→⑫肋骨（骨骼）→⑬～⑭肋间外肌、肋间内肌（肌筋膜）→⑮～⑯第 1 肋、第 2 肋（骨骼）→⑰～⑱胸锁乳突肌、头夹肌（肌筋膜）→⑲乳突、枕骨缘（骨骼）。

从生物力学看，体侧线维持整个身体的稳定，若出现踝关节内外翻、背伸及跖屈，膝关节内外翻，大腿的内收及外展肌的挛缩，腰椎的侧弯，骨盆的侧移，以及肩关节的活动受限等问题，都要与体侧线相联系。如果出现踝关节疼痛、小腿外侧疼痛、足外侧疼痛都要考虑腓骨长肌的扳机点。膝关节外侧的疼痛，如久坐会使臀大肌或臀中肌的无力，阔筋膜张肌过度紧张，通过力的传导，出现膝关节外侧的摩擦疼痛。另外，在腹部行手法治疗时，在髂嵴上方主要放松腹内斜肌，在髂嵴内侧主要放松腹横肌。肩胛骨出现疼痛或上斜方肌紧张，与体侧线的胸锁乳突肌和头夹肌形成前后的交叉，这两块肌肉的代偿与失代偿不能支撑头颈部时，会启动上斜方肌和肩胛提肌，即上交叉综合征，长时间低头最易促使这种情况发生。

（十二）解剖列车之前深线

前深线从足底发出，走形途中有多个分叉、合并，最后到达舌骨上肌和下颌骨。因前身线走行较复杂，下述每一骨骼或肌肉分别给予一序号，序号仅代表该骨骼或肌肉，不代表走行顺序。具体如下：

①足底跗骨、足趾掌面（骨骼）→②胫骨后肌、趾长屈肌（肌筋膜）→③胫骨，腓骨上、后侧（骨骼）→④腘肌筋膜、膝关节囊（肌筋膜）→⑤股骨内上髁（此处筋膜链开始出现分叉）→⑥后侧肌间隔，大、小收肌（肌筋膜）→⑦坐骨支（骨骼）→⑧盆底筋膜、肛提肌、闭孔内肌筋膜（肌筋膜）→⑨尾骨（骨骼）→⑩前侧筋膜、前纵韧带（肌筋膜）→⑪腰椎椎体（骨骼）。

此处再次分叉，形成三个不同的轨道。

⑤股骨内上髁→⑫股骨粗线（骨骼）→⑬内侧肌间隔、短收肌、长收肌（肌筋膜）→⑭股骨小转子（骨骼）→⑮腰大肌、髂肌、耻骨肌、股三角（肌筋膜）→⑪腰椎椎体和横突（骨骼）。

⑪腰椎椎体和横突（骨骼）→⑯前纵韧带，头长肌，颈长肌（肌筋膜）→⑰枕骨基底、颈椎横突（骨骼）。

⑪腰椎椎体→⑱横膈后侧、横膈脚、中央腱→⑲心包膜、纵隔，壁层胸膜→⑳椎前筋膜、咽缝、斜角肌、中斜角肌筋膜（肌筋膜）→⑰枕骨基底、颈椎横突（骨骼）。

⑪腰椎椎体→㉑横膈前侧（肌筋膜）→㉒下肋、肋软骨、剑突的后面（骨骼）→㉓胸内筋膜、胸横肌（肌筋膜）→㉔胸骨柄后侧（骨骼）→㉕舌骨下肌群、胸横肌（肌筋膜）→㉖舌骨（骨骼）→㉗舌骨上肌群（肌筋膜）→㉘下颌骨（骨骼）。

从生物力学看，前深线是身体肌筋膜的"核心"。前深线是一条极有立体感的肌筋膜线，处于所有肌筋膜线的中心位置，并且前深线的肌肉位于深层，以慢性肌纤维为主，稳定身体的姿势。前深线与髋关节有紧密联系，在骨盆处连接盆底肌，该处病变则出现漏尿及妇科疾病，将行走波动与呼吸联系在一起。在颈部与咽喉、下颌骨关系密切，可出现颞下颌关节功能紊乱。在腰部可出现骨盆前倾、腰曲的改变。在足部常见高跟足和扁平足，与胫骨后肌和胫骨前肌关系密切。当出现以上问题或者疾病，要注意从前深线考虑。在斜角肌间隙，穿行臂丛神经、锁骨动脉，此处发生前斜角肌的肥大，会使斜角肌间隙变窄，出现手麻、手冰等症状，其可与胸廓出口综合征相鉴别。判断手麻的病因时，可嘱患者手臂外展上举，若疼痛症状减轻，是前中斜角肌的问题；若上举时，疼痛症状加重，则是胸小肌的问题。当出现腰扭伤及腰大肌损伤时，可以结合呼吸进一步放松，同时可以进行手法训练。胫骨后肌在走路较剧烈时，易引发跟腱的疼痛，其扳机点在小腿后侧中部最隆起处上 2cm 与外侧 2cm 处。趾长屈肌的扳机点与胫骨后肌在同一水平上，而趾长屈肌偏于胫骨侧，当足底跖趾关节出现疼痛，要考虑是否为趾长屈肌的扳机点所致，但要与足底筋膜炎等相鉴别。踇长屈肌扳机点在小腿后侧中下 1/3

偏腓侧处，主要引起跗趾的疼痛。大收肌紧张可出现盆底部与大腿内侧疼痛，也可见于女性性交痛，其扳机点在近端连接处及肌腹中部的压痛处。此线出现问题，应按压其相应的扳机点，按压10组，每组按压 5～6 次。

三、经络学说

经络学说是中医基础理论之一，是阐述人体经络系统的循行分布、生理功能、病理变化及其脏腑相互关系的理论体系，也是指导气功、导引、按摩及针灸治疗的最主要理论。《灵枢·经脉》记载"经脉者，所以能决死生、处百病、调虚实，不可不通"。十二经脉，内属脏腑，外络肢节。《灵枢·本脏》曰："经脉者，所以行气血而营阴阳，濡筋骨、利关节也。"也就是说经络是人体运行气血的通道，具有联系脏腑、沟通内外，运行气血、营养全身，抗御病邪、保卫机体的作用。经络包括经脉和络脉，其中经脉包括十二经脉（又称正经）、奇经八脉，以及附属十二经脉的十二经别、十二经筋、十二皮部；络脉包括十五络脉及难以计数的浮络和孙络等。从经络理论看，十二经筋是附属于十二经脉的筋膜系统，是经气在人体四肢百骸、骨骼筋肉之间运行，濡养筋肉骨节的体系与解剖列车的筋膜链具有异曲同工之妙。

（一）手太阴经筋

手太阴经筋起始于大拇指之上，沿大指上行，经过大鱼际，在寸口（桡动脉搏动处）外侧，沿臂上行结于肘中，向上经过上臂内侧，入腋下，出缺盆部（锁骨上窝），结于肩髃（肩峰端）前，其上方结于缺盆，自腋下行的从下方结于胸里，散布于膈，

与手厥阴之筋在膈下会合，结于季胁处。（图1-3-3）

（二）手阳明经筋

手阳明经筋起于食指的桡侧端，结于腕背桡侧，沿前臂上行结于肘外侧，上行上臂外侧结于肩峰端。分支绕过肩胛，挟脊柱两侧；直行的经筋从肩髃上行至颈。分支走向面颊，结于鼻旁颧部；其直行一支向上出于手太阳经筋前方，上至左额角，络于头部而下行至右侧下颌。（图1-3-4）

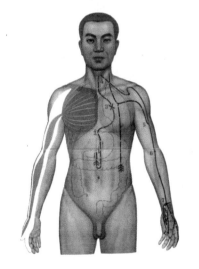

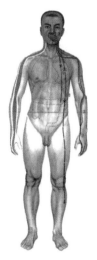

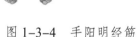

图1-3-3　手太阴经筋　　　　图1-3-4　手阳明经筋

（三）足阳明经筋

足阳明经筋起于足次趾、中趾及无名趾，结于足背，斜向外行至腓骨，上结于膝外侧，直上结于髀枢（髋关节部），再上沿胁部联属于脊。其直行的一支，从足背向上沿胫骨，结于膝部；

由此分出的经筋结于外辅骨部，与足少阳经筋合并；直行的沿伏兔（股四头肌）上行，结于髀部而聚会阴器。再向上布于腹部，上行结聚于缺盆，再上颈，挟口，合于鼻旁颧部（顽）。继而下结于鼻，复从鼻旁合于足太阳经筋。太阳经筋维络上眼睑（目上纲），阳明经筋维络下眼睑（目下纲）。另一支从颧部分出，通过颊部，结聚于耳前。（图1-3-5）

（四）足太阴经筋

足太阴经筋起始于大趾内侧端，上行结于内踝，直行向上结于膝内辅骨（胫骨内髁部），沿股内侧上行结于髀部，会聚于阴器；再上行至腹部，结聚于脐，沿腹内上行结于肋骨，散布到胸中，其行于内的经筋则附于脊旁。（图1-3-6）

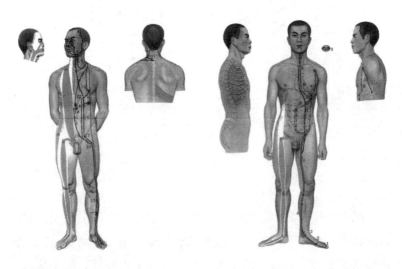

图1-3-5　足阳明经筋　　　　图1-3-6　足太阴经筋

（五）手少阴经筋

手少阴经筋起于手小指内侧，上行结于掌后小指侧豌豆骨，再上行结于肘的内侧，上入腋内，与手太阴经筋交会，循行于乳的内侧，而结于胸部，沿膈向下，联系于脐部。（图1-3-7）

（六）手太阳经筋

手太阳经筋起于手小指上，结于腕背的腕骨部，上行前臂内侧，结于肘内锐骨（肱骨内上髁）后，再上行结于腋下。其分支向后行于腋后缘，上绕肩胛，沿颈旁出走足太阳经筋之前，结于耳后乳突；由此分出一支进入耳中。直行的从耳后向上至耳上部，再下行结于下颔处，又上行连属目外眦。另一分支从颈部分出，向上经过下颌关节，沿耳郭前向上连属目外眦，上行于前额，结于额角。（图1-3-8）

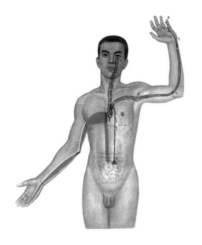

图1-3-7　手少阴经筋

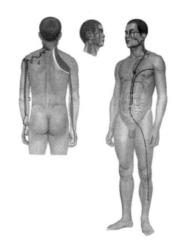

图1-3-8　手太阳经筋

（七）足太阳经筋

足太阳经筋起于足小趾爪甲的外侧，向上结于外踝，再斜向上结聚于膝部，在足背外侧循行的一支结于足跟，上沿跟腱结于腘部。从外踝分出的一支结于腨外（腓肠肌部），上行至腘窝内侧缘，与腘部的一支并行上结于臀部；向上经躯干挟于脊柱两旁到项部。由此分出一支别入于内，结于舌根；直行的一支从项上结于枕骨，经头顶行到颜面，结于鼻；再由鼻部分出维络上眼睑，形成目上纲，然后向下结于鼻旁；背部的分支，从腋后外侧结于肩髃部；另一支从腋后进入腋下，向上绕行出于缺盆，上结于耳后颞骨乳突；还有一支从缺盆分出，斜向上结于鼻旁颧骨部，与从头颠下行至颔部的分支相会合。（图1-3-9）

（八）足少阴经筋

足少阴经筋起于足小趾之下，入足心部，同足太阴经筋斜走

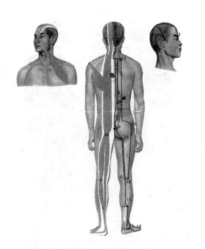
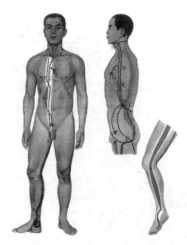

图1-3-9 足太阳经筋　　　图1-3-10 足少阴经筋

内踝下方，结于足跟，与足太阳经筋会合，向上结于胫骨内侧踝下，再同足太阴经筋并行向上，沿股内侧结于阴器，沿脊旁肌肉（膂）挟脊柱，上行到项部，结于枕骨粗隆，与足太阳的经筋相会合。（图1-3-10）

（九）手厥阴经筋

手厥阴经筋起始于中指，与手太阴经筋并行，结于肘内侧，上经上臂的内侧，结于腋下，从腋下前后挟持两胁。分支进入胸腔，散布胸中，结于膈部。（图1-3-11）

（十）手少阳经筋

手少阳经筋起于无名指的尺侧端，结于腕背，沿前臂外侧上行结于肘尖，向上绕行上臂外侧，经肩部走至颈，与手太阳经筋结合。其分支从颈部分出，在曲颊处深入，联系于舌根；另一分支上走下颌沿耳前，连属目外眦，上达颞部，结于额角。（图1-3-12）

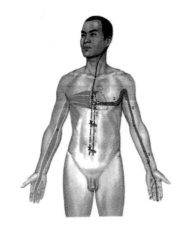

图1-3-11　手厥阴经筋

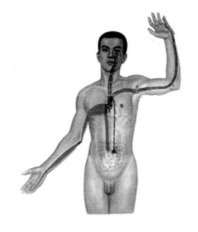

图1-3-12　手少阳经筋

（十一）足少阳经筋

足少阳经筋起于第四足趾端，上结于外踝，沿胫骨外侧面，向上结于膝外侧；其分支自外辅骨（腓骨），上走髀外侧，再分两支，前支结于伏兔（股四头肌），后支向上结于尻部（骶骨部）。直行者经季胁下空软处与胁肋部，上走至腋前方，横穿膺乳（侧胸部），结聚于缺盆；直行的上出于腋前，穿过缺盆，出行于足太阳经筋之前，绕行耳后，上抵额角，交于颠顶上，再从头顶侧面向下走向下颌，又还向上结聚于颧部，分支结于目外眦成"外维"。（图1-3-13）

（十二）足厥阴经筋

足厥阴经筋起于足大趾的上边，上行结聚于内踝前方，再向上沿胫骨内侧面，结于胫骨内髁之下，又沿股内侧上行结于阴器，与到达此处的诸筋相联络。（图1-3-14）

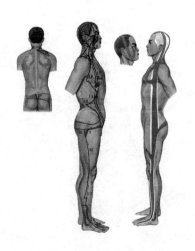

图1-3-13　足少阳经筋

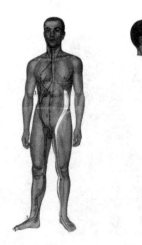

图1-3-14　足厥阴经筋

四、筋膜与经络

《灵枢·经脉》记载："人始生，先成精，精成而脑髓生，骨为干，脉为营，筋为刚，肉为墙，皮肤坚而毛发长，谷入于胃，脉道以通，血气乃行。"《素问·痿论》记载"肝主身之筋膜"。由此可知筋膜在经典中医理论里是一个重要的结构，遗憾的是众医家未能进行进一步的深入研究。随着现代解剖学的发展，筋膜系统逐渐被清晰地展示了出来。中医经络学说的"经筋"和现代解剖列车筋膜链有很多相似的地方，在这里简单梳理一下。

（一）突出整体观念

整体观念是中医学的基本特征之一，通过经络连接四肢百骸，沟通表里内外，把人体形成一个整体。单纯从运动看，经筋具有约束骨骼、完成运动关节和保护关节的功能。筋膜通过筋膜链形成不间断的结缔组织网从头到脚包裹全身，以其特有的连续性、整体性及传导力的功能，具有牵一发而动全身的特点。人体不同部位的肌肉、骨骼通过肌筋膜链组成了一个力学整体，建立了肌肉整体观，跳出了"肌肉孤立论"，强调了人体肌肉、骨骼及结缔组织的完整性。

（二）循行路线高度重叠

从前文的描述可看出，经典文献中经筋的循行记载和现代解剖中筋膜的路线有惊人的相似之处。《黄帝内经》成书于春秋战国，让人不禁感叹，在当时农耕文明的科技水平下，古代的先贤们竟能得出如此精准的循行路线！中华文明源远流长，中医药学博大精深!

(三)治病思路如出一辙

大学期间,老师讲到中医针灸治病"上病下治、下病上治、左病右治、右病左治、表里经同治、同名经同治"等取穴思路和方法时,我曾问其原理,老师均以"经络所过,主治所及"一言以蔽之。那么经络到底为何物?时至今日,经络实质研究仍未得出公认的结论。《神经病学》告诉我们,人体所有随意动作都是在神经系统支配下,以肌肉和筋膜肌腱收缩带动骨骼、关节移位来完成的。肌肉、筋膜和肌腱内包含丰富的神经感受器(如肌梭、高尔基腱器、鲁菲尼小体、帕西尼氏小体、游离神经末梢、痛觉感受器等),能将本体感觉、压力、疼痛等反馈信号传递给中枢神经,通过反射来完成动作调节。《解剖列车》告诉我们肌筋膜是全身性张力的传导与支持系统,力量沿着张力线被分散到整个结构中,局部肌筋膜的功能状况直接决定了肌筋膜链整体的功能状况。当人体运动系统某部位出现损伤或者功能失常,都会沿着应力传导的方向影响远端相应部位的功能。而机体为了维持这种整体的平衡,便会动员其他相关组织进行代偿以弥补受损组织张力或拉力的缺损,即所谓的"补偿调节",从而出现疼痛、姿势异常。因此筋骨疼痛临床诊疗中,通过整条肌筋膜链的评估,找到问题所在,采用筋膜枪、针刺、推拿按摩等进行整体治疗,避免了"头痛医头"的简单策略和片面治疗。这和用"经络所过,主治所及"的经络学说来"说明病理变化、指导辨证归经和针灸治疗"的诊疗思路如出一辙。

(吴晓刚)

第二章

头颈部

第一节　头颈部相关解剖

头颈部包括头部和颈部。头部的颅骨相对固定，颈部的 7 块椎骨在相关肌肉的配合下形成生理性前凸，承载头颅重量，维持脊柱稳定，并且保护脊髓，防止损伤。颈部是脊柱中最灵活的部位，在神经调控下各个关节之间高度协调、相互配合，完成各个方向的运动。

一、骨学

头颈部由 23 块颅骨和 7 块颈椎骨构成。

1. 颅骨　颅骨有 23 块（8 块脑颅骨和 15 块面颅骨）扁骨和不规则骨构成，除了下颌骨和舌骨外，彼此之间借缝或软骨牢固连接。脑颅骨的颅顶主要由额骨、顶骨、颞骨和枕骨组成，颅顶里面的上颌窦（额窦、蝶窦、筛窦和上颌窦）是鼻窦炎性头痛的好发位置。枕骨位于颅的后下部，呈勺状，前下部有枕骨大孔，侧部的下方有椭圆形关节面，称枕骨髁状突，枕骨大孔后方有枕外嵴延伸至枕外隆凸，隆凸向两侧延伸为上项线，其下方有与之平行的下项线。枕外隆凸、上项线和下项线是头项部肌肉的附着点，也是头颈部疼痛的常见扳机点和治疗的定位标志。

2. 颈椎 椎体小，横断面呈椭圆形，上下关节面几乎呈水平位，这是其活动灵活的骨性结构基础。第1颈椎又名寰椎，呈环状，无椎体、棘突和茎突，由前弓、后弓及侧块组成。前弓较短，后面正中有齿突凹。第2颈椎又名枢椎，椎体向上伸出齿突，与寰椎的齿突凹相连构成寰枢关节，受寰枢韧带控制，是头部旋转的骨性基础，临床常见的寰枢关节半脱位即发生在这里。第3～7颈椎椎体的上面侧缘和下面侧缘有突出的椎体钩，上下连接形成钩椎关节。如果椎体钩椎增生肥大，椎间孔变窄，刺激脊神经，就会出现颈椎病的症状和体征。颈椎的横突上有横突孔，是椎动脉和椎静脉走行的位置。如果颈椎椎体位置发生改变就会影响椎动脉，造成后循环的供血不足，出现椎动脉型颈椎病。第7颈椎又名隆椎，棘突较大，末端不分叉，体表容易触及，常作为定位标志。

二、关节学

颈部的关节主要有寰枕关节、寰枢关节复合体、第2～7颈椎之间的骨突关节及椎体间连接和椎弓间连接。

1. 寰枕关节 寰枕关节是由外凸起的枕骨髁状突与向下凹陷的寰椎上关节面吻合而成，这种吻合的凹凸关系为寰枕关节提供了骨性结构稳定性。在关节面前部，各个寰枕关节的关节囊与寰椎前膜和前纵韧带交错融合。在关节后部，关节囊被一层薄而宽的寰枕后膜覆盖，椎动脉穿出寰枕后膜进入枕骨大孔。

2. 寰枢关节复合体 寰枢关节复合体由两个关节结构组成，即正中关节和一对侧位骨突关节。正中关节由寰椎的齿突凹和枢椎齿突相连构成，齿突穿过一个由横韧带和寰椎前弓组成的骨韧带环，充当着寰椎水平面旋转的纵轴。强大的横韧带限制了寰椎发生相对于颅骨向前的滑动，避免了脊髓可能的受损。寰枢关节的两个侧位骨突关节是指在寰椎的下关节面与枢椎的上关节面之间形成的关节结构。寰枢关节复合体除了以上关节外，还有 3 个滑膜关节和寰椎横韧带、齿突尖韧带、翼状韧带及覆膜 4 个韧带加强。

以上结构保证了寰枕关节、寰枢关节复合体的联合活动，使头部能够俯仰、侧屈和旋转运动。

3. 颈内骨突关节　第 2 ~ 7 颈椎之间骨突关节的关节面如同坡度为 45°的屋顶上的瓦片一般，这种排列增加了骨突关节在三个平面内的运动自由度，也成为颈椎关节的重要标志。

4. 椎体间连接和椎弓间连接　椎体间连接和椎弓间连接构成人体的中轴，也是颈椎的关键连接，详见第五章第一节。

三、关节运动学

为了完成日常生活中各种活动，在颈部相关肌肉、韧带的牵拉下，寰枕关节、寰枢关节复合体、颈内骨突关节，以及椎体间连接和椎弓间连接将进行相适应的运动，共同完成整个头颈部位总体运动。

1. 寰枕关节　寰枕关节的凹凸结构允许该关节从两个角度进行对角运动，即屈曲和伸展。进行伸展运动时，向外凸起的枕骨髁将在寰椎下凹的关节面内向后滚动；进行屈曲运动时，其向前滚动。根据传统的凹–凸关节运动学理论，枕骨髁在滚动过程中会同时向相反方向发生轻度滑动。此时关节囊、相关耳蜗覆盖和寰枕膜所产生的张力会限制关节运动范围。寰枕关节侧屈范围较小，其轴向旋转严重受限，通常认为该关节不能进行轴向旋转运动。

2. 寰枢关节复合体 寰枢关节复合体的主要运动方式是进行水平轴向旋转，也可进行十分有限的侧屈运动。头颈部在水平面方向上进行的所有（轴向）旋转运动中，接近50%发生在寰枢关节复合体。寰枢关节复合体的正中关节在强大的横韧带限制下，寰椎围绕齿突进行水平旋转，其前后的两个滑液腔结构有助于关节滑动。寰枢关节的两个骨突关节的关节面基本上接近水平，这样有利于骨突关节最大限度地完成轴向旋转运动。

3. 颈内骨突关节 第2～7颈椎节段内的屈曲和伸展运动构成了一个弧形，它们均在由骨突关节的关节面组成的斜面内进行运动。屈曲35°～40°，伸展55°～60°，侧屈30°～35°，轴向旋转30°～35°。

4. 整个头颈部位总体运动 轴向旋转运动65°～75°，屈曲45°～50°，伸展60°～90°，侧屈35°～40°，总体屈曲和伸展在120°～130°。

四、肌肉与触诊

头颈部肌肉较多。从常见肌骨疼痛疾病出发，这里只介绍枕额肌、斜方肌、肩胛提肌、菱形肌、胸锁乳突肌、斜角肌、夹肌和枕下肌群（图2-1-1）。

1. 枕额肌 包括枕肌和额肌，从上项到眉弓覆盖整个颅穹窿顶部，是一层宽阔的肌纤维，共4块四边形薄片状肌肉，由帽状腱膜相互连接。枕额肌自枕骨项部2/3及颞骨乳突，向前延伸为额肌，最后附着于眉骨处的浅筋膜与邻近肌肉（降眉肌、皱眉

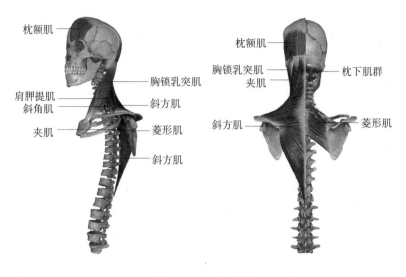

图 2-1-1　头颈部

肌、眼轮匝肌等）相混合，向上与冠状缝前方连于帽状腱膜。枕额肌由面神经的后耳支支配。额部的横向皱纹，吃惊、恐惧等表情均是额肌牵拉所致。

2. 斜方肌　上部起自上项线、枕外隆凸、项韧带，中部起自第 1 ～ 5 胸椎的棘突，下部起自第 6 ～ 12 胸椎的棘突，止于锁骨的外侧 1/3 部分、肩峰和肩胛冈。在副神经的支配下上部收缩可上提和上旋肩胛骨，下部收缩可下压和上旋肩胛骨，整体收缩可后缩肩胛骨；单侧收缩肩胛骨固定，使颈向同侧屈、脸转向对侧；两侧同时收缩肩胛骨固定可使头后仰。触诊时受检者俯卧位，手臂放于两侧，触及肩胛骨内侧缘；用掌缘沿肌腹内侧向脊柱方向触诊，沿着三个不同肌纤维方向对肌腹进行触诊。沿枕骨方向向上触诊，沿上部胸椎水平触诊，沿下部胸椎向下触诊；受检者抵抗肩胛骨缩回，以感受该肌张力。

斜方肌位于背上部最浅层，覆盖一处风筝状宽大区域，与背阔肌上部在脊柱处重叠。斜方肌上部纤维向上走行，与肩胛提肌和菱形肌协同作用，可耸肩或上提肩胛骨；还可完成头和颈的伸展、侧屈和向对侧旋转。中部纤维水平走行，与菱形肌协同向后拉肩胛骨。下部纤维向下走行，能下降肩胛骨。上部和下部肌纤维协同作用可向上旋转肩胛骨。所有斜方肌纤维一起作用时会使肩胛骨贴紧于胸廓，在承重和推举时可提供强大的支持作用。过头运动时，斜方肌向上旋转肩胛骨的功能有助于保持关节窝的适宜位置，增强了盂肱关节的运动范围。斜方肌可作为整体进行收缩，但在提、拉、搬运中，下部纤维常很弱而未被充分利用，而上部纤维常紧张并被过度使用，因而常导致耸肩姿势。斜方肌上部纤维和下部纤维之间力量和柔韧性的平衡有助于保持头部和肩部的适宜位置来抵抗重力。该肌瘫痪时，可产生"塌肩"。

3. 肩胛提肌　起自上 4 个颈椎的横突，止于肩胛骨上角和内侧缘上部。在肩胛背神经的支配下，上方固定，可使肩胛骨上提和下回旋。下方固定，一侧收缩，使头颈向同侧屈和向同侧旋转；两侧收缩，使颈部后伸。触诊时受检者坐位或俯卧位，检查者站在受检者头侧，并在同一侧找到肩胛上角；用另一只手的指头触及上部颈椎横突；沿肩胛提肌的肌腹追踪至肩胛骨；受检者抵抗肩胛骨上提，以感受该肌张力。

肩胛提肌和斜方肌上部纤维协同作用可上提肩胛骨，后伸头部。斜方肌上部和下部肌纤维协同使肩胛骨向上旋转，此时肩胛提肌拮抗斜方肌，使肩胛骨下回旋，菱形肌协助肩胛提肌进行这种下回旋，有助于在肢体的运动中保持关节盂的位置。在进行承重活动（如推）时，斜方肌、肩胛提肌、菱形肌和其他稳定肩部的肌肉（如胸小肌和前锯肌）一起收缩，有助于将肩胛骨稳定在胸廓上。肩胛提肌在靠近颈椎横突附着点附近有明显的肌纤维扭转，有助于其在运动范围内持续保持肌张力。因此，肩胛提肌易损伤，出现高张力，导致同侧高肩。

4. 菱形肌　起自第 6、7 颈椎和第 1～4 胸椎的棘突，肌纤维向外下方走行，止于肩胛骨的内侧缘。在肩胛背神经的支配下可上提、后缩和下旋肩胛骨。触诊时受检者侧卧位，肩关节被动外展，肩胛骨上回旋，以放松浅层的斜方肌。检查者定位肩胛骨内侧缘，沿着肌纤维的方向斜上内方向触诊；受检者抵抗肩胛骨内收，以感受该肌张力。

菱形肌位于斜方肌的深层，在承重运动中菱形肌和斜方肌、肩胛提肌及前锯肌协同作用来稳定肩胛骨。菱形肌和前锯肌虽然都附着于肩胛骨内侧缘，但肌纤维走向却相反。它们是一对拮抗肌。这两块肌肉的协同收缩有助于把肩胛骨牢牢稳定在胸廓背侧。向下旋转时，菱形肌、肩胛提肌和前锯肌也可驾驭关节窝，以提高肩关节的运动范围。菱形肌和中部斜方肌发育不全，易形成圆肩姿势。当前锯肌张力过大，肩胛骨便处于前拉及下降位，导致颈椎的张力增加和可动性下降，也可出现颈部肌肉的不适。

5. 胸锁乳突肌　起于胸骨柄上部和锁骨内侧 1/3，止于乳突外侧和枕骨上项线外侧 1/2。在副神经支配下，一侧收缩使头向同侧倾斜，面部向对侧旋转；两侧同时收缩使头后仰。受检者仰卧位，检查者坐在受检者头侧，轻轻把头部转向对侧，用拇指触及乳突，向前下滑动触及胸锁乳突肌表面，轻轻夹住肌腹，向下追踪至胸骨，区分出其内侧的胸骨头和外侧的锁骨头；受检者轻轻抵抗前屈，以感受该肌张力。

胸锁乳突肌在颞骨乳突处附着坚实而且斜撑在颈部，使其成为颈部前屈、侧屈和旋转的强有力原动肌。它还与头夹肌形成一个倒"V"字形结构，这两块肌一起从侧面稳定头部。由于胸锁乳突肌的走行，其收缩可使颈部屈曲和头部后伸做联合动作，也可使头在下颌引导下向前运动。上交叉综合征的患者因双侧胸锁乳突肌适应性短缩，导致上颈部寰椎和枢椎及头部后伸，下颈部第3～7颈椎前屈。

6. 斜角肌 为颈深外侧群，分为前斜角肌、中斜角肌和后斜角肌，均由颈神经前支支配。前斜角起于第3～6颈椎横突的前结节，止于第1肋内上缘，主要功能为屈曲、侧屈头颈部，并使头颈部转向该肌对侧，在用力吸气时还可上提第1肋。中斜角肌起于第3～7颈椎横突的后结节，止于第1肋外上缘，主要功能为屈曲、侧屈头颈部，在用力吸气时还可上提第1肋。后斜角肌起于第5～7颈椎横突的后结节，止于第2肋外侧，主要功能为屈曲、侧屈头颈部，在用力吸气时还可上提第2肋。进行触诊时，受检者仰卧位，检查者坐在受检者的头侧，用手指触及胸锁乳突肌的锁骨头，其深面为前斜角肌。顺着细长的斜角肌纤维进行触诊，受检者轻轻抵抗颈部侧屈，以感受该肌张力。在前斜角肌后方寻找并触诊中、后斜角肌。

斜角肌（前、中、后）位于颈部两侧，在斜方肌上部前缘和胸锁乳突肌后缘之间，作用为侧屈并稳定头颈部。深吸气时斜角肌能上提第1、2肋，可增加胸腔的容积，促使更多的气体进入肺内。正常和平静呼吸时膈肌是原动肌，剧烈运动或肺处于病理状态下（如哮喘），斜角肌收缩从而上提肋以扩大胸腔容积。前、中斜角肌与第1肋之间形成一呈三角形的斜角肌间隙，内有锁骨下动脉和臂丛穿过。当斜角肌过紧、肥大（如过度使用或膈肌受到抑制、斜角肌代偿吸气等），会压迫到锁骨下动脉和臂丛，出现胸廓出口综合征。当斜角肌过紧，对臂丛神经造成压迫，但不足以出现症状时，神经远端分支只要有轻微的损伤或压迫（如旋前圆肌压迫正中神经，旋后肌压迫桡神经等），就会出现神经卡压症状，此为神经损伤的多卡机制。中斜角肌过紧时，易出现肩胛背神经（C4～C5）和胸长神经（C5～C7）损伤，导致肩胛间区疼痛和胸侧壁、前壁疼痛。

7. 夹肌 包括头夹肌和颈夹肌，起自项韧带下部、第7颈椎棘突和上部胸椎棘突，止于颞骨乳突和第1～3颈椎横突。在颈神经后支的支配下，单侧收缩使头转向同侧，双侧同时收缩，使头后仰。触诊时，受检者俯卧位，检查者坐在受检者头边，两手掌向上放在颞骨乳突，在胸锁乳突肌深面触诊头夹肌；受检者轻轻抵抗抬头和转头，以感受该肌张力。

头夹肌位于斜方肌深面，两侧的头夹肌形成一个正立的"V"字形，当两侧平衡时可使头部前后方向位于肩胛带中央。同侧头夹肌与胸锁乳突肌是一个倒置的"V"字形，也形成一种有力的抗衡。与其深部的枕骨下肌相比，头夹肌大而宽，使其成为头颈部后伸、侧屈和旋转的更有效原动肌。它还是颈夹肌的直接协同肌，但比颈夹肌的附着点更靠外上方，因此在侧屈和旋转时比颈夹肌起的杠杆作用更好。颈夹肌位于头夹肌和肩胛提肌的浅层，它的垂直、轻微斜行的纤维走向使其成为颈椎强有力的伸肌和较弱的回旋肌。颈夹肌与肩胛提肌和前部的斜角肌共同附着于颈椎横突。这三块肌之间合适的强度和柔韧性平衡，可使颈部的对线和功能最佳化。

8. 枕下肌群 枕下肌群包括头后大直肌、头后小直肌、头上斜肌和头下斜肌。头后大直肌起自枢椎棘突，止于枕骨下项线外侧部；头后小直肌起自枢椎后弓结节，止于枕骨下项线内侧部；头上斜肌起自寰椎横突，止于枕骨上下项线之间；头下斜肌起自枢椎棘突，止于寰椎横突。在枕下神经的支配下，头后大直肌一侧收缩可使头同侧旋转，两侧同时收缩使头后伸；头后小直肌两侧同时收缩可使头后伸；头上斜肌一侧收缩可使头同侧侧屈，两侧同时收缩使头后伸；头下斜肌一侧收缩使头向同侧旋转。触诊时受检者仰卧位，检查者坐在受检者头侧，双手手心朝上置于其头部下面。用手指尖扪及枕外隆凸。向下外侧滑动手指至枕下区和椎弓沟，使手指弯曲向上；受检者上、下、左、右转动眼球，感受枕下肌群张力变化。

虽然枕下肌群较小，但是神经支配异常密集，这些肌的张力可迅速发生变化，在夹肌、棘肌、后环枕膜等的协同下，精确调整头颈部位置。枕部是头颈部肌肉的最主要附着点之一，颈椎病等各种原因引起的枕下肌群力量失衡会刺激周围的神经肌肉，出现后头疼痛和项背部肌肉紧张，甚至寰枕关节不稳或错位。

（吴晓刚）

第二节　头颈部常用检查方法

肌骨疼痛相关疾病的检查遵循查体的一般规律视、触、叩、听外，还要加运动功能的检查、关节活动范围及有关肌肉肌力、感觉的检查，以及针对某些部位或者某种疾病的特殊检查。

一、视诊

视诊是临床查体的基本手段，也是康复评估的基本环节。各种原因造成的肌力失衡会影响体态和姿势，出现一些临床常见的典型姿势，如头颈部常见痉挛性斜颈导致头偏向患侧，下颌转向对侧；颈椎病导致的上交叉综合征、圆肩、驼背、头前引。视诊应从见到患者开始，从站立姿势、走路步态、举手投足，甚至说话的语调等全方位去注意观察。更要做一些必要的检查动作，从完成过程中去寻找和明确患者的问题。

颈部视诊必须注意对头部、肩部及双侧上肢的检查。检查时脱去上衣，显露颈、肩、背部，患者端坐位，头部放正，下颌内收，二目平视，双臂自然下垂。正常的颈椎姿势，后面观头颈正中连线与人体正中线一致、双耳对称显露、双肩平齐或优势侧肩部仅略高于对侧；侧面观耳垂位于肩峰和髂嵴最高点连线上。观察头部有无畸形，颜面是否对称，如双眼不位于同一水平线上常提示颈部偏斜；颈椎的生理前曲是否正常，有无平直或后凸、侧弯、扭转等畸形；颈部皮肤有无瘢痕、窦道、寒性脓肿；双肩是否对称在同一水平，两侧肩胛骨内缘与中线的距离是否相等，如先天性高肩胛症等。双上肢有无肌肉萎缩、肌力减弱、功能受限等。如斜颈患者头部向一侧倾斜，颜面多不对称，一侧胸锁乳突肌明显隆起。寰枢椎关节脱位患者，下颌偏向一侧，头部不能转动，感觉沉重，需用手扶持头，加以保护。强直性脊柱炎颈椎强直的患者，垂头驼背，头部旋转不灵，视侧方之物困难，全身必随之转动。

二、触诊

触诊在康复评价中极其重要，通过由浅到深触摸肌肉的弹性、饱和度，触摸是否有骨骼位置的改变，棘突是否偏斜、棘间隙是否变窄等，来感受是否有肌肉萎缩、肌力低下、肌力失衡及肌张力变化。通常在头颈部查体时，不仅要触诊患者主诉的疼痛不适区域，其他常见肌肉的压痛点也要尽量进行筛查，才能发现其他相关的问题予以解决。肌肉触诊内容详见在第一节。

三、叩诊

患者取坐位，用叩诊锤或中指自上而下依次叩打各颈椎棘突，病变部位可出现叩击痛。叩诊检查对深部组织病变的发现帮助较大。一般浅部组织的病变，压痛比叩击痛明显；而深部组织病变，叩击痛比压痛明显。

四、听诊

听诊在肌骨疼痛类疾病中运用并不是很多，主要是听关节的弹响、骨擦音等。其次注意颈动脉、静脉和呼吸音的异常，可能发现颈部深部组织的损伤，有助于肌骨疾病严重程度的判断。甲状腺听诊时有血管杂音、颈动脉杂音等可提示甲亢、动脉狭窄等内科疾病，便于与其他肌骨疾病的相互鉴别。

五、颈部运动功能的检查

患者坐正，头直立，下颌内收，固定住肩部及躯干，使之不参加颈椎的运动，然后再做各方向活动。颈部的运动有前屈、后伸、左右侧屈、旋转等。前屈（点头）和旋转动作（摇头动作）主要发生在上颈部，屈伸动作主要发生在颈椎下段（C5～C7），左右侧屈发生于颈椎中段。因此寰枕关节有病变时，前屈（点头）动作受限；寰枢关节有病变时旋转动作（摇头动作）及伸屈活动都发生障碍；寰枕关节及寰枢关节发生病变或固定后，颈部的旋转功能及伸屈功能可丧失 50% 左右。随年龄逐渐增加，颈部运动逐渐受限，伸展运动受限出现较早而明显，而屈曲运动往往最后受限。如系颈椎结核病，颈部侧屈及旋转受限。颈椎间盘突出时，颈部的侧屈及伸屈运动可引起剧烈疼痛，后伸时尤为明显，压痛及叩击痛阳性。对怀疑为颈椎骨折或脱位的患者，检查运动时应特别小心，最好先临时固定头颈部，等候 X 线检查（有条件的话更推荐 CT）明确诊断。若必须检查时，应以两手扶住患者头部，并稍用力牵引，然后让患者自己慢慢地做各种动作。

1. 颈椎的活动范围及有关肌肉 中立位颈直立位，颈自然伸直，下颌内收，然后做前屈、后伸、左右侧屈和旋转。正常人前屈 35°～ 45°，颈前屈肌为颈长肌，头长肌和前、中、后斜角肌。后伸 35°～ 45°，后伸肌为胸锁乳突肌、头夹肌、颈夹肌、最长肌和棘肌。左右侧屈 45°，侧屈肌为前、中、后斜角肌。旋转 60°～ 80°，旋转肌为头夹肌和颈夹肌。

2. 肌力检查方法 近年来肌力的检查已经关注到了每一块肌肉的力量，从临床实践看，肌力的检查还是以肌肉群的力量为主，兼顾个别肌肉。如头颈部检查患者取坐位，检查者以手放于患者前额部给予适当阻力，嘱患者抗阻力屈颈，尽量使下颌贴到前胸以检查屈颈肌的力量。检查者以手置于患者枕部给予适当阻力，让患者后伸颈部，以检查伸颈肌的力量。嘱患者将头部抗阻力地向一侧倾斜，脸转向对侧，以检查胸锁乳突肌的力量。

六、感觉的检查

感觉分为特殊感觉和一般感觉，一般感觉分为浅感觉、深感觉和皮层觉。肌骨疼痛类疾病的感觉检查主要是指浅感觉，尤其是痛觉的增加，对诊断疾病具有指向性，也是患者就诊的主要原因。颈部疾患可引起患侧上肢感觉的改变，如颈椎病（神经根型）C6 或 C7 神经根受压，手部感觉异常；C6 神经根受累，肱二头肌腱反射减弱或消失；C7 神经根受累，肱三头肌腱反射减弱或消失；C6、C7 神经根受累，还常引起头后部皮肤、肩部、上肢等疼痛。嘱患者颈部后伸时咳嗽，若引起疼痛，更有助于神经根受累的诊断。又如颈肋患者，一侧手、手指，特别是指尖部位常有麻刺感，并伴有不同程度的疼痛，累及的范围多限于手的一侧，或尺侧或桡侧，以尺侧者为多见，偶有放射性窜痛。具体对应区域详见相关章节。

七、特殊检查

1. 臂丛神经牵拉试验 嘱患者屈颈，检查者一只手放于头部病侧，另一只手握住患肢的腕部，呈反方向牵拉，如感觉患肢有疼痛、麻木则为阳性。若在牵拉的同时迫使患肢做内旋动作，可进一步提高敏感性。

2. 头部叩击试验 患者坐正，检查者以一只手平置于患者头部，掌心接触头顶，另一只手握拳叩击放置于头顶部的手背。若患者感到颈部疼痛不适或向上肢（一侧或两侧）窜痛，有酸麻感，则该试验为阳性。

3. 椎间孔挤压试验 患者坐正，头部后仰并向患侧侧弯，检查者立于患者后方，用手按住患者顶部向下施加压力，如患肢发生放射性疼痛即为阳性。原因在于侧弯使椎间孔变小，挤压头使椎间孔更窄，椎间盘突出暂时加大，故神经根挤压更加明显。

4.Jackson 压头试验 当患者头部处于中立位向后伸位时，位于脊柱后方的椎间孔空间被进一步压缩，检查者于头顶部沿纵轴方向施加压力，若患肢出现放射性疼痛症状如重者，称为Jackson 压头试验阳性。

5. 肩部下压试验 患者端坐，让其头部偏向健侧，当有神经根粘连时，为了减轻疼痛，患侧肩部会相应抬高，此时检查者握住患肢腕部作纵轴牵引，若患肢有放射痛和麻木加重，称为肩部下压试验阳性。

6. 直臂抬高试验 患者取坐位或站立位，手臂伸直，检查者站在患者背后，一手扶其患侧肩，另一手握住患肢腕部并向外后上方抬起，以使臂丛神经受到牵拉，若患肢出现放射性疼痛即为阳性。可根据出现放射痛时的抬高程度来判断颈神经根或臂丛神经受损的轻重。此试验类似下肢的直腿抬高试验。

7. 颈部拔伸试验 检查者将双手分别置于患者左、右耳部并夹持头部，轻轻向上提起，如患者感觉颈及上肢疼痛减轻，即为阳性。该试验可作为颈部牵引治疗的指征之一。

8. 转身看物试验 让患者观看自己肩部或身旁某物，若患者不能或不敢贸然转头，或转动全身观看，说明颈椎或颈肌有疾患，如颈椎结核、颈椎强直、"落枕"等。

9. 头前屈旋转试验 先嘱患者头部前屈，再向左右旋转，如颈椎出现疼痛即为阳性，多提示有颈椎骨关节病。

10. 拉斯特（Rust）征 患者常用手抱着头固定保护，以免在行动中加剧颈椎病变部位疼痛。颈椎结核患者此征为阳性。

11. 深呼吸试验 又称爱德生（Adson）试验，或斜角肌压迫试验。患者端坐凳上，两手置于膝部，先比较两侧桡动脉搏动力量，然后让患者尽力抬头做深吸气，并将头转向患侧，同时下压患侧肩部，再比较两侧脉搏或血压。若患侧桡动脉搏动减弱或血压降低，即为阳性。说明锁骨下动脉受到挤压，同时往往疼痛加重。相反，抬高肩部，头面转向前方，则脉搏恢复，疼痛缓解。该检查阳性率很低，主要用于检查有无颈肋和前斜角肌综合征。

12. 挺胸试验 患者立正站立，挺胸，两臂后伸，此时若桡动脉脉搏减弱或消失，前臂和手部有麻木或疼痛，即为阳性。用于检查有无肋锁综合征，即锁骨下动脉及臂丛神经在第一肋骨和锁骨间隙受压迫。

13. 压肩试验 检查者用力压迫患侧肩部，若引起或加剧该侧上肢的疼痛或麻木感，则表示臂丛神经受压。该试验主要用于检查肋锁综合征。

14. 超外展试验 患者取站立位或坐位，检查者将患肢被动地从侧方外展高举过肩过头，若桡动脉搏减弱或消失，即为阳性。该试验用于检查锁骨下动脉是否被喙突及胸小肌压迫，即超外展综合征。也可将双上肢放在肩外展试验的位置上用力握拳，再完全松开，每秒 1 次，45 秒内就不能坚持者为阳性体征，称为上臂缺血试验。

15. 锁骨上叩击试验 患者坐位，暴露颈部，检查者用中指反复叩击患者锁骨上窝部，若出现手麻或异样感觉，说明该部位有神经损伤、受压症状。该试验有假阳性，应两侧对比，胸廓出口综合征患者中阳性率达 88.2%。

附：颈椎 X 线检查的特点

（一）侧位 X 线像特点

1. 生理前凸向前，曲线圆滑连续，无成角等异常。颈椎前凸深度，根据 Borden 法测量结果得出正常值为 12 ± 5mm，7mm 以下表明颈椎曲度变直，若负值说明颈椎后凸。

2. 第 2 颈椎棘突最宽大，第 7 颈椎棘突最长大。

3. 第 2 颈椎椎体下缘平下颌角。

4. 第 4、5 颈椎椎体间隙平喉头。

5. 第 5 颈椎以上咽后壁厚度等于第 4 颈椎椎体宽度（正中前后直径）的 0.3～0.4 倍，第 5 颈椎以下食道壁厚度等于第 4 颈椎椎体宽度的 0.7 倍，若软组织增厚，提示可能有脓肿形成。

（二）开口位 X 线像特点

1. 寰枢关节间隙两侧相等。

2. 寰齿关节间隙小于 2mm，若大于此宽度表示有寰枢椎脱位。

（吴晓刚）

第三节 头颈部常见疾病的诊断、治疗与康复

一、颈部急性软组织损伤

本病多因外部因素引起，轻症患者多因颈部突然扭转、长时间固定于特定姿势或过度使用，导致肌肉激活不足的情况下强烈收缩或过度牵拉，从而引起肌肉、韧带、关节囊、椎间盘等软组织痉挛或损伤。严重者可伴有局部血管、周围神经、脊髓、气管等组织的不同程度损伤。长期伏案工作或固定姿势的动作，导致颈椎局部肌肉紧张、痉挛和激活不足的患者更容易发生该情况。

【诊断要点】

本病根据患者损伤病史，诊断并不困难，难点在于准确判断患者损伤的程度和受累的部位、组织。根据患者损伤部位不同可能出现不同症状：软组织损伤导致疼痛、活动受限，血管损伤导致血肿、瘀青、肿胀，神经损伤导致支配肌肉组织疼痛、麻木、功能障碍，脊髓损伤导致节段性感觉障碍，气管损伤导致呼吸困难、胸闷。

【治疗要点】

根据患者损伤的部位和程度，轻症可进行急性期冷敷，24～48小时后热敷，随后可进行中医外治法、活血化瘀药物等辅助治疗。较严重的损伤需要多学科辅助治疗。

二、落枕

落枕又称颈肩部肌肉筋膜炎，是由于睡眠时姿势不当或局部受凉致局部肌肉处于紧张状态，引起肌肉痉挛、转侧或前屈等固定姿势疼痛受限，严重者颈部肌肉严重痉挛疼痛并可向上肢放射。落枕最常发生于胸锁乳突肌、斜角肌、上斜方肌和肩胛提肌。

【诊断要点】

1.急性发病，睡眠或受凉出现后一侧颈部出现疼痛、酸胀，可向上肢或背部放射。

2.受累的肌肉触诊明显僵硬、痉挛，呈现异常固定姿势和特定方向活动诱发疼痛。

3.影像学检查排除骨折、关节紊乱、颈肋等其他骨性结构改变。

【治疗要点】

准确评估受损肌肉，多种保守治疗均有良好效果。常用方法有局部理疗、针灸、推拿、肌肉能量技术等。

三、颈椎半脱位

颈椎半脱位常发生于屈曲型损伤，如"挥鞭伤"等，临床最常见的是寰枢椎半脱位。颈椎前方半脱位的患者，头路前倾，下位颈椎棘突略显突出；颈椎侧方半脱位的患者头向前侧方倾斜，下颌指向对侧肩部。

【诊断要点】

1.多有挥鞭样外伤史；10岁以下儿童可有自发性脱位。

2.患者头部前倾，颈部僵直，任何方向的活动均受限，不能主动左右旋转；颈部肌肉轻度痉挛，损伤平面棘突有压痛。

3.可能出现受损平面的神经根分布区的疼痛和麻痹，或出现脊髓压迫症状。

颈椎正位（张口）X线片寰齿关节间隙大于3mm，或寰齿间隙不对称，表示有寰枢椎脱位，建议CT检查确诊（图2-3-1）。

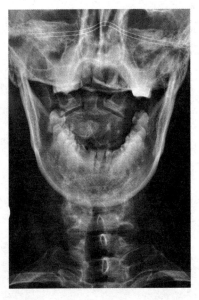

图 2-3-1

【治疗要点】

颈椎半脱位以保守治疗为主，如无骨质疏松、骨折等禁忌证，可以进行手法复位、颈椎牵引以缓解症状。从临床实践看，通过针刺和局部理疗，大多数患者症状消失，这可能与通过局部感觉的输入，改变了相关韧带（寰椎横韧带、齿突尖韧带、翼状韧带及覆膜）和肌肉的张力有关。

颈椎病主要是颈部长期慢性劳损导致的各种组织的退行性变，既往也称为颈椎退行性骨关节病。颈椎病多发生于中年之后，近年来年轻人的发病率急剧增加，这与办公电脑化和手机不离手等长期低头姿势有关。颈部查体有明确的肌力失衡，以上交叉综合征最为典型。影像学可见椎体间侧关节、关节突关节或椎体后缘的骨唇形成或者颈韧带、关节囊颈椎间盘的退行性变。根据传统的习惯，颈椎病分为普通型（颈型）、神经根型、椎动脉型、脊髓型、交感型和混合型。

1. 普通型　这是颈部肌肉力量失衡的早期表现，被拉长劳损的肌肉首先出现症状，一般仅有一侧或两侧斜方肌上部、肩胛提肌、冈上肌、菱形肌等部位的酸痛不适，无放射痛。低头伏案工作后加重。

2. 神经根型　若不能及时关注，进行针对性治疗或者锻炼，肌力失衡加重，不仅疼痛持续存在，刺激到神经根还会出现相应的症状。刺激到颈丛神经可能出现后颈部至头后部，甚至到头顶的疼痛；刺激到臂丛神经可出现上肢放射痛，可放射到手指。同时可能伴有感觉障碍。

3. 椎动脉型　颈部肌肉力量失衡不能很好地维持颈部的稳定，反复刺激颈椎导致骨质增生。当向某个方向转头时可刺激或压迫椎动脉，造成椎动脉痉挛及供血不足，出现头晕、耳鸣、恶心、呕吐等，或出现某肢体突然麻木、感觉异常、患者摔倒等症状。

4. 脊髓型 脊髓型颈椎病临床较为少见，早期患者常有一侧或两侧步态的改变，如迈步不灵活或踩棉花感，为深感觉受损导致。脊髓受压严重的情况下患者同时出现上、下肢不同程度的运动障碍及病理反射，感觉减弱及肌肉萎缩。晚期出现括约肌松弛及感觉消失。严重患者可出现四肢瘫，或脊髓半切综合征（Brown-Sequard综合征），即同侧运动障碍，对侧感觉障碍。

5. 交感型 既往认为交感型颈椎病是由于颈部交感神经受到刺激，出现的一系列交感神经的症状，如呼吸困难、心律异常、血压波动异常、肢体麻木发凉，甚至恶心、呕吐、容易摔倒等症状。曾有人认为交感型颈椎病可以引起霍纳综合征，但从临床实践看几乎鲜有发生。相反，近年来更多的研究成果表明，上述症状与肌力失衡导致呼吸模式和深度改变，有着更加密切的关系。

6. 混合型 临床上就诊患者往往有多个症状，主要集中在普通型、神经根型和椎动脉型。若出现2个以上类型，称为混合型。

【诊断要点】

1. 有长期低头工作史，自诉后枕部、肩背部肌肉酸困疼痛。

2. 视诊可见典型的上交叉综合征：圆肩、探颈、"富贵包"。

3. 触诊可见后枕部肌肉及斜方肌上部纤维、肩胛提肌、冈上肌、菱形肌等部位肥厚紧张，压痛阳性；胸小肌、胸大肌短缩紧张，压痛阳性。颈部生理曲度变直，棘突可能偏歪，局部棘突有压痛。

4. 颈部活动可能出现疼痛，范围受限。

5. 有些患者出现神经刺激症状（见第一章第一节）或者一过性脑缺血症状。

6. 臂丛神经牵拉试验、头部叩击试验、椎间孔挤压试验、颈部拔伸试验等可能出现阳性。

7. 颈椎 X 线检查符合颈椎病特点。

【治疗要点】

1. 颈椎病的治疗，首先必须明确这是由于长期低头伏案的姿势导致的肌力失衡的结果，因此改变生活工作习惯和进行针对性的康复训练是治疗的前提和预防复发的关键。

2. 颈椎病的治疗以保守治疗为主，常用方法较多，包括传统的针灸、推拿、按摩、牵引、正骨、小针刀，以及近几年兴起的各种康复手法，均有不错效果。但是必须明确诊断和避免禁忌证。

3. 以"步态不稳、深感觉障碍"就诊的脊髓型颈椎病患者，查体有腱反射活跃、病理征阳性等，为安全起见先不要治疗，脊髓的 MR 检查确诊极其重要。

五、胸廓出口综合征

胸廓出口综合征指锁骨下动、静脉和臂丛神经在胸廓上口受压迫而产生的一系列症状。该病主要由骨性因素和软组织因素造成，其中斜角肌综合征为最主要的病因，其余原因有第 7 颈椎横突过长、颈肋、第 1 肋骨异常、第 1 肋骨骨折、锁骨骨痂形成等。

【诊断要点】

1. 患者臂丛神经和锁骨下动、静脉受压常同时存在。臂丛神经受损症状类似神经根型颈椎病的表现，常易与之混淆。手部精细活动丧失最常见，后期可出现手部肌肉萎缩，以及在尺侧和内侧前臂内侧皮肤分布区感觉减退与正中神经感觉异常。

2. 锁骨下动脉受压表现为患侧桡动脉搏动明显减弱。

3. 肩外展试验、斜角肌挤压试验、上臂缺血试验、肋锁挤压试验、锁骨上叩击试验中有 3 项或以上阳性，高度支持斜角肌综合征诊断。锁骨上压迫试验、被动托肩试验阳性也提示该病。

【治疗要点】

1. 该病治疗主要以不同病因导致的对因治疗为主，解除局部压迫是改善症状的最佳方案。

2. 如果考虑是颈部肌肉张力失衡等软组织因素，建议保守治疗，以改善"上交叉"为主的康复训练是首选。如果考虑骨性因素，在保守无效的情况下，建议手术治疗。

六、先天性斜颈

先天性斜颈多由产时胸锁乳突肌部分损伤或局部出血形成血肿后纤维化引起，需与其他引起颈椎偏斜的原因如颈椎侧弯、颈椎半脱位等导致的斜颈相鉴别。

【诊断要点】

1. 头向患侧倾斜，下颌转向健侧，患侧胸锁乳突肌较对侧明显紧张，呈条索状隆起，触诊有筋索或筋结。

2. 年龄较大的患儿双侧颜面不对称，患侧颜面较小，头不能屈向健侧，下颌也不能转向患侧。

3. 颈椎和胸椎可出现继发性侧凸，突出方向取决于代偿模式。

【治疗原则】

1. 做好产伤预防是预防该病的关键。

2. 早期护理。尽量置患儿头部于矫正位置；哺乳时将患侧接近乳房；卧床时，应使患侧向有光亮和妈妈经常活动的一侧；适当垫高枕部。

3. 小儿推拿按摩和手法牵引。患儿仰卧位，家长抱患儿头部，轻柔按摩伸展挛缩的胸锁乳突肌，缓慢旋转头部并尽量使头部偏向健侧，下颌转向患侧。

4. 手术治疗。对上述疗法效果不佳或被误诊的 1 岁以上的患儿，则需手术治疗。

七、颈椎融合综合征

颈椎融合综合征为先天性颈椎与上胸椎联合的发育畸形，造成颈部短缩及运动障碍的综合征，又称先天性骨性斜颈或短颈畸形。

【诊断要点】

1. 婴儿出生后，很快发现其颈项缩短，斜颈，颈部活动受限，颈椎段后凸、侧凸畸形，头颅重心前移使头倾斜或旋转，肩胛骨抬高，颈部两侧斜方肌紧张如翼状，故又名先天性翼状颈，患儿发育过程中出现颜面不对称，后发际低。

2. 颈肋压迫臂丛，可以使臂丛神经不完全性麻痹或疼痛。

3. 本病常伴有耳聋、眼肌麻痹、眼球震颤等，又名颈 – 眼 – 耳综合征。

4. X 线检查，可见两个或更多的颈椎体相融合，或是颈椎下段与胸椎融合，椎间隙消失；附件融合或表现不规则，棘突小、缺如或呈分叉状。椎间孔变小。颈椎与枕骨常连接在一起，常合并颅底凹陷或枕骨大孔狭窄或不对称等畸形。也常见蝴蝶椎、半椎体、颈肋、脊椎裂、腰椎退化等畸形。

【治疗要点】

一般单纯颈椎畸形病例不需特殊治疗。对畸形严重、影响美观者，可酌情进行整形或矫形手术。

八、颈椎结核

脊柱结核好发于儿童、老年、营养及免疫功能较差的人群，95%继发于肺结核，结核杆菌经血行到脊柱，停留在血管丰富的骨松质（如椎体内）。发病部位，成人以腰椎最多，胸椎次之，而颈椎最少。

【诊断要点】

1.脊柱结核起病缓慢，患者可有结核中毒症状，亦可无。

2.疼痛是脊柱结核患者最先出现的症状，通常较为轻微，休息后症状减轻，劳累后则加重，早期疼痛不会影响睡眠，病程长者会有夜间痛。

3.颈椎结核除有颈部疼痛外，还有上肢麻木等神经根受压表现，神经根受压时则疼痛剧烈。为减轻疼痛，患者常用双手撑住下颌，头前倾，颈部缩短，姿势十分典型，称为拉斯特（Rust）征阳性。

4.影像学提示颈椎椎体骨质破坏，病程较长患者有寒性脓肿。

【治疗要点】

在诊断明确的基础上，规范抗结核治疗。尽管研究显示单纯抗结核治疗有效，但对于骨结核，大多数情况下仍建议早期手术加术前术后化疗。

九、后枕部疼痛

后枕部疼痛是临床上常见的头痛类型，如枕神经痛、颈椎病、紧张性头痛等均可引起，临床工作中需仔细鉴别病因予以针对性治疗。

长时间保持低头伏案工作等不良姿势，均会导致后枕部肌肉、筋膜等组织紧张，肌肉筋膜链持续紧张可引起头顶部、额颞部或后枕部疼痛，而紧张的后枕部肌肉本身也可压迫伴行神经导致后脑勺、后颈部的不适症状。

（一）枕神经痛

枕神经包括枕大神经和枕小神经。枕神经痛为枕部疼痛最常见的原因，指由于局部因素（肌肉劳损紧张、肌肉痉挛、粘连或慢性炎症刺激等）导致卡压或牵拉枕大（小）神经，引起以枕神经分布范围内（后头部的疼痛）放射痛为主要临床表现的疾病。

【诊断要点】

1.本病多见于成年人，为一侧或双侧后枕部发作性疼痛或持续性疼痛，阵发性加剧，可放射到头顶部或颈部，头部活动、受寒、咳嗽或喷嚏时可激发或加剧疼痛。

2.枕大神经出口处（两乳突连线中点外侧约3cm外，即风池穴）有明显压痛，可伴枕神经分布区感觉过敏或轻度减退。按压风池穴可引发分布区的放射性疼痛。

3.颈部牵引、局部肌肉松解可明显降低不适感。

【治疗要点】

1.本病的治疗原则是松解压迫神经的纤维束及周围组织，手法松解、针灸、康复训练、中医正骨、冲击波治疗等均可达到减轻压迫的作用。

2. 同时可予以口服非甾体抗炎药减轻局部炎症，B 族维生素促进神经修复，必要时可予以针对性抗神经痛的药物如普瑞巴林、加巴喷丁、卡马西平等。物理治疗如激光或者超短波也可辅助减轻神经炎性水肿。

3. 病情严重患者可予以局部穴位注射药物如糖皮质激素类和利多卡因等局麻药物，可减轻神经水肿，抗炎止痛，松解局部肌肉紧张，从而达到协助康复治疗的目的。

（二）紧张型头痛

紧张型头痛是原发性头痛最常见的类型，主要表现为慢性头部紧束样或压迫性疼痛，通常为双侧头痛。紧张型头痛的发病机制不明，以往认为与精神紧张、焦虑情绪等相关，现代研究和临床中逐渐发现长期姿势不良导致头部与颈部肌肉持久收缩也为重要的因素。此外，紧张性头痛也可作为其他身体异常导致的继发症状，如感冒、眼部疾病或颞下颌关节功能障碍等。

【诊断要点】

1. 头痛持续 30 分钟至 1 周，或转化为反复发作的慢性头痛。

2. 一般为双侧头痛，性质为压迫感或紧箍样（非搏动样）轻或中度头痛，日常活动（如步行或上楼梯）不会加重头痛。转移注意力可能缓解头痛，长时间伏案工作可能加重头痛。

3. 多伴有明显的姿势失衡，例如脊柱过度后凸，头前伸和脊柱侧弯等。头颈部肌肉有明显的压痛点或牵涉性痛，触诊局部肌肉可有压痛。

4. 常伴有焦虑、抑郁、睡眠障碍或其他躯体化障碍的表现。

5.排除偏头痛、丛集性头痛及其他继发性头痛，如无恶心、呕吐、畏光、畏声，无明确的神经系统定位体征。

【治疗要点】

1.伴有明显姿势失衡的患者，应评估肌肉力学模式的改变，予以针对性康复训练、推拿按摩、针刺等治疗。

2.大部分紧张型头痛患者伴有明显焦虑抑郁症状，根据严重程度可予以 5- 羟色胺再摄取抑制剂等抗焦虑抑郁药物。

3.大多数患者疼痛程度为低等或中等，不需要专门止痛治疗，减轻肌肉紧张和焦虑情况即可达到治疗头痛的目的。疼痛频繁发作或严重患者可予以非甾体抗炎药治疗。

十、三叉神经痛

三叉神经痛是面部三叉神经分布区域内反复发作的阵发性、短暂性剧烈疼痛，但不伴有三叉神经功能被破坏的症状。

【诊断要点】

1.疼痛局限于三叉神经的其中一支分布区，且范围不会超越中线。

2.疼痛突发突止，持续数秒钟到数分钟，呈周期样发作，发作间期生活不受影响。可有"扳机点"或"触发点"，即上下唇、鼻翼、口角、门齿、颊部、舌、眉等部位敏感性升高，轻触即可诱发疼痛。

3.疼痛呈针刺样、电击样、刀割样或撕裂样，严重时可以伴有偏侧的面肌痉挛。发作时可伴有疼痛区域的面部发红、皮温增高、结膜充血、流泪、唾液分泌增多、鼻黏膜充血、流涕等。

【治疗要点】

1.明确有无可处理的继发性原因，如三叉神经血管接触、颅脑肿瘤压迫、多发性硬化、三叉神经损伤等。

2.针对神经痛的药物：卡马西平与奥卡西平均为指南推荐的一线药物，二线药物有拉莫三嗪、巴氯芬、加巴喷丁、普瑞巴林等。

3.当药物治疗失败时，可以尽早考虑外科手术治疗，微血管减压术是目前治疗三叉神经痛首选的手术方式，疗效最佳，缓解持续时间最长。

（吴晓刚）

第三章

肩　部

第一节　肩部相关解剖

肩关节是一个由骨骼、关节和肌肉组成的复合体，在神经的调控下通过肌肉的收缩带动关节运动来完成各种精准的动作。肩关节复合体包括胸锁关节、肩锁关节、肩胛胸壁关节和盂肱关节。它的理想功能要求近端稳定肌肉与远端活动肌肉之间的配合，这是人类上肢进化的必然结果。它保证了我们的手部可以摆放到动作空间中的任何部位。外伤和疾病经常使肩关节活动受限，进而导致整个上肢的能力大大降低。我们在解决肩部疾患的时候要把肩部的活动性放在首位，肩部损伤的预防则要加强肩部肌群的稳定性。

一、骨学

与肩关节运动相关的骨骼包括胸骨、锁骨、肩胛骨和肱骨的近端。它们是构成肩关节的骨性基础。

1. 胸骨　胸骨位于胸前壁正中，前凸后凹，可分胸骨柄、胸骨体和剑突三部分。胸骨柄上缘为颈静脉切迹，两侧有锁切迹与锁骨相连结。胸骨柄外侧缘上方接第 1 肋。胸骨柄与胸骨体连接处微向前突，称胸骨角，两侧的肋切迹与第 2 肋软骨相连接，是计数肋骨的重要标志。胸骨角向后平对第 4 胸椎体下缘。胸骨体呈长方形，外侧缘接第 2～7 肋软骨。剑突薄而细长，形状变化较大，下端游离。

2. 锁骨 锁骨呈 "～" 形弯曲，可以从体表摸到，是中轴骨和上肢的连接，能将应力从上肢传导到躯干。内侧端粗大与胸骨形成胸锁关节，周围有胸锁韧带和肋锁韧带固定。锁骨外侧端扁平与肩峰构成肩锁关节，周围有胸锁韧带和喙锁韧带固定。锁骨像一个杠杆，使上肢远离上臂，以保证上肢的灵活运动。

3. 肩胛骨 是三角形的扁骨，位于胸廓后面外上方，介于第 2～7 肋骨之间，有两面、三缘和三角。腹侧面与胸廓相对的肩胛下窝是肩胛下肌的附着部位。背侧面的横嵴称为肩胛冈，冈上窝内走行冈上肌，冈下窝是冈下肌的起点。肩胛冈向外侧延伸的扁平突起称肩峰，与锁骨外侧端相接。上缘短而薄，外侧有向前的指状突起称喙突，是胸小肌、肱二头肌短头等的附着点。内侧缘薄而锐利，因邻近脊柱，又称脊柱缘，是斜方肌中部纤维、菱形肌和后锯肌等肌肉的附着点。外侧缘肥厚邻近腋窝，称腋缘。上角为上缘与脊柱缘会合处，平对第二肋。下角为脊柱缘与腋缘会和处，平对第 7 肋或第 7 肋间隙，为计数肋的标志。外侧角为腋缘与上缘会合处，最肥厚，朝外侧方的梨形浅窝，称关节盂，与肱骨头相关节，是盂肱关节处凹进去的组成部分。盂上、下各有一粗糙隆起，分别称盂上结节（肱二头肌长头起点）和盂下结节（肱三头肌长头起点），也是肌肉附着的关键部位。

4. 肱骨的近端至中间部位 肱骨分一体和上下两端。上端有朝向上后内方的半球形肱骨头，是盂肱关节处凸出的组成部分。肱骨头和肱骨干的长轴形成一个约 135° 的倾斜角度，它使肩胛骨面中的肱骨头对准关节窝。肱骨头的外侧和前方分别隆起为大结节（冈上肌、冈上肌和小圆肌的止点）和小结节（大圆肌、肩胛下肌的止点），两结节之间的结节间沟是肱二头肌长头经过的位置，上面覆盖肱横韧带。结节间沟是肱二头肌长头肌腱腱鞘炎最常见的疼痛部位，也是局部注射治疗的解剖定位。肱骨体的上半部呈圆柱形，下半部分呈三棱柱形，中间部位外侧粗糙的三角肌粗隆是三角肌的止点。后面的桡神经沟内有桡神经和肱深动脉通过，此处骨折可能会伤及桡神经。

二、关节学

肩关节复合体包括胸锁关节、肩锁关节、盂肱关节和肩胛胸壁关节。

1. 胸锁关节 胸锁关节是一个复杂的关节，包括锁骨的内侧头、胸骨的锁骨面及第一根肋骨的软骨组织上缘。关节囊坚韧并由胸锁前韧带、胸锁后韧带、锁间韧带、肋锁韧带等囊外韧带加强。胸锁关节作为整个上肢的基点，连接着上肢骨骼与中轴骨，因此该关节必须牢固地附着，同时允许大范围的运动。这些看起来似乎矛盾的功能是通过关节周围的结缔组织和一个不规则的鞍形关节面实现的。上肢闭链运动时，力量经锁骨传导到躯干，往往会造成肩锁关节及周围韧带的损伤，常见于舞蹈、武术爱好者。

2. 肩锁关节 肩锁关节是锁骨外侧头与肩胛骨肩峰之间的关节，属于平面滑动关节，大多数肩锁关节中都有一个不同形式的关节盘。肩峰上的锁骨面方向朝内侧与稍上侧，提供了与锁骨上的相应肩峰面的附着点。关节的上方有肩锁韧带加强，关节囊和锁骨下方有坚韧的喙锁韧带连于喙突。

3. 盂肱关节 盂肱关节就是传统的肩关节，由肱骨头与肩胛骨关节窝前凹面之间形成，属于典型的球窝关节。它的特点是头大、窝小。这种结构增加了肩关节的运动幅度，但其稳定性显著降低，所以临床常见到肩关节的脱位。为了维持肩关节稳定，需要肩袖肌群和周围强大的肌肉、肌腱和韧带来提供保护和支持。为了保证肩关节的运动和肌肉之间的滑动，肩关节周围还有很多滑囊，如肩峰下滑囊、三角肌下滑囊等，这些滑囊对肩关节的运动十分重要，也是炎性渗出疼痛的好发部位，有人称这些滑囊为"第二肩关节"。肩峰下滑囊位于冈上肌上方与肩峰喙突下方的肩峰下空间内，该囊保护着相对软且易受损伤的冈上肌与肌腱，使其在肩外展时免受肩峰的撞击。三角肌下滑囊是肩峰下滑囊的延伸，可以减轻运动时肱骨头对三角肌和冈上肌腱的摩擦。肩关节是全身最灵活的关节，可以做冠状轴上的屈、伸，矢状轴上的内收、外展，以及垂直主轴上的旋内、旋外和环转运动。

4. 肩胛胸壁关节 肩胛胸壁关节本身并非实际的关节，而是肩胛骨与胸廓侧后壁之间的一个间隙。这两个面不直接接触，它们由肌肉（肩胛下肌、前锯肌和竖脊肌）分隔开。这些肌肉相对厚且润滑的面可以在运动过程中削弱关节中的剪力。肩胛胸壁关节处的运动是肩关节运动学中的重要因素。肩胛骨在周围的肌肉牵拉下，各种力偶的协同配合在胸壁上可以有广泛的滑动度，包括上升、下降、上旋、下旋、前移和后移六个主要动作，来配合盂肱关节共同完成肩部的各项功能。静止时肩胛骨常见的姿势是大约 $10°$ 的前倾、$5°\sim 10°$ 的向上旋转和大约 $35°$ 的内旋转。

三、关节运动学

肩关节完美地完成各种动作是肩关节复合体中胸锁关节、肩锁关节、肩胛胸壁关节和盂肱关节协调运动的结果。从近端中轴骨开始，胸锁关节有抬高与压低、伸出与缩回，以及锁骨绕轴（纵向）旋转。肩锁关节有上下旋转，在水平面与矢状面旋转调节。肩胛胸壁关节有抬高与压低、伸出与缩回，以及向上与向下旋转。盂肱关节主要完成弯曲与伸展、内旋转与外旋转。在肩外展过程中，肩胛复合体遵循六个运动原则。

1. 胸锁关节的抬高与压低　锁骨的抬高与压低大约绕着前后旋转轴与额状面平行，最大抬高与压低角度分别为45°与10°。锁骨抬高与压低的关节运动是沿着胸锁关节的纵径发生的，与肩胛骨的类似活动有关。当锁骨头的凸面与胸骨的凹面同时向上滚动和向下滑动时，锁骨会抬高。拉伸的肋锁韧带会帮助固定锁骨的位置。当其凸面向下滚动和向上滑动时，锁骨会压低。

2. 胸锁关节的伸出与缩回　当做含胸动作时胸锁关节的锁骨在水平面运动，而肩胛骨向前伸出。当做扩胸动作时胸锁关节的锁骨在水平面运动，而肩胛骨向后缩回。

3. 锁骨绕着骨的纵轴旋转　锁骨的绕轴旋转，在力学上与肩外展或弯曲的整体运动学存在联系，当肩外展或弯曲时，锁骨上部大约以20°～35°的角向后旋转；当手臂恢复到侧面时，锁骨旋转恢复到其原来的位置。锁骨旋转的关节运动涉及锁骨头沿着关节盘外侧面进行的旋转。

4. 肩锁关节的上下旋转　当肩胛骨做与锁骨外侧相关的向上与向外摆动时，肩锁关节处的肩胛骨会向上旋转。这种活动是肩外展或弯曲的一个自然组成部分。但是当手臂举过头顶时，肩胛骨会以30°的角度向上旋转，该活动促成了肩胛胸壁关节处的整体大幅度向上旋转。肩锁关节处的向下旋转将肩胛骨恢复到其解剖位置。该活动在力学方面与肩内收及外展相关。

5. 肩锁关节处的水平面与矢状面旋转调节 肩部运动时肩锁关节处的肩胛骨会沿着锁骨的外侧头进行绕轴旋转或弯曲运动。这些旋转调节活动帮助肩胛骨以最佳的方式对准胸廓，并增加肩关节活动的范围。

6. 肩胛胸壁关节抬高与压低 肩胛骨与胸壁之间的运动是胸锁关节与肩锁关节相互配合的结果。耸肩时肩胛胸壁关节抬高，肩胛骨在肩锁关节处轻微向下旋转，以保持肩胛骨在耸肩仍然垂直，并与胸腔齐平。

7. 肩胛胸壁关节伸出与缩回 肩胛胸壁关节的伸出与缩回是上肢运动的组成部分，它是通过胸锁关节与肩锁关节水平面共同旋转来实现。当身体向前伸（如够取前方物体等）时，肩胛骨向前伸出，胸锁关节的锁骨在水平面运动，肩锁关节可以放大或调节肩胛胸伸出的总量。肩胛骨的缩回方式与伸出方式相似但相反，肩胛骨通常在某物体拉回身体时缩回，例如拉动拉力器、爬绳索或将手臂伸进衣袖中。

8. 肩胛胸壁关节向上与向下旋转 当手臂从解剖位置举过头顶时，肩胛胸壁关节向上旋转，这一动作使关节窝支撑并稳固外展肱骨的头。肩胛骨的完全向上旋转需要胸锁关节处锁骨抬高和肩锁关节处的肩胛骨向上旋转来完成。在肩胛胸壁关节旋转过程中通常遵循与自己平面相接近的路径（大约10°的前倾）。肩锁关节与胸锁关节可以灵活地进行调整，以适应肩胛骨在手臂抬高时遵循的各种路径。向上旋转的肩胛骨使关节窝向上方和侧前方倾斜，为上肢最大限度地上伸与侧伸提供了结构基础。它还可以保持三角肌中部与冈上肌理想的长度 – 张力关系，避免肩峰下撞击。当手臂从头顶举起的姿势回到侧边解剖位置时，肩胛胸壁关节向下旋转，此时需要胸锁关节处的锁骨压低和肩锁关节处的肩胛骨向下旋转来完成。

9. 盂肱关节前屈与后伸 盂肱关节任何有目的的运动都是在肩胛胸壁关节、胸锁关节、肩锁关节的配合下完成的。盂肱关节的前屈与后伸是指在矢状面内绕着内外旋转轴，正常人前屈 $70° \sim 90°$（三角肌的前部、胸大肌、喙肱肌和肱二头肌完成），后伸 $40°$（背阔肌、大圆肌、三角肌后部和肱三头肌长头肌来完成）。

10. 盂肱关节的外展与内收 盂肱关节外展与内收是指在额状面中绕着前后方向轴进行的旋转，正常人外展 $80° \sim 90°$（三角肌和冈上肌完成），内收 $20° \sim 40°$（主要是胸大肌、背阔肌、大圆肌、三角肌前部及后部纤维、喙肱肌和肱三头肌长头来完成）。外展过程中，肱骨头向上滚动并向下滑动，在肩胛胸壁关节等的配合下，盂肱关节的外展可达 $120°$。

11. 盂肱关节处的内旋转与外旋转 盂肱关节内旋与外旋是指肱骨在水平面内的绕轴旋转，正常人内旋 $45° \sim 70°$（如手放到后背，主要是肩胛下肌、大圆肌、三角肌前部纤维、胸大肌和背阔肌来完成），外旋 $45° \sim 60°$（如用手触到枕部及对侧的耳朵，主要是冈下肌、小圆肌和三角肌后部纤维来完成）。肱骨头在关节窝上前后滚动，并向前滑动。

12. 肩胛复合体的六个运动原则 在肩外展过程中，肩胛复合体遵循六个运动原则：①肩肱节律，即肩外展近 $180°$ 中盂肱关节完成 $120°$，肩胛胸壁关节完成 $60°$。②在肩关节完全外展过程中，胸锁关节处锁骨上抬和肩锁关节处肩胛骨向上旋转共同完成了肩胛骨 60°的向上旋转。③完全肩外展时，锁骨在胸锁关节处缩回。④完全肩外展时，向后倾斜并向外旋转。⑤肩外展时，锁骨绕着自己的长轴向后旋转。⑥肩外展时，肱骨自然地向外旋转。

四、肌肉与触诊

上肢肌肉包括上肢带肌、臂肌、前臂肌和手肌。上肢带肌包括浅层的三角肌，深层的冈上肌、冈下肌、小圆肌、大圆肌和肩胛下肌。臂肌包括前群的肱二头肌、喙肱肌和肱肌，以及后群的肱三头肌。前臂肌群包括前面的屈肌群和后面的伸肌群。前肌群共四层，第一层是肱桡肌、旋前圆肌、桡侧腕屈肌、掌长肌和尺侧腕屈肌；第二层是指浅屈肌；第三层是指深屈肌和拇长屈肌；第四层是旋前方肌。后群包括浅层的桡侧腕长深肌、桡侧腕短深肌、指伸肌、小指伸肌、尺侧腕伸肌；深层的旋后肌、拇长展肌、拇短展肌、拇长伸肌和示指伸肌。肩关节部位重点介绍，包括上肢带肌的三角肌、冈上肌、冈下肌、小圆肌、大圆肌、肩胛下肌，以及胸上肢肌的胸大肌、胸小肌和前锯肌（图 3-1-1）。

1. 三角肌 前部起自锁骨外 1/3，中部肌束起自肩峰，后部肌束起自肩胛冈，共同止于肱骨的三角肌粗隆。在腋神经（C5 ～ C6）的支配下前部收缩，可使上臂屈曲和内旋；后部收缩，可使上臂后伸和外旋；中部收缩，可使上臂外展。触诊时，受检者站立位。检查者分别触及三角肌前中后束，沿肌腹向下至肱骨外侧中部，受检者抵抗肩部的外展，以感受该肌张力。

三角肌几乎是肩部所有运动的原动肌，其羽状排列纤维很大

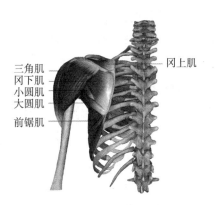

三角肌
冈下肌
小圆肌
大圆肌
前锯肌
冈上肌

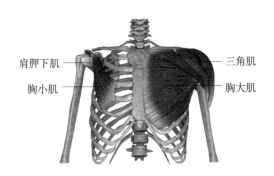

肩胛下肌
胸小肌
三角肌
胸大肌

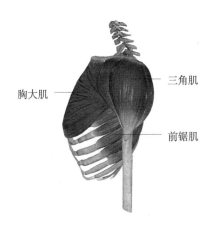

胸大肌
三角肌
前锯肌

图 3-1-1　肩部

的横截面积及广泛的附着点，在兼顾联合运动中起着很大的作用。三角肌包绕和支持肩关节，对稳定肩部也起重要的作用，所有的纤维收缩时可外展肩关节。肩外展时，三角肌收缩会使肱骨头向上移位，而肩袖肌群（冈上肌、冈下肌、小圆肌和肩胛下肌）会向内下方牵拉肱骨头，防止肱骨头向上撞击肩峰或喙肩韧带。当三角肌和肩袖肌力量失衡后，易出现肩峰下撞击综合征。三角肌前部肌纤维和胸大肌协同，能屈曲和内旋肩关节，后部肌纤维与背阔肌、大圆肌协同可以伸展和外旋肩关节。

2. 冈上肌 起于肩胛骨冈上窝，止于肱骨大结节上部。在肩胛上神经（C5～C6）的支配下可外展肩关节。触诊时受检者站立位，检查者用拇指定位冈上窝，在冈上窝触及其肌腹，沿冈上肌的肌腱触及肱骨大结节，受检者抵抗肩关节外展，以感受该肌张力。

冈上肌是组成肩袖的四块肌肉之一。冈上肌、冈下肌、小圆肌和肩胛下肌在功能上可作为一个整体，使肱骨头稳定于关节窝内。如果没有肩袖动力学稳定关节的功能，那么肱骨头就会和其上方结构，如肩峰喙突和喙肩韧带发生碰撞，造成关节囊、肌腱、血管和神经的损害。三角肌是肩外展的原动肌，冈上肌则是驱使肱骨头向下的原动肌。盂肱关节进行外展时，冈上肌拉着肱骨头向上滚动，并将肱骨头向下压，使肱骨头向下滑动，以增加稳定性。

3. 冈下肌 起于肩胛骨冈下窝，止于肱骨大结节中部。在肩胛上神经（C5～C6）的支配下可外旋、内收、伸展和水平伸展肩关节。触诊时受检者俯卧位，检查者用拇指触及肩胛骨的冈下窝，定位该肌腹，顺着冈下肌肌腱向上外方，直至肱骨大结节，受检者抵抗肩关节外旋，以感受该肌张力。

冈下肌除了共同承担肩袖的功能外，还是肩关节最有力的外旋肌之一，对上肢后伸和外旋运动是必不可少的，如过头抛掷等。强有力的肩部内旋肌（胸大肌、背阔肌、大圆肌、三角肌前部和肩胛下肌）与较弱的外旋肌（三角肌后部、冈下肌和小圆肌）之间易产生功能不平衡，从而造成盂肱关节的力学失稳。

4. 小圆肌 起于肩胛骨外侧缘上部，止于肱骨大结节下部。在腋神经（C5～C6）支配下可外旋、内收、伸展和水平外展肩关节。触诊时受检者俯卧位或站立位，检查者拇指触及肩胛骨外侧缘，在外侧缘中点稍向上触及小圆肌附着部位，沿着其肌纤维向外上方触诊至肱骨大结节，受检者抵抗肩关节外旋以感受该肌张力。

小圆肌走行方向和冈下肌一致，作为肩袖肌群的一部分，可使肱骨头向后向下，使其稳定于肩关节窝内，可防止肱骨头对肩胛骨喙突的撞击。四边孔是由肱三头肌长头与肱骨外科颈、小圆肌、大圆肌、肩胛下肌和背阔肌组成，四边孔中有旋肱后动、静脉和腋神经通过，当小圆肌或者其他边的肌（如大圆肌）损伤，可出现腋神经卡压症状，如肩臂外侧的间歇性疼痛和麻木，可播散到上臂、前臂和手，这就是四边孔综合征。

5. 大圆肌 起于肩胛骨的外侧缘下部和下角，止于肱骨小结节嵴。在肩胛下神经（C5～C7）的支配下可协同背阔肌内收、伸展和内旋肩关节。触诊时受检者俯卧或站立位，检查者拇指定位肩胛骨外侧缘，在肩胛骨外侧缘的下外侧触及肌腹，受检者抵抗肩部伸展，以感受该肌张力。

大圆肌是背阔肌的协同肌，当手臂固定时，大圆肌和背阔肌协同将躯干拉向手臂，如攀爬时。手臂处于自由状态时，大圆肌和所有肩部内旋肌及伸肌协同作用，可将上举的手臂拉向前方和下方，如游泳、投掷等。

6. 胸大肌　胸大肌宽厚，扇形覆盖在胸廓前部，锁骨部起自锁骨的内侧半，胸骨部起自胸骨前面，肋骨部起自第 1～6 肋软骨及肋骨前面、腹外斜肌腱膜上部，各部肌束合并，以扁腱止于肱骨大结节嵴。在胸外侧神经（C5～C7）和胸内侧神经（C8～T1）的支配下，锁骨部收缩屈曲肩关节；胸骨部收缩与其他肌协作能内收肩关节；肋骨部收缩使肩关节从屈曲至伸展。当上肢固定时，可上提躯干，与背阔肌一起完成引体向上的动作。触诊时受检者站立位，检查者先定位锁骨，在其下面沿肌腹至其锁骨、胸骨、肋软骨和肱骨大结节嵴的附着处触及胸大肌；受检者拮抗内旋内收肩关节，以感受该肌张力。

胸大肌位于胸部浅层，是参与身体前部运动的重要胸部肌肉，参与推、伸、投掷和冲击等运动。胸大肌在其肱骨附着点附近有一明显扭转，此特征使其在肩部可利用不同的肌纤维杠杆完成多方向运动。充分屈曲肩部可以将远端附着点附近的"扭转"展开，为其外展和内旋肱骨做好准备。胸大肌在一些超越头顶的强力运动中发挥着重要作用，例如投掷、打球和游泳等。背阔肌上也有一相似的扭转，是其相互之间进行协作运动的纽带。这两个扁平而强壮的肌肉共同运动，与大圆肌及三角肌的后部一起产生巨大的力量，可将手臂从屈曲位伸展。手臂支持体重时，胸大肌与附着在肩带上的肌肉一起可保持胸部直立。从屈曲位下拉物体或使身体向固定的手处上移时，如爬梯时，背阔肌和大圆肌也与胸大肌协同作用，使肩内收。

7. 胸小肌　起自第 3～5 肋骨前外侧，止于肩胛骨喙突。在胸内侧神经（C8～T1）的支配下使肩胛骨前倾。当肩胛骨固定时，可上提肋以助吸气。触诊时受检者站立位，检查者定位肩胛骨喙突（锁骨中外 1/3 交界处向下一横指）并沿肋骨前面向内下滑动，透过胸大肌触及深面的胸小肌纤维；受检者抵抗肩胛骨下降，以感受该肌张力。

胸小肌位于胸大肌的深层，牢固附着于肩胛骨喙突，将肩胛骨束缚在胸廓前方。当体重或外力作用于手臂时，胸小肌有助于稳定肩胛骨前部。用手臂撑起身体时，胸小肌与前锯肌协同作用使肩胛骨紧贴身体。推离椅子站起或做俯卧撑推离地面时，肩胛骨的这种锚定作用是非常必要的。这些肌肉与锁骨下肌一起，维持着肩带的动力学稳定，并保持正常姿势。胸小肌也是第二呼吸肌，通过固定肩胛骨和上抬第 3 ～ 5 肋，有利于扩展胸廓及增大胸腔容积。完成此功能胸小肌需与膈肌、肋间外肌、斜角肌、前锯肌、上后锯肌、下后锯肌和腰方肌一起协同收缩。所有这些肌肉都附着于胸廓，在用力呼吸时，可参与胸廓的扩张。胸小肌的过度使用和紧张可造成圆肩姿势，常见于在身体前方从事重复性活动的人。

8. 前锯肌　起自第 1 ～ 8 或 9 肋骨外面，肌束向后上内，经肩胛骨前方，止于肩胛骨内侧缘和下角。在胸长神经（C5 ～ C7）的支配下拉肩胛骨向前贴近胸廓。下部肌纤维使肩胛骨下角旋外，助臂上举。当肩胛骨固定时，可上提肋骨助深吸气。触诊时受检者仰卧位或站立位，手臂前伸，检查者用手触及肩胛骨最外侧，由肩胛骨外侧缘沿前下方向肋骨方向触诊；受检者抵抗肩部前伸，以感受该肌张力。

前锯肌位于躯干的前外侧，在肩胛下肌的深面，肩胛骨和胸廓之间，与菱形肌共同止于肩胛骨内侧缘，其和胸小肌一起使肩胛骨贴近胸廓。做越过头顶的活动时，前锯肌与斜方肌协同操控关节窝位置，以使关节活动度最大化。在取、扔、推的活动中，这个功能对保持正常的肩肱节律是非常重要的。前锯肌和膈肌、肋间外肌、胸小肌、斜方肌及其他附着于胸廓的肌一起协同完成用力吸气。运动伴呼吸困难时，就会调用前锯肌，但只有在肩胛骨的内侧缘固定于胸廓时才能发挥前锯肌的功能。前锯肌薄弱时肩胛骨内侧缘和下角离开胸廓面突出，称为"翼状肩"。

9. 肩胛下肌 位于肩胛骨前面，呈三角形，起于肩胛下窝，肌束向上外，经肩胛骨前方，止于肱骨小结节。在肩胛下神经（C5～C7）支配下可使肩关节内收和内旋。触诊时受检者俯卧位或站立位，检查者触及肩胛骨的前面，受检者抵抗肩关节内旋以感受该肌张力，然后定位喙突向外旁开2厘米稍下方，触诊肱骨小结节，受检者抵抗肩关节内旋以感受该肌张力。

肩胛下肌是最大的肩袖肌及唯一的内旋肌。胸大肌、背阔肌、大圆肌和三角肌前部进行强有力的运动时，肩胛下肌可稳定肱骨头前部。正常行走步态中，肩胛下肌主要驱使手臂向后摆动。肩胛下肌起点开阔，止点相对较小，运动时肌腱止点处（肱骨小结节）承受的瞬息牵引力很大，容易出现损伤。

（吴晓刚）

第二节　肩部常用检查方法

肩关节是人体结构中最复杂、活动度最大的球窝关节。由于其专业程度较高，体检方法也具有一定的特殊性。在临床中处理肩关节疾病时，掌握正常生理状态下的肩关节结构和常用查体方法十分必要。本节针对基层医院常见肩部疼痛，选择最常用、最基本的检查方法进行介绍。肩关节检查原则：充分暴露、双侧对比、定位清楚、综合判断。

一、视诊

肩部视诊首先要求患者显露上半身。检查时患者端坐，双手平放在两膝上，检查者从前、后、侧方仔细观察，并与对侧相同部位做对比。如两侧三角肌的发育及锁骨上、下窝的深浅是否对称，两个肩胛骨的高低是否一致，肩胛骨内缘与脊柱距离是否相等，冈上、下肌有无萎缩等。

1.肩部的畸形　常见畸形有方肩、垂肩、平肩和翼状肩胛。方肩是指由于肱骨头脱位，或者各种原因引起三角肌萎缩，导致肩部方形或扁平失去了正常圆浑的外形（图 3-2-1）。垂肩指患侧肩部低于健侧，常见于肩关节脱位、肱骨外髁颈骨折、锁骨骨折、腋神经麻痹等。平肩指斜方肌瘫痪，肩部平坦。生活中常见于缺少锻炼的人群，肩部相关肌肉萎缩，而出现垂肩和平肩。前

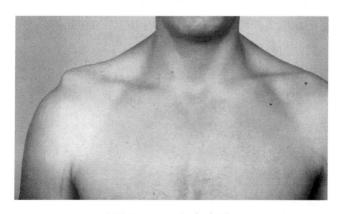

图 3-2-1　方肩畸形

锯肌把肩胛骨拉向胸壁，与胸小肌相互拮抗，当各种原因（如前锯肌力弱或者胸小肌短缩）造成力量失衡，就会出现翼状肩胛（图 3-2-2）。肩胛骨下角翘起离开胸壁，状如鸟翼，尤其在双上肢用力推重物时更加明显。

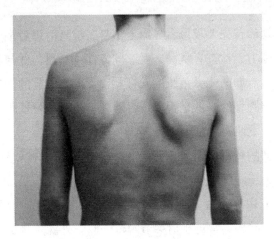

图 3-2-2　翼状肩胛

2. 肿胀　正常肩关节内有一定的滑液，是关节完成正常运动的需要。由于损伤、炎症等因素，导致关节腔或者周围的滑囊出现大量的积液或积脓，在肩关节前内方、后外方可有显著肿胀及触痛。彩超可以明确诊断。

3. 肌肉萎缩　肌肉萎缩的常见原因有创伤后废用性肌萎缩、周围神经损伤后萎缩，检查时重点关注斜方肌、肩胛提肌、冈上肌、三角肌。

二、触诊

触诊要重点关注压痛点和解剖结构有无异常。

1. 压痛点 肱骨结节间沟压痛点提示肱二头肌腱鞘炎。肱骨大结节压痛提示肩袖损伤。肩关节周围炎的患者，常在喙突顶部及肱二头肌短头腱部位触及明显压痛点。肩峰下滑囊炎的压痛点在肩峰下稍内侧。颈椎病及项背痛的患者，肩胛提肌附着点常有压痛，多与劳损有关。

2. 解剖结构有无异常 肩胛骨喙突、肩峰，肱骨大结节三点构成的肩三角关系改变，可能存在肱骨头脱位、大结节撕脱骨折。若锁骨内侧端隆起及触痛，并且有琴键样弹跳感，提示胸锁关节脱位或者韧带损伤。若锁骨外侧端隆起、肩峰下陷，检查者按压锁骨外侧端，用一只手托起上臂时，畸形消失，则表示肩锁关节脱位。锁骨骨折可有压痛点及骨擦音。触诊肩胛骨时先用一手拇指、食指捏住肩胛骨，另外一手捏住肩胛冈，左右交互移动，注意有无疼痛和异常活动。若肩关节脱位，除视诊方肩畸形外，触诊肩盂空虚，而脱位的肱骨头则在腋下、喙突下或锁骨下。

三、叩诊

将肘关节屈曲90°，由肘下沿肱骨纵轴向上叩击，有关节或肱骨病变时，患者感到该部疼痛。

四、听诊

主要检查肩部疼痛而无运动受限的患者，肩关节有无摩擦音或弹响声。检查时，医生站于患者的背后，将手掌置于肩部，另一侧手握住肘关节，使其屈曲90°，在其允许的能够运动的范围内进行各个方向活动。一般来说，肩肱关节弹响常见原因有三角肌或肱二头肌短头的部分纤维增厚，与肱骨结节发生摩擦；冈上肌腱炎在上臂外展运动中，当损伤的部位滑过肩峰时，可以产生响声和疼痛；肱二头肌长头肌腱移位，在滑出结节间沟时，可以闻及弹响声，且局部有锐痛。肩胛骨弹响常见原因有肩胛骨与胸廓之间接触关系不正常，肩胸间肌肉的损害，肩胛下滑囊病变，以及肩胛骨本身的病变等。肩峰下滑囊炎可以听到磨砂样响声。

五、肩关节运动功能的检查

肩关节运动功能的检查主要是活动范围和肌力检查。盂肱关节、肩锁关节、胸锁关节和肩胛胸壁关节的联合运动构成肩部的运动，任何一个关节病变都能引起肩部运动障碍，因此肩部的运动功能四个关节必须都检查。正常情况下，盂肱关节外展90°后，肩胛骨才开始向外移动；若肩锁关节或胸锁关节出现病变，患者耸肩时相关部位会出现疼痛和活动障碍。

1. 肩关节的活动范围及有关肌肉 正常肩关节能够完成外展、上举（外展上举和前屈上举）、内收、前屈、后伸、内旋、外旋。正常人外展80°～90°，主要是由三角肌和冈上肌完成；上举180°，主要由三角肌、冈上肌、斜方肌和前锯肌完成；内收20°～40°，主要由胸大肌、背阔肌、大圆肌、三角肌（前部及后部纤维）、喙肱肌和肱三头肌（长头）完成；前屈70°～90°、水平位前屈135°，主要由三角肌的前部、胸大肌、喙肱肌和肱二头肌完成；后伸40°、水平位后伸40°～50°，主要由背阔肌、大圆肌、三角肌后部和肱三头肌长头肌来完成；内旋45°～70°，主要由肩胛下肌、大圆肌、三角肌（前部纤维）、胸大肌和背阔肌完成；外旋 45°～60°（手指能触到枕部及对侧的耳朵），主要由冈下肌、小圆肌和三角肌（后部纤维）完成。当不能完成或者完成幅度受限时，就要考虑相关责任肌肉是否发生病变。

2. 肌力检查 患者取坐位或站立位，嘱其分别做抗阻耸肩、向后合拢肩胛骨、抗阻力后举上臂动作。检查者留意肩胛骨运动，并用手感受斜方肌上部纤维、中部纤维和下部纤维的力量。患者耸肩时，在肩胛骨内上角感受提肩胛肌的力量；两手叉腰，肩胛骨向后合拢时肩胛骨内缘感受菱形肌的力量。前锯肌的功能是把肩胛骨贴紧胸壁，当患者用双手推墙壁时，若前锯肌力量减弱，则可见肩胛骨翘起。患者抗阻力地保持肩关节外展在15°～90°，在上臂外侧感受三角肌力量；外展 60°～120°时，在冈上窝感受冈上肌的力量。嘱患者抗阻力地内旋上臂，对比两侧肌力大小，以检查肩胛下肌、大圆肌的力量。嘱患者抗阻力地内收、外旋上臂，可在冈下窝触摸肌肉收缩，以检查小圆肌的力量。

六、感觉检查

肩部疾患和颈部疾患均可导致臂丛神经的损伤，出现相应部位皮肤的感觉障碍，包括感觉减退、感觉过敏等。具体对应区域详见图 1-2-3。

七、特殊检查

1. 肩关节外展试验 患者取站立位，检查者站于前侧方，双手分别按在其双肩上，触诊肩胛骨的代偿活动。然后，患者从中立位开始主动外展运动直至上举过头，并及时说明外展过程中肩痛何时开始，何时停止。检查者注意其疼痛时的外展角度。患者刚开始外展即有疼痛，可能有肱骨骨折、肩胛颈骨折、锁骨骨折、肩关节脱位、肩关节炎等。开始外展不痛，但外展越接近90°位越痛，可能为肩关节粘连。外展过程中有疼痛，但到上举时疼痛反而减轻或不痛，可能为三角肌下滑囊炎或肩峰下滑囊炎。患者能主动外展，但无力继续上举，可能为斜方肌瘫痪或上臂丛麻痹。从外展到上举的中间一段（60°～120°）出现疼痛，常称"疼痛弧"，小于此角度或大于此范围区而不痛，可能为冈上肌损伤或炎症、肩峰下滑囊炎、肩袖破裂。若冈上肌完全断裂，主动外展的幅度小于40°，如检查者扶其上臂，被动外展至40°以上，则患者又可自己继续完成主动外展动作。被动外展运动如超过90°以上时，肩峰处有疼痛，可能有肩峰骨折。

2. 坠落征 1　检查者被动抬高患臂至外展上举90°～100°范围，撤除支持，患臂不能自主支撑而发生臂坠落和疼痛即为阳性，提示冈上肌损伤及巨大肩袖撕裂。

3. 坠落征 2　患者取坐位，肩关节在肩胛骨平面外展90°，屈肘90°，检查者使肩关节外旋达最大程度，然后放松嘱患者自行保持该位置，患者无力保持，手从上方坠落，致肩内旋位为阳性，提示冈下肌、小圆肌损伤。

4. 外旋试验　嘱患者双臂紧贴胸壁，肘关节屈曲90°，做外旋动作（也可抗阻外旋），不能者为阳性，提示冈下肌、小圆肌损伤。

5. 背后推离试验　患者将手背置于下背部，手心向后，然后嘱患者将手抬离背部，必要时可以适当给予阻力，不能完成动作为阳性，提示肩胛下肌下部分肌束损伤。

6. 空罐检查 患者肩关节外展 90°，水平内收 30°，肘关节完全伸直，前臂弯曲旋前（拇指朝下，犹如将空罐翻转朝下）。检查者向患者前臂远端施加向下的压力，令患者试着对抗，阳性结果引发患者肩部疼痛，提示冈上肌的肌腱病变。

7. 杜加斯征 又称肩内收试验。患者屈肘，用手触及对侧肩部，若肘关节能贴近胸壁即为正常，否则为阳性，说明有肩关节脱位。

8. 叶加森征 又称肱二头肌长头紧张试验。嘱患者屈曲肘、前臂外旋（旋后），或让患者抗阻力地屈肘及前臂旋后，若肱二头肌腱结节间沟处疼痛为阳性，说明有关节二头肌长头腱鞘炎。

（吴晓刚）

第三节　肩部常见疾病的诊断、治疗与康复

一、肩关节脱位

肩关节的解剖生理特点是活动范围大，灵活，但稳定性差，故肩关节容易发生脱位，为全身关节脱位中第 2 位。肩关节脱位分前脱位、后脱位两种，以前者多见。本节主要介绍前脱位。前脱位又分盂下脱位、喙突下脱位及锁骨下脱位三种类型。

【诊断要点】

1. 患者头倾向患侧，方肩。

2. 盂下脱位患者上臂呈上举外展 45° 位，前臂置于头项处；

喙突下脱位可见上臂变长；锁骨下脱位上臂固定于外展位。肩关节呈弹性固定。

3. 伤后早期局部明显肿胀，晚期肩部肌肉出现明显的废用性萎缩。

4. 触诊肩关节有空虚感，可在盂下、喙突下或者锁骨下扪及脱位的肱骨头。

5. 肩关节主动运动功能丧失，被动运动严重受限。

6. 特殊检查，如杜加斯征、卡拉威试验、直尺试验、肱骨长轴延长线试验、布瑞安征、肩部骨性三角检查等均呈阳性。

7. X 线检查可见脱位的肱骨头位于盂下，或喙突下，或锁骨下。

【治疗要点】

1. 肩关节前脱位应首选手法复位加外固定治疗，对于不能顺利手法复位的，或合并骨折的，应选择手术治疗。

2. 中药辨证治疗。常见证型及方剂：风寒湿阻证，治宜祛风散寒，通络宣痹，方用三痹汤或者桂枝附子汤加减。气血瘀滞证，治宜活血化瘀，行气止痛，方用身痛逐瘀汤加减。气血亏虚证，治宜补气养血，舒筋活络，方用当归鸡血藤汤或黄芪桂枝五物汤加减。血不荣筋证，治宜补血荣筋，方用当归鸡血藤汤加减。急性期疼痛明显，肩关节活动受限者，可选用海桐皮汤等热敷熏洗，可外敷消定膏，外贴伤湿止痛膏、奇正消痛贴等。以下病种均可参考选用，不再重复。

3. 针灸治疗及康复训练。针灸治疗可取肩髃、肩髎、臂臑、巨骨、曲池等穴位，并可"以痛为腧"取穴，常用泻法，留针20 分钟，或结合灸法，每日 1 次。康复训练根据评估决定。以下病种均可参考选用，不再重复。

二、肩锁关节脱位

肩锁关节脱位临床上分三型，Ⅰ型为单纯关节囊损伤，症状轻微；Ⅱ型为关节囊及肩锁韧带断裂，为半脱位；Ⅲ型为关节囊、肩锁韧带、喙锁韧带完全断裂，肩锁关节全脱位。本节重点介绍Ⅲ型的检查。

【诊断要点】

1. 患侧锁骨肩峰端明显向上隆起突出，局部肿胀。

2. 肩锁关节有明显压痛，并可扪及一个凹陷。

3. 按压锁骨外端，按之下降，松之升起，似有弹性感。

4. 做主动耸肩动作，肩锁关节疼痛，活动受限。

5. X线检查肩锁关节间隙增宽。

【治疗要点】

1. 保守治疗。对于Ⅰ型损伤，用三角巾悬吊患肢2～3周后开始肩关节活动。Ⅱ型损伤有学者主张手法复位、加垫外固定，但固定易并发压疮，或演变为陈旧性脱位。

2. 手术治疗。对有症状的陈旧性半脱位及Ⅲ型损伤患者，可选择手术治疗。手术方法可选择切开复位张力带钢丝固定，在切开复位的同时，可修复断裂的韧带。

三、肩关节周围炎

肩关节周围炎又称冻结肩、肩凝症，中年以上尤其50岁左右发病者最多，故又称五十肩。本病是以肩部疼痛和肩关节运动障碍为主要表现的常见疾病。可能有轻微外伤史、过劳或受寒冷的病史，发病缓慢，无全身症状，局部亦无红肿热等症状。亦有因为颈椎病而继发颈性肩周炎者。

【诊断要点】

1.肩部疼痛性质为酸痛、钝痛，肩关节外展上举时疼痛加重。严重者疼痛可放射到同侧上臂、前臂，甚至颈、枕部，夜间疼痛加重不能入睡。

2.触诊肩部有数个压痛点。常见部位是患侧三角肌下滑囊及肩峰下滑囊部、肱二头肌腱长头肌腱沟（肱骨结节间沟）、喙突部及肱二头肌腱短头、冈上肌、冈下肌及肩胛下肌肌腱部、关节间隙前方、冈下窝中央部。

3.肩关节运动功能障碍，以肩关节外展、上举，以及内、外旋运动受限最严重，故患者不能梳头、穿衣，伸袖困难。

4.晚期多伴有三角肌萎缩。

5.X线检查阴性，有的可见肱骨大结节骨皮质硬化。

6.关节囊造影可见关节囊有粘连现象。

7.彩超提示冈上肌腱钙化性表现，肱二头肌长头肌腱鞘积液。

【治疗要点】

1.复位固定。肩周炎患者一般不需要固定，若急性期疼痛严重者可适当制动，或用三角巾悬吊患肢于胸前，制动时间不宜太长。慢性期可采用理筋手法舒筋活络、松解粘连。医者主要是先在肩前、肩后和肩外侧做摩、㨰、揉、拨、拿捏等手法，帮助患肢做外展、内收、前屈、后伸等动作，解除肌腱粘连。

2.封闭药物。痛点局限时，可以局部注射醋酸泼尼松龙，能明显缓解疼痛。

3.若保守治疗无效，可考虑麻醉下肩关节手法松解术、小针刀松解、关节镜下松解粘连手术，然后再注入类固醇或者透明质酸钠。

四、肩袖损伤

好发于 40 岁以上男性，若为青年患者多有严重外伤史。本病常为猛然高举重物或跌倒时上肢外展位手掌着地，突然内收所致；也常并发于肱骨外科颈骨折或肩关节脱位。肩袖破裂时，患者常可听到或感到破裂响声与剧痛。

【诊断要点】

1.肱骨大结节部有压痛点，并常感到三角肌止点部有放散痛。

2.压痛点部位用局麻止痛后，肩部恢复正常运动者为不完全破裂，仍有明显障碍者为完全破裂。

3.肩关节活动时局部有弹响和疼痛，完全破裂者更为明显。

4.肩关节作外展运动，当破裂的肩袖滑经肩峰下时，患者感到疼痛加重，通过肩峰范围后则疼痛消失，肩外展上举 60°～ 120°范围内出现疼痛弧，未到或超过此范围则不感疼痛，为无痛区。反之，将高举的上肢放下时也有同样表现。这种现象称疼痛弧。

5.患肢不能主动外展到水平位，尽力外展时，只见三角肌收缩，只能耸肩而不能举臂。若被动外展超过 45°，便可借助三角肌的收缩完成外展动作。因为 0°～ 45°外展动作靠冈上肌的作用。这种现象为冈上肌断裂的特殊体征。若将患肢被动地外展至水平位后，则出现自身无力或不能主动地维持此种位置。

6.陈旧性肩袖完全破裂者，冈上肌、冈下肌发生废用性萎缩，而三角肌正常或反而肥大。

7.慢性肩袖疾患的 X 线特征是肩关节间隙变窄，肱骨头及大结节、肩峰甚至肩锁关节发生退行性改变。

8.彩超可显示肩袖断裂或者部分断裂。

9.MRI 能显示冈上肌、冈下肌、小圆肌、肩胛下肌的损伤程度、大小和残余肩袖组织的情况（敏感性为 100%，特异性 95%），是确诊肩袖损伤的首选检查。

【治疗要点】

1.肩袖不完全断裂者，可在局部封闭下将肩关节置于外展、外旋、前屈位，用外展支架固定 1 个月左右。固定期间宜做握拳和腕部练功活动，在解除外固定后可施以适当的理筋手法治疗，如局部按摩、弹拨、拿捏、点按穴位等。

2.关节镜手术修补。术后早期进行功能训练。

3.封闭疗法。疼痛剧烈者可于肩峰下间隙行局部封闭治疗。

五、四边孔综合征

四边孔是由小圆肌、大圆肌、肱三头肌长头和肱骨颈内侧缘组成的解剖间隙。当旋肱后动脉和腋神经在四边孔处受压后，会出现腋神经支配的三角肌功能受限及肩臂外侧的间歇性疼痛和麻木，可播散到上臂、前臂和手。

【诊断要点】

1.肩关节前屈、外展、外旋时出现肩部酸痛。

2.肩外展肌力下降，或肩外展受限，被动活动正常，少数患者肩关节活动范围正常。

3.三角肌萎缩，其他肌肉正常。

4.从后方按压四边孔有明显的压痛。

5. 肌电图提示腋神经损伤，三角肌有失神经电位即可确诊。

【治疗要点】

1. 局部封闭治疗，包括糖皮质激素、局部麻醉药物、B 族维生素等。

2. 手术治疗。可以进行小针刀闭合松解，效果不佳可以肌肉肌腱部分切开术、神经内松解减压术。

六、肩峰下滑囊炎

肩峰下滑囊大部分位于三角肌下（深面），小部分位于肩峰下，在冈上肌腱的浅面。本病是引起肩痛的常见原因，多发于青年人。当上臂外展、外旋时该滑囊可以减少肱骨头、大小结节与肩峰直接发生摩擦，为肩关节的重要解剖结构。本病多是由于慢性劳损、轻微反复的刺激或外伤引起的无菌性炎症。

【诊断要点】

1. 肩痛，以肩外展外旋运动时疼痛加重。

2. 上臂外展 90°，进行旋转活动，肩前外侧有明显的摩擦音，有时如嵌顿状。

3. 肩峰前缘下方有压痛。

4. 特殊检查如肩关节外展试验、肩外展摆动试验、反弓抗阻试验、顶压研磨试验可出现阳性。

5. 彩超下提示肩峰下滑囊积液。

【治疗要点】

1. 急性期应将患肢屈肘 90°，用三角巾悬挂胸前，使患肩休息 1 周左右；同时运用微波等理疗措施，促进炎性水肿吸收和止痛。慢性期可采用局部按揉手法，促进炎症吸收与组织修复。

2.滑液囊肿大者，可先行穿刺抽液，再选用醋酸泼尼松龙行囊内注射。

3.长期顽固性疼痛保守治疗无效时，可行肩峰下滑囊清理或切除。若有肩外展功能受限时，可行肩峰切除术。

七、肱二头肌腱鞘炎、长头滑脱及长头皮下断裂

肱二头肌长头肌腱位于肱骨结节间沟内，前面有横韧带保护。慢性损伤、炎症、牵拉可能导致肱二头肌腱鞘炎、长头滑脱，暴力损伤可能造成肱二头肌长头肌腱完全断裂或部分断裂。

【诊断要点】

1.在肱骨结节间沟部位有压痛。

2.肩关节外展活动受限 20°～40°。

3.肱二头肌长头紧张试验阳性，如果肱二头肌长头肌腱出现断裂，该试验时可出现明显的肱二头肌肌腹异常隆起。

4.彩超下可见肱骨结节间沟及沿着肱二头肌长头有液性暗区。

【治疗要点】

1.肱二头肌腱鞘炎、长头滑脱均可保守治疗。

2.肱二头肌长头肌腱完全断裂或部分断裂者建议手术修复，术后尽早行康复训练。

（吴晓刚）

第四章

肘、腕、手部

第一节　肘、腕、手部相关解剖

肘关节、腕关节、手部在神经调控下，通过肌肉的收缩带动关节的运动来完成各种精准的动作。肘关节是肱骨远端和尺桡骨近端构成的复合关节，包括肱尺关节、肱桡关节、桡尺近端关节，肘关节的弯曲与伸展活动是调节上肢工作距离的方法之一。桡骨与尺骨在前臂内通过桡尺近端关节和远端关节相连在一起。这组关节的连接可以使前臂完成旋前和旋后运动。旋前与旋后可以与肘的弯曲和伸展共同实现，也可以独立于肘的弯曲与伸展而实现。腕部包括8块腕骨，它们作为一个整体充当前臂和手之间的功能性"垫片"。肘、前臂与腕关节的配合大大提高了手的有效活动范围。

一、骨学

肘、腕、手部的骨骼包括肱骨远端、尺骨、桡骨、8块腕骨、5块掌骨和14块指骨。基于临床常见肌骨疼痛的类型，这里重点讨论肱骨远端、尺骨和桡骨。

1.肱骨远端　肱骨分一体和上下两端，近端至中间部位见第三章第一节，这里只讲述肱骨远端。肱骨干的远端扁平，在内侧

123

头终止形成滑车与内上髁，在外侧头终止形成小头与外上髁。在滑车的两端形成内侧唇与外侧唇，内侧唇比相邻的外侧唇延伸得更远，在内侧唇与外侧唇之间是滑车槽。两个上髁的近端是内侧髁上嵴与外侧髁上嵴，位置相对较浅并且容易触诊。在肱骨的后侧，滑车的附近是深且宽的鹰嘴窝。肱骨内侧髁上嵴附着肘内侧副韧带及前臂旋前肌与腕屈肌，是高尔夫球肘最常见疼痛部位。肱骨外上髁嵴附着肘外侧副韧带及前臂旋后肌与腕伸肌，是网球肘最常见疼痛部位。肱骨小头与桡骨头上面的关节凹相关节。肱骨滑车与尺骨滑车相关节，肘关节伸展时鹰嘴窝容纳尺骨鹰嘴。

2. 尺骨　尺骨位于前臂内侧，分一体两端。近端的滑车切迹与肱骨滑车相关节，是肘关节最主要的部分。滑车切迹前下方的冠突与桡骨头形成上尺桡关节。冠突下方的尺骨粗隆是肱肌的止点。尺骨远端为尺骨头，其前外后有环状关节面与桡骨的尺切迹形成下尺桡关节。尺桡远端借三角形的关节盘与腕骨隔开。

3. 桡骨　桡骨位于前臂外侧，也分一体两端。桡骨体呈三棱柱形，近端膨大的桡骨头有一个相对较平的关节凹与肱骨小头构成肱桡关节。桡骨头周围的环状关节面与尺骨相关节形成上尺桡关节，头下较细称为桡骨颈。2～4 岁的儿童，因为桡骨环状韧带发育还没有完成，在上肢被牵拉的情况下，常容易发生桡骨头半脱位。桡骨颈的内下侧有突起的桡骨粗隆，是肱二头肌的附着点。桡骨远端前凹后凸，外侧向后下突出，称为桡骨茎突，是腕部最常用的定位标志，也是桡骨茎突狭窄性腱鞘炎的发病部位。

4. 腕骨　共 8 块，从桡侧到尺侧的方向，近排腕骨包括舟状骨、月骨、三角骨与豌豆骨，远排腕骨包括大多角骨、小多角骨、头状骨与钩骨，即"舟月三角豆，大小头状钩"。近排腕骨是以相对松散的方式连接在一起的。相反，远排腕骨由强壮的韧带紧紧地绑在一起，为腕骨与掌骨关节的连接提供了固定且稳定的基础。

5. 掌骨 掌骨有 5 块。

6. 指骨 指骨有 14 块。拇指有 2 节，称为近节指骨和远节指骨，其余各指则有近节指骨、中节指骨和远节指骨，各 3 节。

二、关节及关节运动学

肘关节是肱骨远端和尺桡骨近端构成的复合关节，包括肱尺关节、肱桡关节、桡尺近端关节。前臂的关节还包括桡尺连接（前臂骨间膜、桡尺远侧关节），以及手部的桡腕关节、腕骨间关节、腕掌关节、掌骨间关节、掌指关节和手指间关节。

1. 肱尺关节 肱尺关节是尺骨的凹形滑车切迹与凸形的肱骨滑车之间的连接。当充分伸展肱尺关节时，肘前侧的皮肤、屈肌、前囊及内侧副韧带的前侧纤维充分伸展，而伸肌及后囊则是松弛的；屈曲肱尺关节时相反。

2. 肱桡关节 肱桡关节是圆形肱骨小头与桡骨关节凹面之间的连接。肱桡关节是肘与前臂之间的共用关节。当屈曲肱桡关节时，尺侧副韧带及后囊是伸展的，而前囊是松弛的；伸展肱桡关节时相反。当前臂旋前旋后时，桡骨近端的末梢在桡尺近端关节与肱桡关节处旋转。

3. 桡尺近端关节 由桡骨环状关节面和尺骨桡切迹构成。当前臂完成旋前和旋后运动时，需要桡尺近端关节与桡尺远端关节的同时运动。当前臂旋前旋后时，在桡尺近端关节处，由环状韧带与桡切迹构成的纤维骨环中的桡头会发生旋转。

肘部的关节囊将肱尺关节、肱桡关节及桡尺近端关节包围起来。围绕这些关节的关节囊非常薄弱，因此内外两侧分别有内侧副韧带、外侧副韧带来强化肘部的关节囊。其中，内侧副韧带包括前侧纤维束、后侧纤维束及横向纤维束；外侧副韧带包括桡侧副韧带和尺侧副韧带。桡骨环状韧带位于桡骨环状关节周围，两端附着于尺骨桡切迹的前后缘，与尺骨桡切迹共同构成一个上口大、下口小的骨纤维环来容纳桡骨头，防止桡骨头脱出。4岁以前的幼儿，桡骨头尚在发育中，环状韧带松弛。因此，在肘关节伸直位牵拉时，容易发生桡骨小头半脱位。

肘关节的运动以肱尺关节为主，可做屈、伸运动，此时尺骨在肱骨滑车上运动，桡骨头在肱骨小头上运动。肘关节的屈、伸是完成日常提、拉、进食及打扮等的基础。因肱骨滑车的内侧缘更向前下突出，超过外侧缘约6mm，使肘关节的运动轴斜向下外，所以当伸前臂时，前臂偏向外侧，与上臂形成约13°的"提携角"（标准偏差约为6°），女性大约比男性多2°。肘关节的提携角使关节处于伸位时，前臂远离正中线，增大了运动幅度；关节处于屈位时，前臂贴近正中线，有利于生活和劳动的操作。若此角度超过20°～25°则为肘外翻，若此角度向内偏转则为肘内翻。肱桡关节能做屈、伸和旋前、旋后运动，桡尺近侧关节与桡尺远侧关节联合可使前臂旋前和旋后。

4. 桡尺远端关节 由尺骨头环状关节面构成关节头，由桡骨的尺切迹及下缘至尺骨茎突根部的关节盘共同构成关节窝。关节盘为三角形纤维软骨板，将尺骨头与腕骨隔开。关节囊松弛，附着于关节面和关节盘周缘。当前臂旋前、旋后时，在桡尺远端关节处，桡骨的凹陷尺切迹在尺头上滚动与滑动。桡尺近侧和远侧关节联合运动，可进行前臂的旋前和旋后，是完成进食、洗漱与刮胡须等动作的基础。

5.桡腕关节 又称腕关节，是由舟骨、月骨和三角骨的近侧关节面与桡骨的腕关节面和尺骨头下方的关节盘共同构成的椭圆关节。关节囊松弛，关节的前、后和两侧均有韧带加强。腕关节可以进行屈曲和伸展、内收和外展，以及环转等运动，以保证手部的灵活。

三、肌肉与触诊

上臂肌、前臂肌和手肌较多，从临床常见疾病出发，此处只介绍肱二头肌、喙肱肌、肱肌、肱三头肌、肱桡肌（图4-1-1），以及肘管、腕管、腕尺侧管和腕桡侧管。

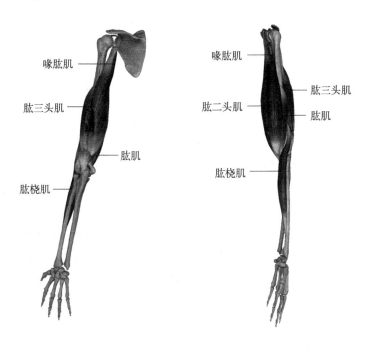

图 4-1-1 肘、腕、手部

1. 肱二头肌 长头起自肩胛骨盂上结节，短头起自肩胛骨喙突，止于桡骨粗隆和前臂深筋膜。在肌皮神经（C5～C7）的支配下，可使肘关节屈曲，肩关节屈曲，前臂旋后。触诊时，受检者抗阻屈肘，检查者可在肘部触及肌腱和腱膜；在臂前面中央触及肌腹；在锁骨中外 1/3 交界处向下一横指可触及肱二头肌短头附着部位的喙突。

肱二头肌是一种多关节肌，肱二头肌长头和短头的相对附着点有助于在完成屈曲动作时，使肩关节稳定。肱二头肌长头肌腱在肱骨结节间沟内，有肱横韧带将其限制在沟内，因而活动时易受摩擦，尤其是结节间沟内的骨嵴、沟底不平和骨刺形成等因素的作用，使肱二头肌长头肌腱更易受损。结节间沟朝向前方，若肩关节内旋时，结节间沟朝向内侧，此时肱二头长头肌腱更易损伤。因此一旦出现了肱二头肌长头肌腱损伤或弹响，需要检查是否有外旋肌（冈下肌、小圆肌、后部三角肌）肌力下降，内旋肌（胸大肌、前部三角肌、肩胛下肌、背阔肌、大圆肌）张力增加。肱二头肌止点桡骨粗隆处有一滑膜囊，反复摩擦后可出现病变，肱二头肌腱膜出现病变可压迫下方的正中神经。肱二头肌短头和喙肱肌一起使臂内收，并在行走时使臂向前摆动。

2. 喙肱肌 起自肩胛骨喙突，止于肱骨中部内侧。在肌皮神经（C5～C7，以 C7 为主）的支配下，可使肩关节屈曲、内收。触诊时为了排除肱二头肌短头的作用，受检者应将肘关节完全屈曲，将手指放在肱二头肌短头和肱三头肌长头之间，触诊肱动脉并沿着腋窝的方向走行，即可摸到一个圆柱状组织的滑动，即为喙肱肌。

喙肱肌与三角肌有类似的附着点，但三角肌附着于肱骨的外侧面，而喙肱肌附着于肱骨的内侧面，因此是三角肌的拮抗肌。

3. 肱肌　起自肱骨下前方前侧远端，止于尺骨粗隆，少部分止于尺骨冠突前表面。在肌皮神经（C5～C6）和桡神经分支的支配下，可使肘关节屈曲。触诊时，受检者前臂旋前，肘部屈曲，受检者轻微抵抗屈肘，检查者在肱二头肌下方内侧对肱肌进行触诊。

肱肌是一个纯粹的屈肘肌而且不论前臂位置如何，做任何运动（如举重、牵拉和引体向上）始终起到杠杆的作用。肱肌主要与肱二头肌和肱桡肌一起屈肘，肱二头肌和肱肌均是快缩屈肌，使手臂能做大范围快速运动。肱二头肌和肱肌产生的力量分布于尺骨和桡骨之间，可最大限度提高关节功能并减少损伤。急性或慢性肱肌过度使用，或肱肌长时间短缩导致肱肌损伤，可出现肘关节不能伸直；严重时会压迫桡神经，出现神经卡压症状。

4. 肱三头肌　长头起自肩胛骨的盂下结节，外侧头起自肱骨干的桡神经沟上外侧，内侧头起自肱骨干后桡神经沟内下侧，止于尺骨鹰嘴后侧。在桡神经（C5～T1）的支配下，长头内收上臂，后伸肩关节；外侧头和内侧头可协调后伸肘关节。触诊时，受检者抗阻伸肘，在上臂后方可触及肌腹，顺着内、外侧头触及肱骨附着处，沿长头触及三角肌深面的肩胛骨外侧缘上部长头肌腱附着处（盂下结节）。

肱三头肌的最主要功能是伸展前臂，完成此动作需要所有的肌纤维参与，肘肌通过将肘关节的滑膜拉出鹰嘴，协助完成前臂的伸展。肱三头肌是一种多关节肌，与肱二头肌都作用于肩关节和前臂，是一对拮抗肌。在牵拉运动（如划船）中，肱三头肌和背阔肌、大圆肌及三角肌后部一起伸展肩关节。肱三头肌长头参与组成四边孔，因此该肌过度收缩易诱发四边孔综合征。肱三头肌内侧头和外侧头起始段是桡神经管的起始点，若此处肱三头肌损伤，可造成桡神经损伤。

5. 肱桡肌　起自肱骨外侧髁上嵴近端 2/3，止于桡骨茎突外侧。在桡神经（C5～C6）的支配下，可使肘关节屈曲。触诊时，受检者屈肘 90°，前臂中立位，检查者在桡骨远端施加阻力，令受检者抵抗屈肘，同时对肱桡肌进行触诊。

肱桡肌与它的协同肌肱二头肌和肱肌都能屈肘，但肱桡肌的起点更靠近肘关节，而其他两块肌肉是止点更靠近肘关节。因此，正是因为肱桡肌这样的起止点，有助于其强力屈肘及更有效地提举重物，如拎水桶或食品杂货袋等。肱桡肌可协助旋前和旋后，使前臂回到中立位，当前臂处于中立位（旋前和旋后的中间位置）时，起点和止点在一条直线上，此时肱桡肌最有力。肱桡肌常因过度使用而损伤，出现屈肘无力和前臂伸展时旋转受限。

6. 肘管　在肘关节后内侧，肱骨内上髁与尺骨鹰嘴之间有一个呈弧形、窄而深的骨沟，称为肘管。其前壁为内上髁，外侧壁为肘关节内侧的尺肱韧带，内侧壁为尺侧腕屈肌两头之间的纤维筋膜组织，其内有尺神经通过。触诊时可在里面触摸到一索条状结构，即尺神经，按压会有手部尺侧的麻痛感。这个位置损伤后可能出现肘管综合征、迟发性尺神经炎和复发性尺神经脱位。常见临床表现包括环小指感觉异常或麻木等尺神经受损症状。

7. 腕管、腕尺侧管和腕桡侧管　腕骨的掌侧形成了一个凹面，腕横韧带呈弧状跨过该凹面，中间的腔隙称为腕管（图4-1-2）。腕管内有屈肌总腱鞘包裹的指浅屈肌腱、指深屈肌腱、拇长屈肌腱及其腱鞘，以及正中神经通过。腕横韧带属于屈肌支持带，位于腕掌侧韧带的远侧深面，是厚而坚韧的结缔组织，桡侧附着于手舟骨和大多角骨，尺侧附着于豌豆骨和钩骨钩。腕骨骨折，或者腕横韧带劳损、肥厚等均可刺激正中神经，导致腕管综合征。触诊时，嘱患者屈腕，检查者用拇指压迫腕管，可能出现沿食指、中指放射的麻木、疼痛。

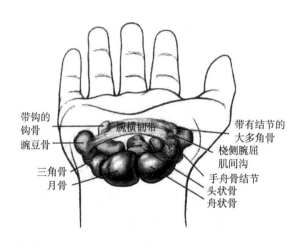

带钩的
钩骨
豌豆骨

腕横韧带

带有结节的
大多角骨
桡侧腕屈
肌间沟

三角骨
月骨

手舟骨结节
头状骨
舟状骨

图 4-1-2　腕管

腕掌侧韧带内侧端与屈肌支持带之间的间隙，称为腕尺侧管，内有尺神经和尺动静脉通过。此处尺神经位置表浅，容易受伤，也是腕部尺神经管综合征的触诊位置。屈肌支持带桡侧端分两层附着于舟骨结节和大多角骨结节，其间的间隙称为腕桡侧管，内有桡侧腕屈肌腱及其腱鞘通过。

（吴晓刚）

第二节　肘、腕、手部常用检查方法

肘、腕、手部常见肌骨疼痛相关疾病的检查，也同样遵循查体的一般规律，即视、触、叩、听。同时，因上肢活动度较大，且负责较多精细动作，故在查体过程中要更加注重关节活动度及相关肌肉、肌力、特定活动位置诱发的疼痛及感觉的检查，和针对性的特殊检查。

一、视诊

1. 肘关节部位 正常肘关节完全伸直后，前臂与上臂的纵轴不在一条直线上，前臂向外偏斜形成生理性外翻，亦称提携角。成人"提携角"为 10°～15°（平均约 13°，女性大约比男性多 2°），大于 20°～25°为肘外翻，小于 0°为肘内翻，0°～10°称直肘。肘部视诊要留心有无肿胀、瘢痕、畸形，有无肘关节内外翻、肌肉萎缩、关节强直和固定姿势。肘外翻常见于肱骨外髁骨骺分离，可牵拉尺神经，出现尺神经分布区麻木、肌肉萎缩。肘内翻往往是儿童期肱骨髁上骨折的继发症。

2. 腕关节、手部 首先看看外形有无异常，有无肿胀、肌肉萎缩。如桡骨远端伸直型骨折，导致腕部餐叉样畸形；尺神经损伤表现为爪形手；桡神经损伤表现为腕下垂；正中神经和尺神经合并损伤表现为铲形手；腱鞘囊肿、腱鞘炎、肌腱挛缩等可能出现局限性隆起。还要注意患者有无先天性异常疾病。局部炎性疾病可以引起腕关节及指间关节肿胀；前臂与手部肌肉的萎缩既要考虑神经是否受损，也要排除肌肉废用因素。

二、触诊

1. 皮肤温度 局部皮肤温度能够直接反映血液供应情况，尤其在骨折复位石膏固定后，远端肢体如果出现脉搏摸不到、皮肤苍白、疼痛、感觉异常或者无力时，均是血供不足的表现。另外，雷诺病等也可引起四肢远端温度降低。

2. 压痛点　压痛点对疾病的诊断具有明确的指向性。如肱骨外上髁压痛点常提示外上髁骨折、网球肘等；肱骨内上髁压痛点常提示内上髁骨折、高尔夫球肘等。尺神经沟压痛点常提示迟发性尺神经炎、复发性尺神经脱位。腕舟骨骨折则鼻烟窝压痛；腕背正中压痛伴局限性肿胀，可能是月骨缺血性坏死或关节囊损伤，或腱鞘囊肿。腕尺侧压痛提示下尺桡关节半脱位、三角软骨损伤、腕尺侧副韧带损伤或尺侧伸腕肌腱鞘炎。桡骨茎突部压痛提示狭窄性腱鞘炎。指间关节压痛表示侧副韧带损伤或关节附近骨折。

3. 肘关节　肘关节触诊要关注肱桡关系、肘三角和肘直线。肱骨外髁骨折、桡骨颈骨折、肘关节脱位和桡骨小头半脱位等会造成肱桡关系紊乱。正常人肘关节屈曲90°时，肱骨内上髁、外上髁与尺骨鹰嘴突三点形成一个等腰三角形，称为肘三角。当肘关节伸直时，三点在一条直线上，称为肘直线。当肱骨髁间骨折、肘关节脱位、桡骨头脱位等情况下可出现肘三角和肘直线位置异常。

4. 腕关节及手部软组织　患者屈腕，医者用拇指压迫腕管，麻木加重，疼痛可放射至食指、中指，提示腕管综合征。腕部尺神经管触诊：如果小指及无名指尺侧半有皮肤感觉迟钝，小鱼际肌及骨间肌肌力减弱等，提示腕部尺神经管综合征。

三、叩诊

叩诊主要用来检查有无骨折和神经损伤。如上肢的长骨叩击痛常提示骨折，手部的叩击痛可助于发现腕骨、指骨的骨折，斜角肌叩痛向远端放射提示斜角肌综合征，肘管叩击阳性提示肘管综合征，腕正中部叩痛提示腕管综合征，腕部尺管叩痛提示腕部尺管综合征。

四、听诊

听诊主要是听有无骨擦音、手部的弹响和腕部的"咯嗒"声。如"扳机指"（狭窄性腱鞘炎）手指屈伸时，肌腱通过狭窄的腱鞘管可产生弹响。腕三角软骨损伤后，当前臂旋转或按压尺骨小头时，在腕部尺侧可听到或感到"咯嗒"声。

五、运动功能检查

1. 肘关节运动范围及有关肌肉　正常肘关节屈曲 35°～ 150°，手指可触肩，主要屈肌为肱二头肌、肱肌和肱桡肌。肘关节伸直 0°，过伸一般不超过 15°，主要伸肌为肱三头肌。前臂旋前（内旋手掌向下）90°，由旋前圆肌和旋前方肌完成。旋后（外旋手掌向上）90°，由肱二头肌和旋后肌完成。

2. 腕关节的运动　主要有伸腕、屈腕、内收（尺侧屈）和外展（桡侧屈）。伸腕 35°～ 60°，由桡侧伸腕肌、尺侧伸腕肌和伸指总肌完成。屈腕 50°～ 60°，由桡侧屈腕肌、尺侧屈腕肌、掌长肌、屈指浅肌、屈指深肌和屈指长肌完成。内收（尺侧屈）30°～40°，由尺侧屈腕肌和尺侧伸腕肌完成。外展（桡侧屈）25°～30°，由桡侧屈腕肌和桡侧伸腕肌完成。

3. 手部的运动 检查时腕关节背伸，使手指伸直；腕关节屈曲，使手指握拳，使手指尖端接触手掌的远端横纹。拇指的关节活动包括屈曲、伸直、外展、内收、对掌等运动。正常拇内收时可触到手掌的尺侧缘。拇指对掌时正常拇指尖可达到示指、中指的根部。拇指屈曲由拇长屈肌和拇短屈肌完成，拇指伸展由拇长伸肌和拇短伸肌，拇指外展由拇长展肌和拇短展肌完成，拇指内收由拇内收肌完成，对掌由拇对掌肌和拇短展肌完成。先让患者主动完成，如果有困难则行被动检查。

4. 肌力检查 根据肘关节和腕、指关节的主要功能，分别予以抗阻的方式检查肘关节的屈肌、伸肌，前臂内旋、外旋肌群，腕关节的屈、伸、桡偏、内收和外展，手指的屈伸，以及拇指和小指的各方向运动。如检查肘关节时，嘱患者将前臂旋后，抗阻力地屈肘检查肱二头肌和肱肌。前臂放于中立位，嘱患者抗阻力地屈前臂，在前臂桡侧检查肱桡肌。将患者的上臂托住，嘱其抗阻力地伸直前臂检查肱三头肌。

六、感觉的检查

各种原因导致臂丛神经损伤后，肘、腕、手部会出现相应部位皮肤的感觉障碍，包括感觉减退、感觉过敏等。具体对应区域详见图 1-2-3。

七、特殊检查

1. 肘三角与肘直线　正常人肘关节屈曲 90°时，肱骨内上髁、外上髁与尺骨鹰嘴突形成一个等腰三角形，称为肘三角。当肘关节伸直时，三点在一条直线上，称为肘直线。肘关节脱位时，三角形状改变，伸直时三点不在一条直线上。

2. 髁干角　正常的肱骨长轴与内、外上髁连线成直角。如髁上骨折移位或先天性畸形时，此髁干角改变，成锐角或钝角。

3. 伸肘试验　患者取坐位或站立位，手掌放在头顶上，然后主动伸肘，若不能主动伸肘，可能为肘关节后脱位、鹰嘴骨折、桡骨小头半脱位等。若患者不能主动伸肘，或伸肘时臂丛处出现疼痛，可能为臂丛神经炎或脑膜炎，原因是伸肘时对臂丛神经有明显的牵拉作用。

4. 密尔（Mills）征　嘱患者将肘伸直，腕部屈曲，同时将前臂旋前，如果肱骨外上髁部感到疼痛即为阳性，对诊断肱骨外上髁炎（网球肘）有意义。

5. 伸肌紧张试验　让患者屈腕、屈指，检查者将手压于各指的背侧做对抗，再嘱患者抗阻力伸指及背伸腕关节，如出现肱骨外上髁疼痛即为阳性，多见于网球肘。

6. 肱骨内上髁试验　肘关节屈曲约 50°，腕关节完全屈曲，用力将患者屈曲的腕关节伸直。如出现肱骨内上髁疼痛即为阳性，多见于高尔夫球肘。

7. 屈腕试验　令患者腕关节最大限度屈曲，并将两腕相对，保持此姿势。持续 1 分钟后如出现拇指、示指、中指和环指桡侧麻木刺痛，即为试验阳性，提示有腕管综合征导致正中神经受压。

8. 腕部叩击试验 叩诊锤叩击患者腕管，如引起拇指、示指、中指和环指桡侧麻木、刺痛或异常感觉，即为阳性，同样提示有腕管综合征。

9. 握拳尺偏试验 掌心朝向身体内侧，将拇指屈曲置于掌心，其余四指握住拇指，握拳后腕关节向下用力，出现桡骨茎突处疼痛，提示桡骨茎突狭窄性腱鞘炎。

（吴晓刚）

第三节 肘、腕、手部常见疾病的诊断、治疗与康复

一、肘关节后脱位

由于构成肘关节的肱骨下端内外宽厚、前后薄平，且侧面有强力的韧带保护，关节囊前后相对薄弱。再加上尺骨冠突较鹰嘴小，对抗尺骨向后移位的能力要比对抗前移位的能力差，因此肘部后脱位比其他方向脱位更为常见。

【诊断要点】

1. 肘部肿胀，肘窝部饱满，鹰嘴处明显凹陷，前臂显得比健侧缩短。

2. 肘关节呈弹力固定于屈曲 10°～ 45°位，前臂旋前位。

3. 肘关节运动功能受限，不能主动屈肘 90°。

4. 肘三角及肘直线三点关系不正常。

【治疗要点】

不伴有骨折的脱位，可以进行手法复位，复位后中药（消定膏）外敷消肿止痛，并将肘关节固定在功能位 3 周。辨证论治服用活血化瘀、接骨续筋的中药，建议早期开始主动锻炼。

二、桡骨小头半脱位

桡骨小头半脱位又名牵拉肘，好发于 5 岁以下儿童，常有患肢被牵拉的病史。因 5 岁以下儿童桡骨头及其颈部的直径几乎相等，且环状韧带松弛易嵌顿，因此肘关节于伸直旋前位受到牵拉时，桡骨头从环状韧带滑脱，且肱二头肌将其拉向前方，从而形成脱位。

【诊断要点】

1. 明确患肢垂直牵拉病史。

2. 患肢下垂旋前，肘关节微屈，患肢不敢活动，不能上举，不敢拿物，稍一活动便引起剧痛。

3. 桡骨头部位压痛，旋转前臂时疼痛加剧。

4. 如果患儿有摔伤史，也需要及时拍片检查以排除骨折。

【治疗要点】

1. 排除骨折后进行手法复位。常用方法有过度旋前法和旋后屈曲法。过度旋前法：患儿肘关节屈曲，术者一手四指托住患儿肘部，同时拇指对桡骨头适度施压；另一只手抓住患儿前臂远端并将前臂过度旋前（旋内），桡骨头处的手指感到弹响时，为复位成功。旋后屈曲法：患儿肘关节屈曲，术者一手四指托住患儿肘部，同时拇指对桡骨头适度施压；另一只手抓住患儿前臂远端，然后轻轻牵拉。在保持牵拉的同时，将患儿前臂充分旋后

（旋外），然后再完全屈曲肘部，动作需连贯。复位成功后患肢恢复正常活动，可外敷中药以利肿胀消退及组织修复。

2. 桡骨小头半脱位易复发，要注意避免不当牵拉。患儿五六岁后，环状韧带和关节囊发育完善，就不容易发生脱位。

三、肱骨外上髁炎

肱骨外上髁为肘外侧副韧带及前臂旋后肌与腕伸肌附着部，由于长期反复的主动收缩运动易发生劳损性炎症。该病又称为网球肘，多见于壮年，与工种有一定关系，如网球运动员、羽毛球运动员、瓦木工、家庭妇女等易发生。

【诊断要点】

1. 患者长期从事上肢远端背伸、外旋的动作。自觉运动时肘外侧疼痛，尤其握拳、伸腕或旋转前臂时疼痛加重。

2. 在肱骨外上髁、肱桡关节和桡骨头的外缘，可以找到明显压痛点。

3. 密尔（Mills）征及伸肌紧张试验阳性。

【治疗要点】

1. 多采用保守治疗即可取得较好的临床效果。尽量避免腕背伸、外旋动作，以防止病情进一步加重。

2. 轻症患者予以理疗、手法松解、针灸、自我拉伸等手段可以完全缓解症状。

3. 病情较重或急性损伤患者可予以非甾体抗炎药口服、局部激素注射、封闭疗法、富血小板血浆（PRP）注射疗法、针刀治疗等方法。针刀治疗以松解粘连的桡侧腕长、短伸肌、指总伸肌的近端为主。

4.康复训练在后期的恢复和重返工作岗位中极为重要，主要包括主动前臂伸肌训练和肌力增强。主动前臂伸肌训练方法：患者在面对墙 30～50cm 处站立，上肢伸直向前，手指向下，手背触及墙并加压。然后将伸直的手和前臂缓慢向上滑动，数次即感觉到前臂伸肌有紧张感，继续抗阻向上滑动，伸肌牵拉感更明显。当达到最大的牵拉感觉时，保持该位置不动，持续 1 分钟。重复 5～10 次，每日练习至少 2 次。肌力增强训练方法：肘部屈伸训练、腕部屈伸训练和手部的等张离心训练。开始进行肌力训练前 2 周，应坚持无痛原则，训练结束后加冰敷，防水肿发生。

四、肱骨内上髁炎

肱骨内上髁为肘内侧副韧带及前臂旋前肌与腕屈肌附着部，由于长期反复的屈腕、内旋运动而发生劳损。既往称其为高尔夫球肘或正手网球肘。高尔夫球、棒球、羽毛球运动员，学生，矿工，长时间伏案的上班族等易发生本病。

【诊断要点】

1.既往有长期屈腕、内旋工作运动史，高度提示本病。

2.在肱骨内上髁处明显压痛。肘关节内侧疼痛或酸痛，尤其是在做前臂旋前并主动屈腕时疼痛加重，可沿尺侧腕屈肌向下放射，屈腕无力，提水桶困难等。

3.前臂屈肌腱牵拉试验阳性。

【治疗要点】

本病治疗原则与肱骨外上髁炎类似，以纠正腕屈内旋动作为基础，结合针刺、手法松解肌肉、理疗、中药外治等方法，重症者可予以局部封闭、针刀、口服抗炎药等措施。康复训练仍然是治疗姿势异常或过度使用引起的肌肉劳损性疾病的重要措施。

五、鹰嘴部皮下滑囊炎

鹰嘴部皮下滑囊炎又名矿工肘、学生肘，因矿工和学生经常利用肘部屈曲姿势进行活动，鹰嘴处长期受慢性刺激而致鹰嘴突滑囊炎和积液。偏瘫患者在康复训练中患肘保护不足也可发生本病。

【诊断要点】

1. 可见鹰嘴部皮下局限性凸起，如半球状，肘关节屈曲时尤为明显。

2. 触诊有囊性感，轻度触痛，可穿刺出淡黄色液体。

3. 关节囊外病变，不影响肘关节活动，活动时无疼痛。

4. 肌骨超声有助于本病的诊断、病情判断和精准治疗。

【治疗要点】

鹰嘴处长期受慢性刺激而致鹰嘴突滑囊炎和积液是该病的机制，治疗的关键是解除刺激原因和促进炎性渗出的吸收。积液较少时，微波理疗促进吸收；较多时可以穿刺抽出囊液，再行局部理疗。慢性损伤性反复发作滑囊炎，可以抽出囊液后注入氢化可的松，加压包扎，多可治愈。

六、肘管综合征

肘管综合征是肘部最常见的神经卡压综合征。尺神经在肘部走行时，通过由肱骨内上髁、尺骨鹰嘴和两者之间的弓状韧带组成的骨性纤维鞘管，称为肘管。肘部外伤、关节病变等原因均可引起肘管综合征，如肱骨髁部骨折复位不良而造成肘外翻畸形以致尺神经长期处于紧张状态可导致迟发性尺神经炎。

【诊断要点】

1. 肘关节外翻畸形，小指呈屈曲状态，严重者可成"爪形手"畸形。

2. 轻者尺神经沟处叩痛阳性，严重者局部压痛及放射性痛。

3. 尺神经支配的小指及环指尺侧的掌侧面感觉迟钝或痛觉消失。

4. 肌电图提示尺神经传导速度减慢。

【治疗要点】

1. 轻度受损的患者表现为手部尺侧间歇性震动觉敏感，自觉手部无力、灵活性差，肘部尺神经传导速度大于 40 米 / 秒。可采用保守治疗，如理疗、关节活动度训练、针刺、中药外治等。

2. 中度受损患者表现为手部尺侧间歇性痛觉减退，手部捏握力差，手指内收及外展受限，肘部尺神经传导速度 30 ～ 40 米 / 秒。保守治疗的基础上可考虑尺神经管减压术。

3. 重度受损患者表现为手部尺侧持续性两点辨别觉异常，手部肌肉萎缩明显，手指内收外展均明显受限，爪形手畸形，肘部尺神经传导速度 <30 米 / 秒。需进行尺神经前置术。

七、腱鞘囊肿

本病好发于腕背和足背部，以青壮年女性多见。外伤或慢性劳损后，关节囊、韧带、腱鞘中的结缔组织因局部炎症、退行性变等形成囊肿，囊内多为无色透明胶冻状黏液。

【诊断要点】

1. 多发于腕背者，可见 1 ～ 2cm 球形肿物，屈腕时明显。

2. 触压时有囊性感，坚韧可推动，与皮肤无粘连。

3. 超声可明确诊断并与其他疾病鉴别，也可对机化、粘连等进行评估。

【治疗要点】

1. 局部劳损、炎性渗出增多，压力增大，渗出物向外挤压滑膜囊是发病机制。因此，减少或者避免刺激，促进炎性渗出吸收消退是治疗关键。

2. 浅表囊肿可用外力压破、击破、挤破或用针刺破囊壁，待其自行吸收，可治愈，但易复发。

3. 局麻下用粗针头穿刺，尽量抽尽胶状液，注入氢化可的松或者曲安奈德后加压包扎，每周一次，连续 2 ～ 3 次即愈，常复发。

4. 手术治疗效果最佳。手术必须仔细将全部囊壁连同周围部分正常的腱鞘、腱膜等组织，彻底切除。术后很少复发。

八、腱鞘炎

腱鞘为狭窄的隧道样结构，长期反复过度使用可导致穿过的肌腱局部发生无菌性炎症，从而产生肿胀、硬结，表现为运动时卡顿、疼痛、功能障碍。临床常见桡骨茎突狭窄性腱鞘炎、屈指肌腱狭窄性腱鞘炎和尺侧腕伸肌腱鞘炎。肌骨超声作为特异性检查手段，可明确腱鞘的损伤、增生情况，也可在超声引导下进行治疗。

（一）桡骨茎突狭窄性腱鞘炎（妈妈手）

【诊断要点】

桡骨茎突处疼痛、肿胀、压痛，拇指不敢自动背伸和外展，拇指被动掌屈有剧痛，握拳尺偏试验阳性。

（二）屈指肌腱狭窄性腱鞘炎（扳机指、弹响指）

【诊断要点】

患者掌指关节掌侧可触及一硬节，有压痛，当主动弯曲或伸直患指时有阻力，检查者在局部感到弹跳，听到清楚的弹响声，并伴发疼痛。

（三）尺侧腕伸肌腱鞘炎

【诊断要点】

疼痛部位可不固定，在活动腕关节时疼痛加重，行抗阻伸腕并尺偏疼痛明显加重。有时可合并尺侧伸腕肌腱不稳定。注射利多卡因等局部麻醉药物至尺侧伸腕肌腱鞘管，如注射后疼痛立即缓解，可以确诊尺侧伸腕肌腱腱鞘炎，并排除关节内疾病。

【治疗要点】

1. 腱鞘炎早期均可行局部针刺、按摩、微波、冲击波等理疗，也可局部封闭（超声引导更加精准）。小针刀松解粘连、卡压效果佳，非手术疗法无效的情况下，可行小针刀松解或腱鞘切开术。

2. 患者自我康复训练（妈妈手）。轻柔地向前弯曲腕关节（屈曲），在最屈曲的位置上坚持 5 秒钟，然后缓慢放松到原位置；轻柔地向手背侧弯曲腕关节（背伸），在最背伸的位置上坚持 5 秒钟，然后缓慢放松到原位置；轻柔地向手的拇指侧和小指侧活动腕关节（桡偏和尺偏），在最桡偏和尺偏的位置上各坚持 5 秒钟，然后缓慢放松到原位置。以不痛为原则，每日坚持数次。

九、腕管综合征

腕管是腕骨和腕横韧带构成的隧道，腕管内有指深屈肌腱、指浅屈肌腱、拇长屈肌腱和正中神经通过。任何原因引起腕管内的压力增高，正中神经受到刺激出现的相应临床症状，称为腕管综合征。

【诊断要点】

1.拇指、示、中、环指掌面麻木、疼痛，以中指显著，小指不受累。但患者常自诉疼痛向肘、肩放射，易被误诊为颈肩痛。疼痛在夜间或清晨出现较多。有时出现拇指无力、动作不灵。

2.正中神经分布区皮肤感觉迟钝，完全丧失者鲜见。拇短展肌力弱、萎缩，甚至完全麻痹。

3.屈腕试验阳性。

【治疗要点】

1.本病因腕管压力增高导致神经受压，因此缓解腕管内压力是治疗的关键。

2.腕管综合征治疗基本同腱鞘炎，小针刀松解时从尺侧进行，避免损伤局部神经。

3.康复训练。无负重的腕关节的屈伸、尺偏、桡偏、旋转运动；每组 15 次，每天 3 ～ 5 组。掌指关节的主动运动：屈曲手指，伸展手指；一组 15 次，一天 3 ～ 4 组。做腕关节轻度负重的腕屈伸活动，可以拿一个大小重量合适的瓶子来练习每组10次，每天3～4组。握一个阻力始终的弹力环，用力握紧然后缓慢放开；每组10次，一天3～4组。

4. 日常保护。日常生活中注意手和腕部的姿势，避免将手腕经常屈曲或背伸；经常用腕部工作者，每隔30分钟至1小时可以轻轻拉伸和弯曲手和手腕，使手腕得到放松。

（吴晓刚）

第五章

躯干部

第一节　躯干部相关解剖

躯干由胸廓和脊柱组成，容纳并保护胸腹部脏器、脊髓、血管和神经，向上承接头部，向下连接下肢，中间与上肢相连，通常被认为是人体的中心部位。很多运动都开始于躯干，下肢产生的力量也必须经过躯干的传递才能传到上肢。当躯干的所有结构处于平衡及功能正常时，是一个强有力的动力结构，使身体能屈曲、旋转、侧屈及直立，并能产生有力的全身运动。但发育不完善、对线不良或使用不当很容易破坏这种功能平衡。了解躯干的功能及与其他结构的关系，有助于预防病变，提高生活质量，使我们的运动能力处于最佳状态。

一、骨学

躯干部的骨骼包括胸骨、肋骨、颈椎、胸椎、腰椎、骶骨和尾骨。在第二章、第三章已分别对颈椎、胸骨分别进行了介绍。

1. 胸骨　见第三章"肩部相关解剖"。

2. 肋　由肋骨和肋软骨组成，共12对。第1～7对肋前端直接与胸骨连接，称真肋。第8～12对肋不直接与胸骨相连，称假肋；其中第8～10对肋前端与上位肋借肋软骨构成软骨间关节，形成肋弓，第 11 ～ 12 对肋前端游离于腹壁肌层中，称浮肋。肋骨属扁骨，分为体和前、后两端。后端膨大，称肋头，有关节面与胸椎的上、下肋凹相关节。肋头外侧稍细，称肋颈。肋体长而扁，分内、外两面和上、下两缘。内面近下缘处有肋沟，肋间神经和血管走行其中。体的后方急转处称肋角。前端稍宽，与肋软骨相接。肋软骨位于各肋骨的前端，由透明软骨构成，终生不骨化。

3. 颈椎 见第二章"头颈部相关解剖"。

4. 胸椎 共 12 个，椎体从上向下逐渐增大，横断面呈心形。其两侧面上、下缘分别由上、下肋凹与肋头相关节。横突末端前面，有横突肋凹与肋结节相关节。上关节突的关节面朝向后，下关节突的关节面则朝向前。棘突较长，向后下方倾斜，呈叠瓦状排列。

5. 腰椎 共 5 个，椎体粗壮，横断面呈肾形。椎孔呈卵圆形或三角形。上、下关节突粗大，关节面几乎呈矢状位，棘突宽而短，呈板状，水平伸向后方。各个腰椎后表面上关节突部位伸出的乳状突，是多裂肌附着点。各棘突间的间隙较宽，临床上可于此做腰椎穿刺术。

6. 骶骨 由 5 块骶椎融合而成，呈三角形状，底在上，尖向下。骶骨前面凹陷，中部有四条横线，是椎体融合的痕迹，横线两端有 4 对骶前孔。背面粗糙隆凸，正中线上有骶正中嵴，嵴外侧有 4 对骶后孔。骶前、后孔均与骶管相通，分别有骶神经前、后支通过。骶管上通椎管，下端的裂孔称骶管裂孔，裂孔两侧有向下突出的骶角，骶管麻醉常以骶角作为标志。骶骨外侧部上宽下窄，上份有耳状面与髂骨的耳状面构成骶髂关节，耳状面后方骨面凹凸不平。

7. 尾骨　由 3 ～ 4 块退化的尾椎融合而成。上接骶骨，下端游离为尾骨尖。

二、关节学

躯干部的关节连接包括椎骨之间的连接和胸廓的连接。24 块椎骨、1 块骶骨和 1 块尾骨通过椎体间连接和椎弓间连接构成人体的中轴，上端承载颅，下端连肢带骨。12 块胸椎、12 对肋及胸骨，通过肋椎关节、胸肋关节连接而构成胸廓。

（一）颈椎寰枕关节和寰枢关节

颈椎寰枕关节和寰枢关节比较特殊，是头部活动的需要，详见第二章第一节。

（二）椎体间连接

椎体之间借椎间盘及前纵韧带、后纵韧带相连。

1. 椎间盘　椎间盘由中央的髓核和外周的纤维环构成。成人有 23 个椎间盘（第 1、2 颈椎之间无椎间盘）。髓核是柔软而富有弹性的胶状物质，致密的纤维环保护髓核，并牢固连接各椎体上、下面，这样椎间盘既坚韧，又富弹性，承受压力时被压缩，除去压力后又复原，具有"弹性垫"样作用，可缓冲外力对脊柱的震动，也可增加脊柱的运动幅度。根据髓核和纤维环的位置关系，影像学分为椎间盘膨出、突出和脱出。当椎间盘组织刺激到相邻的脊神经根引起相应的放射痛，临床称为椎间盘突出症。

2. 前、后纵韧带　前纵韧带在椎体（椎间盘）前面，起自枕骨大孔前缘，形成宽而坚韧的纤维束，与经过的椎体前面和椎间盘前缘牢固结合，向下延伸至下骶骨前面，具有防止脊柱过度后伸和椎间盘向前脱出的作用。后纵韧带起自枢椎覆膜，是一条窄而坚韧的纤维束，沿椎管内椎体（椎间盘）的后面向下延伸至骶骨。后纵韧带与椎间盘纤维环及椎体上下缘紧密连接，而与椎体结合较为疏松，有限制脊柱过度前屈的作用。

（三）椎弓间的连接

椎弓间的连接主要由黄韧带、棘间韧带、棘上韧带、项韧带、横突间韧带及关节突关节组成。黄韧带位于椎管内，连接相邻两椎弓板间的韧带，由黄色的弹性纤维构成。黄韧带协助围成椎管，并有限制脊柱过度前屈的作用。棘间韧带连结相邻棘突间的薄层纤维，附着于棘突根部到棘突尖。棘间韧带向前与黄韧带、向后与棘上韧带相移行。棘上韧带是连接胸、腰、骶椎各棘突尖之间的纵行韧带，前方与棘间韧带相融合，都有限制脊柱前屈的作用。而在颈部，从颈椎棘突尖向后扩展成三角形板状的弹性膜层，称为项韧带。项韧带向上附着于枕外隆凸及枕外嵴，向下达第 7 颈椎棘突并续于棘上韧带，是颈部肌肉附着的双层致密弹性纤维隔。横突间韧带位于相邻椎骨横突间的纤维索，部分与横突间肌混合。关节突关节由相邻椎骨的上、下关节突的关节面构成，属平面关节，只能做轻微滑动，这些关节被关节软骨覆盖并由分布有滑液且有着良好神经支配的囊所围绕。

（四）肋椎关节

肋骨与脊柱的连接包括肋头和椎体的连接（称为肋头关节）及肋结节和横突的连接（称为肋横突关节）。肋头关节由肋头的关节面与相邻胸椎椎体边缘的肋凹构成，属于微动关节，且有肋头辐状韧带和关节内韧带加强。肋横突关节由肋结节关节面与相应椎骨的横突肋凹构成，也属于微动关节，有肋横突韧带、囊韧带、肋横突上韧带和肋横突外侧韧带等加强。

（五）胸肋关节

由第 2～7 肋软骨与胸骨相应的肋切迹构成，属微动关节。第 1 肋与胸骨柄之间的连接是一种特殊的不动关节，第 8～10 肋软骨的前端不直接与胸骨相连，而依次与上位肋软骨形成软骨连接。因此，两侧各形成一个肋弓，第 11 肋和 12 肋的前端游离于腹壁肌肉之中。

三、关节运动学

躯干部关节的运动主要包括肋椎关节的微动，胸椎的屈伸、旋转、侧屈，以及腰椎的屈伸、旋转和侧屈。

（一）肋椎关节

包括肋头关和肋横突关节。这两个关节在功能上是联合关节，运动时肋骨沿肋头至肋结节的轴线旋转，使肋上升或下降，以增加或缩小胸廓的前后径和横径，从而改变胸腔的容积，有助于呼吸。

（二）胸椎的屈伸

脊柱胸段的屈曲运动幅度可达 30°～40°，伸展运动幅度可达 20°～25°。屈曲的极限程度受椎骨体后方的结缔组织拉力的影响，包括关节突关节的囊、棘上韧带与后纵韧带。胸段伸展的极限程度受前纵韧带的拉力及椎板或相邻的棘突之间潜在碰撞的限制，尤其是在中、上胸椎中。胸段屈曲与伸展的幅度比尾端屈曲与伸展的幅度大，很大一部分原因是大多数尾部肋骨朝关节突关节更加趋向于矢状面方向的"自由浮动"与移动。胸椎关节突关节的关节运动学特征与第 2 ～ 7 颈椎关节突关节的关节运动学特征大致相似。两者之间的细微差别主要与椎骨形状不同、肋骨的连接及关节突关节的关节面空间方位差异等因素有关。胸椎发生屈曲运动时，上位胸椎的下关节面在下位胸椎的上关节面上发生上前方的滑动，关节突关节稍微前倾的关节面自然地促进了该节段的屈曲。而伸展运动与屈曲运动刚好相反。

（三）胸椎的旋转

胸椎大约可以在水平面上各向两侧进行 30°～ 35°的轴向旋转运动。当胸椎发生旋转运动时，几乎与额状面平行的上位胸椎的下关节面与下位胸椎的上关节面之间发生短距离相对滑动。胸椎下部的轴向旋转运动自由度逐渐减小。在该部位，当向更趋向于矢状面的方向移动时，关节突关节稍微呈垂直方向分布。

（四）胸椎的侧屈

胸椎大约可以各向两侧进行 25°～ 30°的侧屈运动。由于大部分胸椎的肋凹关节面均与额面平行，因此它们可以进行相对自由的侧屈运动。然而，这种侧屈运动潜能从未得以充分展示，因为胸椎与肋骨之间可以稳定结合。当上位胸椎在下位胸椎上方进行侧屈运动时，在侧屈运动对侧，上位胸椎的下关节面发生上滑；在侧屈运动同侧，下关节面发生下滑。在侧屈运动同侧，肋骨位置轻度下降；在侧屈运动对侧，肋骨位置轻度上抬。

（五）腰椎的屈伸

腰椎的屈曲运动幅度可以达到 40°～ 50°，伸展运动幅度可以达到 20°左右。屈伸运动由五个椎间关节完成，因此可以认为该 55°～ 70°的矢状面运动弧度非常大。脊柱腰段主要运动形式为矢状面运动，主要原因是腰椎关节突关节面大部分朝向矢状面。

当腰椎之间发生屈曲运动时，相对于下位腰椎的上关节面，上位腰椎的下关节面将会向前下方发生相对滑动。因此，由体重产生的挤压力将会从关节突关节传递至椎间盘和椎骨体。被挤压的椎间盘前部与被拉伸的后韧带支持着躯干在逐渐屈曲时承受的大部分负荷。当其发生极度屈曲时，完全伸展的关节突关节囊将会限制上位椎体进一步向前移动。过度屈曲体位会显著减少关节突关节内的接触面积。与之相反，尽管处于完全屈曲状态的腰椎可以降低某个关节突关节所承受的总负荷，但由于供分散负荷的表面积减小，接触点压力可能会增加。这取决于施加于屈曲关节上的力的总大小。例如屈曲位置的躯干肌肉强烈激活可以使接触压力变得很大。过大的压力可能会使屈曲的关节突关节受到损伤，尤其是当长时间持续或当关节面形状异常时。腰椎的屈曲度对每个椎间孔的大小与髓核的潜在变形有着很大影响。相对于中间体位，当腰椎处于完全屈曲状态时，椎间孔的直径约增大19%。因此，从治疗学角度看，腰段屈曲运动可以用于暂时减轻腰部神经根的压力，这是腰椎管狭窄康复训练治疗时可以采用腰段屈曲方法的理论基础。然而，过度或过久的脊柱腰段屈曲运动会使腰椎间盘前部承受的压力增大，最终将导致髓核向后变形。在健康人体的脊柱中，这种向后变形的幅度较小，且不太重要，如果椎间盘的后纤维环出现膨胀、破裂或破碎就会发生髓核后移。患有椎间盘突出的人可能会发生感觉异常、肌无力与下肢反应能力削弱，这与受刺激神经根的特定动力或神经分布相一致。

腰段的伸展实质上是屈曲运动过程的逆过程，它会导致腰椎的自然前凸程度增加。当腰椎和髋关节同时处于完全伸展状态时，由被牵拉伸直的髋部屈肌与囊韧带产生的增大的被动张力在骨盆上产生了一个向前倾斜的力，促使脊柱自然前凸的形成。

当关节突关节承受较大比例的体重时，从屈曲位置向中立位置或轻微伸展位置转变可增大关节突关节的接触面积，可帮助限制关节内的接触压力。但是，这种保护性的情况并不适用于腰段伸展的生理极限。在腰段的完全过度伸展中，下关节面的顶端向下滑动，超过下位椎骨的上关节面。因此，当相对"尖锐"的下关节面顶端接触到邻近的椎板部位时，过度伸展的腰段脊柱内的接触压力很大。所以，腰段过度前凸的长期姿势会使关节突关节与邻近部位产生损伤的可能性增加。腰椎的过度伸展会挤压棘间韧带，可能会产生腰背痛。

腰椎的伸展对椎间孔的直径与使髓核变形的潜力有很大的影响，相对于中立位而言，腰椎完全伸展使椎间孔直径缩小11%。因此，对椎间孔变窄导致的神经根碰撞的患者，应该限制涉及过度伸展的活动，尤其是当这些活动导致下肢出现异常感觉时。另一方面，完全伸展倾向于使髓核向前变形，进而潜在地限制髓核在通常情况下发生的后移。持续的腰段完全伸展可以减轻椎间盘内的压力，并且在某些情况下，可以减轻移位的髓核物质与神经组织之间的接触压力。接触压力在持续的完全伸展之后减轻的原因是髓核被推向前，远离神经组织；神经组织被向后拉，远离髓核物质；也可能两者都有。这就是麦肯基疗法的理论基础。

（六）腰椎的旋转

腰椎仅能向两侧进行 5°～ 7°的水平旋转运动。临床测量经常会超过这个角度，可能是骨盆在股骨上旋转与胸段下部的外来活动导致的。当第 1 腰椎和第 2 腰椎之间进行右旋运动时，第 1 腰椎左侧的下关节面将会相对于第 2 腰椎左侧的上关节面靠近或挤压。同时第 1 腰椎右侧的上关节面将会相对于第 2 腰椎右侧的下关节面稍微分离。腰椎关节突关节相对强的矢状面走向，从物理结构上阻止了腰椎进行轴向旋转运动。大部分旋转都伴随着对侧关节突关节内关节软骨的挤压，伸展的纤维环产生的张力也可以限制轴向旋转运动。在任何腰椎椎间关节上的 3°轴向旋转将会损伤关节面，并撕扯纤维环中的胶原纤维。

（七）腰椎的侧屈

腰椎大约可以向左右两侧各进行 20°的侧屈运动。当上位腰椎在下位腰椎上方进行侧屈运动时，在侧屈运动对侧，上位腰椎的下关节面发生上滑；在侧屈运动同侧，下关节面发生下滑。侧屈曲运动对侧的韧带会对该运动加以限制，髓核会朝远离运动方向的位置稍微变形。

四、肌肉与触诊

躯干部肌肉主要有背肌、胸肌、膈肌、腹肌和盆底肌。背肌浅层包括斜方肌、背阔肌、肩胛提肌和菱形肌；背肌深层肌主要是竖脊肌和夹肌。胸肌分为胸上肢肌和胸固有肌；其中胸上肢肌包括胸大肌、胸小肌和前锯肌；胸固有肌包括肋间内肌、肋间外肌、肋间最内肌和胸横肌。腹肌则包括前外侧群的腹直肌、腹外斜肌、腹内斜肌和腹横肌，以及后群的腰方肌。这里只介绍背阔肌、竖脊肌、肋间外肌、肋间内肌、膈肌、腹直肌、腹外斜肌、腹内斜肌、腹横肌和腰方肌，以及位置较深无法触诊，但是与腰部疼痛关系密切的多裂肌、回旋长肌和回旋短肌。（图5-1-1）

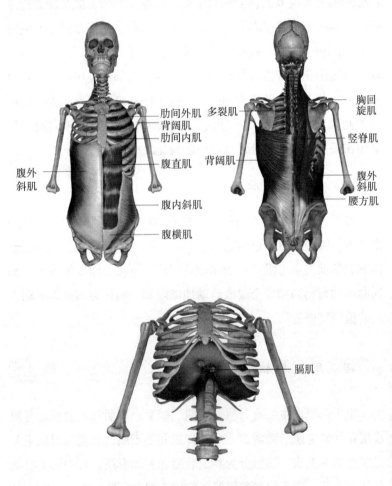

图 5-1-1　躯干部

1. 背阔肌　起自下 6 个胸椎的棘突、全部腰椎的棘突、骶正中嵴、髂嵴后部及肩胛骨下角，止于肱骨小结节嵴。在胸背神经（C6 ～ C8）的支配下使肱骨内收、旋内和后伸。触诊时受检者俯卧位，手臂放两侧，检查者用手掌触及宽阔的肌腹；受检者抵抗肩关节内收和伸展，以感受该肌张力。

背阔肌位于下背部的最浅层，与胸腰筋膜联系广泛，主要功能是运动肱骨。背阔肌在肱骨的附着处有明显的扭转，和胸大肌的扭转类似。这一共同特点使它们在任何投掷运动中，与大圆肌及三角肌后部协同作用，可下拉上举的手臂。上肢固定，背阔肌与胸大肌协同作用，外展手臂或提升躯体。在手臂承重时，这些肌的协同作用可防止躯干向下移动。当背阔肌紧张时，背部代偿性后弓，可对脊柱后部结构产生压迫。进行反复越过头部上方的运动，例如举重，会使背阔肌劳损，导致运动员和其他人员常见腰痛。不正确的坐姿会损伤背阔肌，导致其高张力。背阔肌高张力也是肩关节内旋、肩关节不稳的常见因素之一。

2. 竖脊肌　起自骶骨背面、下位椎骨的棘突、横突和肋骨，止于上位椎骨的棘突、横突，肋骨、枕骨和颞骨乳突。在脊神经后支的支配下使脊柱后伸和仰头，单侧收缩使脊柱侧屈。触诊时受检者俯卧位，检查者触诊竖脊肌；受检者稍抬头和背伸躯干，以感受该肌张力。

竖脊肌是背部深层肌肉，从外侧向内侧依次为髂肋肌、最长肌和棘肌，与深部的横突棘肌相比，它提供的稳定作用更大，运动范围更宽。竖脊肌群与横突棘肌共同维持人体在重力下直立。髂肋肌是竖脊肌中的最外侧部分，其向上外侧延伸，从骶骨和髂骨后面向肋骨后端和腰椎及颈椎的横突延伸，在脊柱背伸和用力侧屈时，起着杠杆作用。用力呼气时，髂肋肌也参与下拉肋骨。

最长肌位于髂肋肌内侧及棘肌的外侧，覆盖整个中轴骨且连接骶骨和颅骨。其肌纤维比髂肋肌纤维更垂直，其背伸更强，而侧屈能力较弱。其向后下方牵拉乳突向脊柱时，能稳定和转动头颈部。棘肌分为头棘肌、颈棘肌和胸棘肌，位于竖脊肌中最内侧，其垂直纤维使其背伸作用大于旋转。

3. 肋间外肌 起自上位肋骨下缘，止于下位肋骨上缘。在肋间神经的支配下提肋助吸气。触诊时受检者侧卧位，检查者面向受检者腹部站在其一侧，用指腹触及肋骨的前面，手指滑入肋间隙，在两肋骨上、下缘间触及肋间外肌纤维；受检者用力吸气，以感受该肌张力。

肋间外肌位于肋骨之间，肋间内肌的浅层。与腹外斜肌一样，肋间外肌纤维由外侧向内侧斜行，与肋间内肌共同维持胸廓形状和结构的完整性。从机械作用看，肋间外肌上提下位肋，使胸廓上提，胸腔内体积增大，有助于吸气。

4. 肋间内肌 起自下位肋骨的上缘，止于上位肋骨的下缘。在肋间神经支配下降肋助呼气。触诊时受检者侧卧位，检查者面向受检者腹部站在其一侧，用指腹触及肋骨前面；手指滑入肋间隙，触及两肋骨上下缘之间肋骨内肌纤维；受检者用力呼气，以感受该肌张力。

肋间内肌位于肋间隙，在肋间外肌的深面，和肋间外肌共同维持胸廓形状与结构的完整性。从机械作用看，肋间内肌将其上位附着点拉向其下位附着点，以降低肋骨，使胸腔的容量减少，有助于呼气。用力呼吸时，肋间外肌和肋间内肌起着更重要的作用。

5. 膈肌 起自剑突后面、第 7～12 肋内面和第 2～3 腰椎体前面，止于中心腱。在膈神经的支配下使膈穹隆下降，扩大胸腔助吸气，增加腹压。触诊时受检者仰卧位，检查者面向受检者腹部，用指尖或拇指腹扪及胸廓前外侧的下缘。触诊膈肌时，让受检者配合做几次深呼吸。沿胸廓内面向后深处滑动，可扪及膈肌纤维。受检者吸气，以确认正确的触诊位置。

膈肌呈圆穹隆状，封闭胸廓下口，并分隔胸腔与腹腔，是呼吸的原动肌。膈肌顶部有让血管、神经和消化管道通过的裂孔。当其收缩时，中心腱向下拉向腹腔，膈穹隆变平，胸腔内的体积增加，腔内压力减小，使得外界空气进入肺内，以便均衡内外空气压力；当其舒张时，穹隆复原，胸腔内体积减小。腔内压力增大促使空气从肺内排出，使肺内外空气压力平衡。当人体处于放松状态时，膈肌收缩和舒张完成了呼吸运动。肋间内肌、肋间外肌和前锯肌的参与，可使呼吸的幅度加大。

6. 腹直肌　起自耻骨联合和耻骨嵴，止于胸骨的剑突及第5～7肋软骨前面。在第5～11肋间神经、肋下神经的支配下使脊柱屈曲，增加腹压。触诊时受检者仰卧位，检查者触及受检者胸廓前下缘，向下滑动至胸骨剑突与耻骨联合之间，在腹白线两侧触及腹直肌的节段性纤维；受检者双肩稍抬离床面，以感受该肌张力。

腹直肌位于腹前壁最前方，其纤维被水平的腱划分成几块，一般有6块，其最上和最下部分往往不太明显。腹直肌块可使躯干分段运动，每对腹直肌块的依次收缩可使躯干前屈时产生收拢的效果。除了分段前屈外，单侧腹直肌收缩还可辅助侧屈。在行走时这项功能非常重要。当重力集中在右腿上（支撑相）时，右侧腹直肌连同右侧的竖脊肌可协同稳定躯干。而当重力移至左腿上时，左侧腹直肌和左侧竖脊肌兴奋收缩使躯干稳定。腹直肌在维持身体直立方面也起到非常重要的作用。它能平衡竖脊肌的力量，并保持前倾的骨盆向上。腹直肌力量减弱时，产生骨盆前倾，这是形成大肚腩的常见原因之一。骨盆的过度前倾使得腰椎生理弯曲更向前凸，可导致腰痛。

7. 腹外斜肌 起自下 8 个肋的外面，止于腹白线、腹股沟韧带和髂嵴。在第 5～11 肋间神经、髂腹下神经和髂腹股沟神经的支配下，维持和增加腹部压力，双侧收缩屈曲脊柱，单侧收缩可使脊柱侧屈，向对侧旋转。触诊时受检者仰卧位，检查者双手掌触及受检者胸廓前外侧下缘，手掌向下滑动至髂嵴和胸廓下缘之间，触及胸廓外侧至腹白线的腹外斜肌斜行纤维；受检者抗阻抬同侧肩部，以确认正确位置。

腹外斜肌位于腹内斜肌的浅面、腹直肌外侧，是一块宽厚有力的原动肌。其起点与前锯肌的肋骨附着点相互交错，并与腹内斜肌和腹横肌在用力呼气时协同作用，压缩和保护腹内脏器。左、右侧腹外斜肌和腹内斜肌一起收缩时，可使躯干屈曲。旋转时，右侧腹外斜肌和左侧腹内斜肌一起收缩，使躯干左旋；左侧腹外斜肌和右侧腹内斜肌一起收缩，使躯干右旋。在屈曲和旋转中，这些肌支撑在深部横突棘肌上，以维持脊椎椎骨间的排列。前锯肌肋骨附着点、腹外斜肌起点、腹直肌、腹内斜肌（肌筋膜），再到髂嵴、髂前上棘，是螺旋链在胸腹部的重要节点。

8. 腹内斜肌 起自胸腰筋膜、髂嵴、腹股沟韧带外侧 1/2，止于腹白线。在第 5～11 肋间神经、髂腹下神经、髂腹股沟神经的支配下，维持和增加腹部压力，双侧收缩屈曲脊柱，单侧收缩使脊柱侧屈，向同侧旋转。触诊时受检者仰卧位，检查者用手掌触及胸廓前外侧下缘；手掌向下滑动至髂嵴与胸廓下缘之间；从腹白线到髂嵴外侧，触及后下方走行的腹内斜肌纤维；受检者轻微向同侧转动躯干，以感受该肌张力。

腹内斜肌位于腹横肌浅层，腹外斜肌的深面及腹直肌外侧，是宽厚有力的原动肌。腹外斜肌、腹内斜肌和腹横肌协同作用，压缩和保护腹内脏器，在用力呼气同时收缩。双侧腹外斜肌和腹内斜肌一起收缩时，可使躯干在腰部屈曲。右侧腹内斜肌和左侧腹外斜肌共同作用使躯干右旋。左侧腹内斜肌与右侧腹外斜肌共同作用使躯干左旋。躯干的这些强有力回旋肌依赖深层横突间肌来维持运动中脊柱椎骨间的对线。

9. 腹横肌　起自下 6 个肋骨内面、胸腰筋膜、髂嵴、腹股沟韧带，止于腹白线。在第 5 ～ 11 肋间神经、髂腹下神经、髂腹股沟神经的支配下增加腹压，维持脊柱稳定。触诊时受检者仰卧位，检查者面向受检者腹部，用手掌扪及每一侧髂嵴的最外侧缘，向上滑动到髂嵴和胸廓下缘之间，扪及围绕腰部的腹横肌的横向肌纤维。嘱受检者轻微地呼气，发出像蛇一样的"嘶嘶"声，以确认正确的触诊位置。

腹横肌位于腹肌的最深层，其肌纤维由脊柱到白线横行包绕腰部（较难触诊到）。腹横肌不能进行独立的运动，但能增加腹内压，收缩时压缩腹腔内脏器和内容物，有三个方面作用：①有助于用力呼气时排出空气；②协助排尿、排便和呕吐；③支持和稳定腰椎，这是最重要的功能。抬举重物时，强有力、功能良好的腹横肌就像一条宽腰带，能防止腰椎受到损伤。

10. 腰方肌　起自髂嵴，止于第 12 肋、第 1 ～ 4 腰椎横突。在腰神经前支的支配下可降第 12 肋，使脊柱腰部侧屈。触诊时受检者俯卧位，检查者站在受检者一侧，面向脊柱，用手指尖触及髂嵴，在竖脊肌外侧，手指向上方滑动至胸廓，在第 12 肋骨和髂骨之间深部触及斜行的腰方肌纤维；受检者轻微上抬臀部，以感受该肌张力。

腰方肌属于腹肌后群，位于竖脊肌深面、腰大肌后面，协助构成腹后壁。躯干下部固定时，腰方肌使脊柱相对于骨盆正确定位，它与竖脊肌协同可使躯干保持直立，并完成精细的侧屈和背伸运动。站立时，双侧的腰方肌与臀中肌一起维持躯体在下肢的位置关系。行走时，腰方肌和臀中肌在身体重量由一只脚向另一只脚转移时协同稳定骨盆，可防止骨盆侧移，保持身体在矢状面上运动。当身体重量在双足间转移时，腰方肌使髂嵴向胸廓靠近，使下肢来回摆动时不会碰到地面。腰方肌还有助于呼吸，吸气时腰方肌牵拉第 12 肋，使胸廓充分扩张。当发生劳力性呼吸困难、臀中肌力量减弱，以及竖脊肌、腹肌和腰肌等体位肌的失调时，可能会出现腰方肌功能障碍。

11. 多裂肌、长胸回旋肌和短胸回旋肌　多裂肌、长胸回旋肌和短胸回旋肌位于脊柱深层，手法无法触诊，但它们是维持脊柱姿势稳定的主要肌肉。临床常见的腰部反复扭伤、长期的慢性疼痛、腰椎间盘突出症反复发作均与上述三个肌肉的薄弱，或者神经对它们的募集延迟有密切关系。多裂肌是背深横突棘肌内在肌，位于骶骨到第二颈椎之间，由很多纤维束组成。它们起自骶骨、髂后上棘、腰椎乳状突、胸椎横突、第 4～7 颈椎关节突，肌束向上跨越 2～4 个椎骨，止于全部椎骨（寰椎除外）的棘突，填充了棘突两侧的沟。伸展为三个联合段，稳定各个关节。主要作用：脊柱局部活动时稳定椎骨，参与胸椎旋转及颈部和脊柱伸展。长、短胸回旋肌也是背深内在肌，作用与多裂肌相同。但二者仅见于胸区，近似四边形，脊柱每侧各有 11 块。起自每块胸椎的横突，向上止于相邻的胸椎椎体横突的肌肉为短回旋肌，止于起点上两个胸椎椎体横突的肌肉为长回旋肌。多裂肌、长胸回旋肌和短胸回旋肌受相应阶段的颈椎、胸椎和腰椎神经（后支）支配。头颈部多裂肌位置深、肌束纤细，越往下越粗大，到腰骶部接近体表，最后通过韧带与骶骨、髂后上棘紧密连接。多裂肌是维持腰部稳定的最重要的一块肌肉，也是腰腹部核心肌肉群里最主要的一块肌肉。加强多裂肌的训练对预防腰痛，避免腰椎间盘突出症复发极其重要，因此后面（第九章）将专门介绍核心肌肉训练。

（吴晓刚）

第二节　躯干部常用检查方法

躯干部常见疾病的检查方法同样遵循视、触、叩诊，还要加运动功能的检查、感觉的检查及针对某些部位或者某种疾病的特殊检查。通常采取立位、坐位、卧位不同的位置，检查时最好让患者脱去衣服，只穿短裤，以免衣服掩盖部分重要体征。并注意观察穿脱衣服时患者弯腰的姿势和程度，观察患者能否自己脱鞋袜等。若患者腰痛严重或腰椎等有病变，活动受限，则上述动作困难。

一、视诊

脊柱的视诊一般采取站立位，内容包括人体的对称性、脊柱力线的检查、脊柱前凸与后凸、脊柱两侧软组织视诊、骨盆及下肢视诊，以及行走步态。

（一）人体的对称性

正常人的躯干前、后和左、右对称。前面检查肩与胸廓是否对称，有无一侧高一侧低的现象；两侧髂峰是否相平；膝关节有无内、外翻，有无扁平足或外翻足。背面检查，注意两肩有无一高一低，两肩胛骨下角是否平齐；两侧大粗隆有无一侧异常突出；腰骶菱形区是否正常；两侧臀皱襞有无不对称。侧面检查患者站立时姿势是否良好，胸、腰的生理曲度是否正常。

（二）脊柱力线的检查

脊柱力线主要看有无侧弯。脊柱的生理曲度使身体的重心落在第2骶椎上，以第2骶椎为中心，可将人体划分为额状面、矢状面、横切面，三个面互相垂直，后面观察，脊柱在额状面上应为一条直线，若有左右侧弯，则谓侧弯畸形。侧弯可以发生在胸部，也可以发生在腰部。脊柱侧弯原因很多，习惯称根据脊柱的解剖结构是否发生改变，分为功能性和结构性侧弯两类；或者根据脊柱侧弯发生的原因将其分为原发性、先天性、肌肉性、神经性和其他五类。临床最常见的是功能性脊柱侧弯、结构性脊柱侧弯和原发性脊柱侧弯三大类。

1. 功能性脊柱侧弯 脊柱无器质性改变异常，为可逆性，多见于青少年习惯性姿势不良，以及疼痛与肌肉痉挛导致的脊柱代偿性侧弯。

2. 结构性脊柱侧弯 又称器质性脊柱侧弯，由于椎骨、韧带、椎间盘、神经或肌肉等组织结构产生病变，或者由于功能性脊柱侧弯没有得到很好的纠正而逐渐发展成结构性脊柱侧弯，为不可逆性，不能用改变姿势体位的办法纠正。此类侧弯较重，曲

度比较固定，侧弯凸侧脊柱旋转突出，脊柱前屈时更加明显，严
重的侧弯往往伴有胸廓畸形。左右侧屈位 X 线像显示两侧弯曲
不对称，多发生在胸段，除一个主要的原发侧凸之外，其上、下
侧还有继发性侧凸。

3. 原发性（特发性）脊柱侧弯　此类侧弯最多见，约占全部
脊柱侧弯病例的 80%。发病原因不明，似与遗传因素有关，多
在青年期发现。往往发生于胸段脊柱，往往合并胸廓畸形，躯干
两侧对称的解剖结构不在同一水平。诊断此类侧弯时应详细询问
病史，何时发现侧弯，是否在不断发展，有无明显诱因。检查时
注意脊柱侧弯是否已经取得代偿平衡。X 线检查要包括脊柱全长，
以确定侧弯是原发或继发，并测量其侧弯的度数。

（三）脊柱前凸与后凸

脊柱有正常的生理弯曲，在矢状面上若脊柱前凸或后凸超越
正常的生理弯曲，称为前凸与后凸畸形，常见驼背畸形、角状后
凸畸形、脊柱前凸畸形。驼背畸形又称圆背畸形，胸椎段生理性
后凸增加而超过正常生理范围，呈钝圆形，而其他检查无异常，
常见于佝偻病、青少年期胸椎骨软骨病、老年性骨质疏松症、畸
形性骨炎、胸椎椎体楔形变、强直性脊柱炎等。角状后凸畸形多
见于脊柱椎体压缩性骨折或脱位，胸腰椎结核、转移癌等疾患，
导致脊柱某部局限性向后凸出成角畸形。脊柱前凸畸形常见于腰
椎段，腰前凸增加，常伴有腰骶角增大、骨盆倾斜角增大。引起
腰前凸增大的常见原因是腰椎向前滑脱症、腹肌麻痹、肥胖症、
妊娠晚期。驼背、先天性髋关节脱位、髋关节屈曲畸形、扁平
髋、双侧跟腱短缩等，亦可引起继发性腰前凸增加。由于腰前凸
增大，容易引起腰部软组织劳损和腰椎间盘等组织退行性改变。

（四）脊柱两侧软组织视诊

观察脊柱两侧软组织是否对称，局部有无肿胀、充血、瘀血、挫伤、肌痉挛、肌萎缩、色素斑、丛毛、包块等。观察有无寒性脓肿或流脓窦道，若靠近胸椎部位，可能是胸椎结核；若位于腰三角部位，可能为腰椎结核。下交叉综合征患者经常见到下背部竖脊肌痉挛，而腰扭伤患者常见单侧肌竖脊肌痉挛隆起。

（五）骨盆及下肢视诊

观察骨盆是否有倾斜，两侧髂后上棘及髂嵴是否在同一水平线上。两侧下肢是否等长，有无膝内翻或膝外翻畸形，有无扁平足、内翻足或外翻足等畸形。这些畸形往往引起骨盆倾斜、腰段脊柱代偿性侧弯等，因而破坏了腰部生物力学的平衡，是引起腰背部畸形和疼痛的原因之一。

（六）行走步态

腰部病变、疼痛、活动受限时，步态随之发生变化。如腰椎间盘突出症患者，手扶腰部，臀部倾斜，患肢不敢伸直，重心集中于健肢。脊柱结核患者因为害怕震动，走路特别小心，手扶腰部向后伸展。脊柱外伤患者走路时显得僵直不灵活，转身慢而困难。进行性肌营养不良患者呈"挺胸式"步态。

二、触诊

脊柱部位的常用触诊主要有脊柱的体表定位、棘突触诊、有无压痛、有无肌肉痉挛和腹部的触诊。

（一）体表定位

常用的体表解剖定位标志从上向下依次是乳突下 1 横指，对第 1 颈椎横突；环状软骨水平，对第 6 颈椎横突；胸骨颈切迹（两侧肩胛骨上角连线中点），对第 2 胸椎；两侧肩胛冈间的连线，相当于第 3 胸椎平面；胸骨角对第 4 胸椎；两侧肩胛骨下角连线相当于第 7 胸椎平面；剑突与脐孔连线中点，对第 1 腰椎；两侧髂嵴最高点连线中点（脐孔），相当于第 4 腰椎平面。

（二）棘突触诊

检查者示、中指并拢自上而下沿脊柱的棘突连线滑行触摸，或用示、中、环三指，中指放在棘突尖，示指、环指在棘突两侧，自上向下滑行触诊。注意棘突有无异常隆起或凹陷，棘突间隙是否相等，棘突、棘上韧带及棘间韧带有无增厚肿胀及压痛，棘突的排列是否在一条直线上有无侧弯或棘突偏歪。例如，局部棘突偏歪，说明该椎体旋转，关节突关节紊乱，可进行手法旋转复位治疗。如棘突倾斜要注意有无棘突骨折，或椎体骨折脱位等。如腰骶部棘突凹陷或呈台阶状，要注意有无隐性脊柱裂或腰椎向前滑脱。

（三）压痛

压痛点的确定需要一定的技巧，先让患者自己指出最痛的位置，如患者明确地指出某一部位疼痛，反复数次而指点的位置不变，说明此部位可能有重要的器质性病变或损伤。反之，若患者用手指乱摸乱指，无肯定的疼痛位置，说明多无重要的器质性病变或损伤。寻找压痛点的方法：自上而下依序按压棘突、棘间韧带、腰骶关节、关节突关节、横突、椎旁肌、脊肋角、骶髂关节、骶髂切迹等来寻找，并记录压痛点的部位及深浅，即浅表的压痛还是深在的压痛。压痛点往往是病变或损伤组织的部位。表浅压痛说明病变或损伤浅在，多为棘上、棘间韧带、筋膜、肌肉的损伤；深在的压痛表明可能椎体或附件有病变或损伤。例如横突骨折或横突间韧带撕裂伤的患者，多在骶棘肌外缘线受损，局部有深在的压痛。第 3 腰椎横突综合征在横突尖部有明显深在压痛，并有时沿臀上皮神经向臀部放散。腰 4、5 椎间盘突出的患者，在椎板间线腰 4、5 椎间盘的部位有明显的深在压痛并向患侧下肢放射，可至足底。中线部位有深在压痛，可能有椎体结核病或椎体骨折。肋间神经压痛点常见部位有三处，在肋间隙后端，近脊柱旁的肋间神经主干处，腋中线处肋间神经外侧皮支发出点：胸骨外缘 1cm 处肋间神经前皮支部位。

（四）肌肉痉挛

检查时让患者俯卧，全身肌肉放松。一般来说，如果肌肉有痉挛，视诊就可看到局部肌肉隆起，触摸时肌肉绷紧，缺乏正常的柔和与弹性。需要注意的是，肌肉痉挛的部位不一定就是原发疾病的部位，一定要沿着筋膜链进行仔细的触诊。

（五）腹部的触诊

有些腹部疾病也可以引起腰痛，因此应该做腹部的常规检查，查看腹腔脏器有无异常，腹内有无包块及深在压痛，有无大面积的异常搏动，如腹主动脉瘤。如腰椎结核的患者，可在下腹部两侧髂窝摸到寒性脓肿。若为女性腰痛患者，应做妇科检查，排除子宫肿瘤、子宫后倾，或急、慢性盆腔炎等疾患。下腰痛患者怀疑有直肠肿瘤者应做肛门指检。

三、叩诊

患者俯卧位，检查者用拳头或叩诊锤，以适当的力量从第 7 颈椎至骶椎依次叩击各个棘突，注意有无深部叩击痛及其叩痛部位。叩诊对胸椎病变及深在组织的病变有重要的诊断意义。最后轻叩脊肋角及第 12 肋，以排除肾脏疾患及潜隐的外伤性第 12 肋骨骨折。

四、胸、腰椎运动检查

胸、腰椎运动检查，一般先进行主动运动的检查，然后进行被动运动检查。患者往往因为疼痛保护影响主动运动范围，医生进行被动运动检查对疼痛进行精确定位。检查时，注意各向运动是否受限，有无疼痛出现及出现疼痛时屈曲的度数，以及运动的姿势有无异常。

（一）关节活动度

腰椎前屈 90°，前屈肌为腹直肌、腹外斜肌、腹内斜肌、腹横肌和髂腰肌。腰椎后伸 20°～30°，主要是竖脊肌。侧屈 20°～30°，侧屈肌为腰方肌、腹外斜肌、腹内斜肌和腹横肌。旋转 30°，旋转肌为腹外斜肌、腹内斜肌和腹横肌。

（二）肌力检查方法

患者取俯卧位，两臂置于体侧，嘱患者自动抬高上身，可看见并触及躯干伸肌群（主要是竖脊肌）收缩。患者取仰卧位，双下肢伸直不动，嘱其缓缓坐起，或在患者胸部加适当阻力，可看见并触及腹直肌收缩。患者取仰卧位，向一侧旋转上身并同时坐起，可看见并触及对侧腹斜肌收缩。患者取坐位，在抗阻力情况下使腰部侧屈，观察腰方肌的力量。

五、感觉检查

胸、腰椎部位损伤相邻的神经就会出现相应的症状。临床常见的有肋间神经损伤后躯干部感觉异常，以及腰丛和骶丛损伤引起的下肢的感觉异常。尤其是腰椎间盘突出症刺激导致的感觉障碍，是定位诊断的主要依据之一。

六、特殊检查

（一）压胸试验

患者取坐位或站立位，检查者站于侧方，一手抵住其脊柱，另一手压迫胸骨，轻轻地相对挤压。若在胸侧壁上某处出现疼痛，说明该处肋骨可能骨折，是诊断外伤性肋骨骨折的重要体征。

（二）比弗尔脐征

患者取仰卧位，让患者抬头坐起时，注意脐眼位置有无移动或偏向某一侧。正常人脐眼位置不变，若脐向健侧移动，这种现象称比弗（Beevor）征，提示一侧腹肌力弱，可能有相应阶段的神经损伤。

（三）麻醉试验

常用的有氯乙烷致冷麻醉试验和普鲁卡因封闭试验，前者常见于治疗运动员比赛期间的软组织损伤，如果表面麻醉后仍有压痛点，表示损伤的位置比较深。后者则是以 0.5% ～ 1.0% 普鲁卡因注射液 5 ～ 10mL，做压痛点封闭，注意药物到达的层次，根据药物作用后是否起效来判定损伤是筋膜韧带疾患、肌肉疾患，还是椎管内疾患。

（四）拾物试验

拾物试验多用于小儿腰部前屈运动的检查。患儿站在地上，嘱患儿于地上拾一玩具，正常情况下为两膝微屈，弯腰俯地用手将玩具拾起，若腰部有病变如患腰椎结核时，则可见双膝双髋关节尽量屈曲，腰部挺直用手去拾地上的东西，此试验为阳性。

（五）脊柱超伸试验

脊柱超伸试验也是专用于小儿的检查。患儿俯卧，检查者握住患儿双小腿向上提起，正常时不痛，脊柱后弯自如，如有病变则不能后弯，脊柱僵直，常为儿童脊椎结核的一个早期体征。

（六）抱膝试验

患者仰卧，两手抱膝使髋、膝关节尽量屈曲，如有腰骶关节疼痛即为阳性。

（七）髋膝屈曲试验

髋膝屈曲试验又称骨盆回旋试验。患者仰卧屈髋、屈膝，检查者把住患者膝部，使髋膝关节尽量屈曲，并向头侧推压，使臀部离开床面，腰部被动前屈。如腰骶部发生疼痛，即为阳性。若进行单侧髋、膝屈曲试验，患者一侧下肢伸直，检查者以同样方法使另一侧髋膝关节尽量屈曲，向头侧推压，则腰骶关节和骶髂关节便可随之运动，若发生疼痛，即为阳性。如果腰部软组织损伤、劳损或腰椎椎间关节、腰骶关节、骶髂关节有病变或腰椎结核等均可出现阳性。但腰椎间盘突出症此试验常为阴性。

（八）坐骨神经特殊检查

坐骨神经是骶丛的最主要分支，当受到腰椎间盘突出或者其他原因刺激后，常会引起腰腿疼痛。常用的坐骨神经检查方法有直腿抬高及加强试验、屈颈试验、费里试验和梨状肌紧张试验。

1. 直腿抬高试验　患者仰卧，两腿伸直放松，分别先做直腿抬高动作，再被动抬高。正常时，两下肢同样抬高80°以上并无疼痛。若一侧下肢抬高幅度降低，不能继续抬高，同时又有下肢放射性疼痛则为直腿抬高试验阳性。若直腿抬高到最大限度但尚未引起疼痛，在患者不注意的情况下，突然将足背屈，患肢后侧出现放射性的剧烈疼痛，即为加强试验阳性。直腿抬高试验是各种坐骨神经紧张试验的基本试验，加强试验时背屈踝只加剧坐骨神经及小腿腓肠肌的紧张，对小腿以上的肌筋膜无影响，借此可以区别由于髂胫束、腘绳肌或膝关节后关节囊紧张所造成的直腿抬高受限。

2. 屈颈试验　患者仰卧完全放松，检查者一手置胸前，一手置枕后，然后徐徐用力使患者头被动前屈，如出现腰痛及坐骨神经痛即为阳性。颈部前屈时，可使脊髓在椎管内上升 1～2cm，神经根也随之受到牵拉，神经根受压时即出现该神经分布区的疼痛。该试验用于腰椎间盘突出症及椎体压缩性骨折的检查。

3. 梨状肌紧张试验　患者仰卧位，将患肢伸直，并做内收内旋动作，如坐骨神经有放射性疼痛，再迅速将患肢外展外旋，疼痛随即缓解即为试验阳性。或让患者取俯卧位，屈曲患侧膝关节，检查者一手固定骨盆，一手握持患肢小腿远侧，推动小腿做髋关节内旋及外旋运动，若发生上述反应，即为试验阳性。梨状肌紧张试验主要用于鉴别否存在梨状肌综合征。

（九）股神经特殊检查

股神经是腰丛的主要分支主管髂肌、耻骨肌、股四头肌和缝匠肌的运动，以及大腿、膝关节前面皮肤及膝关节、髌下、小腿内侧面和足内侧缘的皮肤感觉。常用检查方法有股神经紧张试验、屈膝试验和展髋试验。

1. 股神经紧张试验　患者俯卧，检查者一手固定患者骨盆，另一手握患肢小腿下端，膝关节伸直或屈曲，将大腿强力后伸，如出现大腿前方放射样疼痛，即为阳性。

2. 屈膝试验　患者俯卧双下肢伸直，检查者一手按住其骶髂部，另一手握患侧踝部，将小腿抬起并逐渐屈曲膝关节，使足跟接近臀部，若出现腰部和大腿前侧放射性痛，即为阳性。

3. 展髋试验　患者取健侧卧位，两下肢伸直。将患侧下肢抬起使髋关节外展，如大腿前侧疼痛，即为阳性，亦提示股神经受损。

（吴晓刚）

第三节　躯干部常见疾病的诊断、治疗与康复

胸部有肋骨与胸骨所构成的骨性胸廓支撑，再加上相关的肌肉保护，因此胸椎不易发生扭伤，临床偶见胸椎小关节紊乱。腰部的稳定除了腰椎的骨性支撑外，核心肌群是否强大、肌肉激活募集是否正常、日常弯腰搬运重物姿势是否合理也极其重要。核心肌群肌力失衡，周围组织就会代偿保护，偶尔的急性损伤或者长期的慢性损伤、炎症，关节移位、韧带撕裂、肌肉水肿，均会造成相关部位的症状。

一、胸椎小关节紊乱症

胸椎小关节包括关节突关节和胸椎固有关节（肋椎关节、肋横突关节）及肋软骨滑膜关节。由于退行性改变、外伤、长期姿势不良等原因，导致多裂肌、回旋长肌和回旋短肌功能减退，不能很好地维持脊柱的内外平衡，在某个体位下胸椎小关节可能发生轻度位移改变，使相应的脊神经和交感神经所支配的组织或器官产生功能障碍或失常，称为胸椎小关节紊乱症。症状复杂多变，容易误诊。急性患者多表现为肋间神经痛的症状，痛感从后背窜到前胸，低头、弯腰、咳嗽、大声说话等均可使疼痛加重。

严重疼痛患者夜不成寐，坐卧不宁。慢性患者后背部酸痛，久坐久站、弯腰活动均可使症状加重。

【诊断要点】

1.病变局部有压痛，椎旁肌紧张痉挛，有时可触及条索状物。

2.触诊受累椎体棘突后翘、偏歪，与下位棘突距离增宽。棘上韧带有肿胀或剥离改变。

3.多数患者脊柱活动受限，以前屈受限明显。活动时患椎局部疼痛，并向前胸放射。双上肢因疼痛而不敢上举，被动上举时疼痛加重。

【治疗要点】

1.手法复位无禁忌证的患者首选手法复位。常用复位方法包括侧扳复位法、胸椎对抗复位法、冲压法、双手重叠按压法等。患者应全身放松，配合医生，手法复位可分多次逐渐进行，应注意避免用力过猛造成新的损伤。

2.局部理疗对于有手法复位禁忌证的患者，可以采用针灸、微波治疗，或者中药外敷、内服，以消除局部水肿，减轻疼痛。

3.药物治疗疼痛明显者可口服依托考昔等非甾体抗炎药。

二、腰背肌筋膜纤维质炎

腰背肌筋膜纤维质炎指因寒冷、潮湿、慢性劳损而使腰部肌筋膜及肌肉组织发生水肿、渗出及纤维性变，而出现的一系列临床症状。人体含结缔纤维较多的组织如肌肉、筋膜、韧带、关节囊、滑膜、骨膜、腱膜、腱鞘、肌腱、神经鞘膜等均可累及，是一种临床常见而又常被忽略或误诊的痛症。

【诊断要点】

1.腰背部弥漫性钝痛，尤以两侧腰肌及髂嵴上方更为明显。

2.疼痛晨起痛，日间轻，傍晚复重，长时间不活动或活动过度均可诱发疼痛，病程长，且因劳累及气候变化而发作。

3.查体时患部有明显的局限性压痛点，触摸此点可引起疼痛和放射。

【治疗要点】

1.解除病因，注意保暖，局部热敷，防止受凉。急性期注意休息。

2.药物对症治疗，消炎镇痛药或者痛点封闭。

3.中医治疗本病是在辨证基础上中医药结合热敷、针灸等方法，疗效稳定理想，不复发。

三、腰扭伤

【诊断要点】

1.多发于久坐、缺少锻炼的人群，有明确的外伤史。

2.活动受限，患者常用双手固定腰部以减轻疼痛，严重者当时即不能直腰站立或不能起床。

3.局部压痛明显，竖脊肌保护性痉挛。

4.腰部影像学可能提示腰椎骨质增生，或者腰椎间盘突出。

5.普鲁卡因封闭试验，痛点立即消失。

6.治疗不及时，或者核心肌群薄弱，可能会变成慢性腰扭伤。

【治疗要点】

1.腰背部制动 腰扭伤后尽量卧床休息，损伤肌肉筋膜修复创造基本条件，如果需要下地活动，尽量配戴护腰。

2.药物治疗　急性扭伤时，疼痛剧烈伴有肌肉痉挛者，可采用 0.5% 普鲁卡因注射液 20mL 在痛点处行封闭，也可以给予活血化瘀的中药内服外敷。

3.理疗　包括针灸、拔罐、微波等各种促进局部血循环及清除创伤代谢产物淤积的疗法均有一定疗效。如果怀疑有腰椎小关节错位，在放松肌肉的基础上进行手法复位，效果良好。

4.康复训练　如果说各种治疗是治标的话，针对腰部核心肌肉的康复训练则是避免复发的治本之策。

四、腰椎间盘突出症

腰椎间盘突出症是由于腰椎间盘退变，再加上外伤、受凉等诱因，造成腰椎间盘纤维环破裂，髓核向后突出，压迫坐骨神经根而引起腰腿痛。本病多见于青壮年，30～40 岁多发，男性发病率为女性的 6 倍。好发部位为腰 4、5 椎间盘，其次为腰 5 骶 1 椎间盘，胸椎间盘突出少见。常见症状为从下腰痛开始，之后出现一侧或两侧下肢放射性坐骨神经痛，由腰部开始，沿大腿后侧，经小腿的后外侧，一直放射至踝或足趾。任何使脑脊液压力增高或神经根受牵拉的动作，如咳嗽、打喷嚏、排便、弯腰等均可使腰腿痛加剧。患侧小腿外侧、后外侧、足背外侧甚至足底有麻木感。中心性椎间盘突出可出现鞍区麻木。

【诊断要点】

1.外伤或者劳累后出现下腰痛，一侧臀部及下肢疼痛。

2.腰椎间盘突出的特殊步态，弯腰并侧凸，患侧臀部向后方突出，患肢不敢负重，跛行。

3.腰部活动受限，生理前凸减小或消失；椎间盘突出平面椎旁压痛阳性，可放射至足部。

4.受压神经分布区皮肤感觉迟钝或丧失，踝和踇趾跖屈及提重力量减弱，膝腱反射及跟腱反射异常。

5.直腿抬高试验、直腿抬高背屈踝试验等阳性。

6.CT 或者 MRI 可明确诊断。

【治疗要点】

1.目前有关腰椎间盘突出症的各种指南均首先推荐保守治疗，而且有效率超过 80%。保守治疗的方法有很多，可根据医生的经验和医疗条件灵活选择。

2.保守无效，有手术适应证者建议尽早手术。

无论保守还是手术治疗，预防复发是关键。改变生活方式，纠正肌力失衡，加强核心肌肉力量，尤其是多裂肌力量的训练是治本之法。

五、腰椎管狭窄症

【诊断要点】

1.腰椎管狭窄症的典型症状为间歇性跛行，患者走一小段路便感到腰腿痛，蹲下来休息几分钟，疼痛可缓解，再走再痛再休息。能坚持走的距离越来越短，而需要休息的时间却越来越长。但骑自行车可行几十里路而不感疼痛。

2.腰椎管狭窄症的腰部和坐骨神经受刺激症状与腰椎间盘突出症基本相同。

3.直腿抬高试验多为阴性，可抬高 80°以上。

4.下肢血管超声排除血管病变。

5.CT 或者 MRI 可明确诊断。

【治疗要点】

1.保守治疗无法彻底治愈，但通过规范化治疗可以缓解症状，恢复正常活动。保守治疗包括各种理疗、非甾体抗炎药，以及中药温通经络、强壮筋骨。

2.如果出现以下情况之一，建议尽早手术治疗：规范保守治疗 3 个月神经根刺激症状仍然没有缓解者；出现排尿困难或者性功能障碍者；间歇性跛行距离短于 200 米者。

3.康复训练同腰椎间盘突出症。

六、第三腰椎横突综合征

第三腰椎横突是腰部很多肌肉的附着点。这些肌肉受到损伤后引起的无菌性炎症，以及周围神经受损产生一系列的相应症状成为第三腰椎横突综合征。本病主要症状为腰部疼痛，症状重的还有沿大腿向下放射的疼痛，可至膝面以上，极少数病例疼痛可延及小腿的外侧。

【诊断要点】

1.第三腰椎横突尖部有压痛，可扪及结节状物。

2.臀上皮神经分布区皮肤感觉异常，沿臀上皮神经走行有压痛。

3.臀中肌外缘可触及条索状物，并有压痛。

4.股内收肌腱挛缩紧张，有压痛。

5.普鲁卡因痛点封闭试验，痛点消失或减轻。

【治疗要点】

1.运用针灸、理疗、封闭疗法及口服消炎镇痛药物，均可有效缓解疼痛。

2. 预防复发的关键是核心肌肉的训练。

七、梨状肌综合征

【诊断要点】

1. 突发臀部疼痛，甚至刀割样，沿坐骨神经放射。咳嗽、打喷嚏时无放射痛。不敢行走，呈外旋跛行，"八字脚"。

2. 腰部检查多无阳性发现，臀大肌深部可扪及肿胀的梨状肌，压痛明显，并向下肢放射。

3. 直腿抬高试验或直腿抬高背屈踝试验有时为阳性，但被动直腿抬高超过 60°后，疼痛反而减轻。

4. 梨状肌紧张试验阳性。梨状肌封闭后疼痛消失。

【治疗要点】

梨状肌急性或慢性损伤发生炎症反应，刺激或压迫坐骨神经，因此消除局部的炎症是治疗的关键。

八、臀上皮神经损伤

臀上皮神经由 L1、L2、L3 后支分支所构成，通过腰背筋膜进入皮下，绕过髂嵴下行至臀上部，一般有 3 支，以中支最长，有时可达臀沟。常见症状为臀部疼痛，腰部前屈时疼痛加重，有时可反射到下肢膝部以上。临床表现为患侧腰臀部疼痛，呈刺痛、撕裂样疼痛，大腿后侧膝以上部位可有牵扯痛，但不过膝。急性期疼痛较剧烈，弯腰受限，起坐困难，由坐位改站位时需攀扶他人或物体，患者常诉疼痛部位较深，区域模糊，没有明显的分布界限。

【诊断要点】

1. 臀部疼痛，呈刺痛、撕裂样疼痛，腰部前屈时疼痛加重，限制了腰部屈曲运动。

2. 臀上皮神经走行部位压痛明显，反射到大腿后侧膝以上。有时可触及该神经增粗，呈条索状，即所谓"筋出槽"。

3. 痛点封闭疗效迅速。

【治疗要点】

1. 臀上皮神经走行中受到刺激，产生水肿充血，神经变粗大，周围软组织发生无菌性炎症。这是臀上皮神经损伤的病理改变。因此解决刺激原因和消除水肿是治疗的关键。

2. 手法治疗。让患者端坐于椅上，双手扶膝，双腿分开与肩同宽，医者端坐于患者之后，根据臀上皮神经体表压痛点，以拇指触找滚动或立起的条索状物体，即臀上皮神经，再找到原位的沟痕，一手将臀上皮神经拉起，另一手将其按回原位，再顺向按压几次，患者疼痛当时即可解除。

3. 臀上皮神经损伤通常经保守治疗均可缓解，但若遇顽固疼痛，经久不愈者，也可采取手术治疗，将臀上皮神经髂嵴一段切除，可获痊愈。

九、髂腰韧带和骶髂韧带损伤

【诊断要点】

1. 髂腰韧带损伤患者，有腰痛及局部压痛，并常反射到腹股沟内侧、大腿内上侧及同侧下腹壁。

2. 骶髂韧带上部损伤，表现为腰痛及局部压痛并反射到臀部、大腿后外侧及小腿外侧。骶髂韧带后下部损伤，表现为腰痛、局部压痛，并反射到大腿后外侧及小腿外侧，有时反射到外踝下部，甚至到足外侧及小趾。骶棘韧带损伤亦可引起类似的症状。

3. 普鲁卡因麻醉试验有效。

【治疗要点】

1. 骶髂关节韧带损伤多由于长时间保持某一个体位，或者多次重复同一个动作，而导致的慢性劳损。治疗首先要注意避免长时间一个姿势，避免反复重复某一种动作。有症状者可以针灸理疗，或者中药内服、外敷，也可以口服一些消炎镇痛药物，减轻疼痛症状。症状缓解后，坚持进行核心肌肉训练。

2. 若急性暴力损伤，需要相关部位的 MR 或者 CT 检查，以排除骨折和明确韧带损伤的具体程度。如果具有手术指征，尽早手术治疗。如果损伤程度不严重，可卧床休息，内服活血化瘀的中药，局部外敷消定膏。

十、骨质疏松症

骨质疏松症是一种以骨量下降和骨的微细结构破坏为特征的系统性骨病，多见于绝经后妇女，以骨强度下降和骨折风险增加为主要特征。其病因包括内分泌因素、遗传因素、营养因素、废用因素、药物因素和其他因素。

【诊断要点】

1. 全身无力及腰背疼痛，向两侧或腹部放射。活动或者咳嗽均可引起疼痛。

2. 常伴有单发或多发的椎体压缩性骨折，疼痛部位明确。

3. X 线表现为胸椎呈楔形变，腰椎因椎间盘向上下膨胀而呈双凹形，即所谓"鱼尾样"改变，椎体骨小梁呈栅栏状。

4. 骨密度测定，骨密度值下降等于或超过同性别、同种族健康成人的骨峰值 2.5 个标准差为骨质疏松。

5. X 线片下骨质疏松分级表现。Ⅰ级：可疑，骨质密度略减小，骨小梁变细，椎体无畸形；Ⅱ级：骨质密度减小，骨小梁变细，椎体呈轻度双凹形或轻度楔形变；Ⅲ级：骨质密度进一步减小，椎体双凹形明显，一个或多个椎体楔形变；Ⅳ级：骨密度极度减小，椎体双凹形严重，数个椎体压缩，楔形变明显。

【治疗要点】

骨质疏松症的治疗需要药物干预、生活方式调整和康复治疗共同进行，必要时需手术治疗，以迅速止痛和恢复椎体强度预防骨折等并发症。药物干预主要是针对影响骨代谢的原发疾病进行干预。生活方式和康复治疗主要指足够蛋白、骨活化剂和钙剂的补充，以及规律的抗阻负荷训练，从而达到筋骨并重的目标。

十一、强直性脊柱炎

强直性脊柱炎（AS）是一种主要侵犯脊柱，并可不同程度地累及骶髂关节和周围关节的慢性进行性炎性疾病。AS 的特点为腰、颈、胸段脊柱关节和韧带，以及骶髂关节的炎症和骨化，髋关节常受累，其他周围关节也可出现炎症。本病一般类风湿因子呈阴性，故与莱特尔综合征、银屑病关节炎、肠病性关节炎等统属血清阴性脊柱病。发病特点为男性发病率高于女性。

【诊断要点】

1. 多见于青壮年，男性多于女性。

2.腰骶部慢性钝痛，伴下背部僵硬，夜间疼痛晨起明显，活动后可减轻。病情逐渐发展直至完全强直，脊柱各向活动均受限。部分患者先出现如膝关节疼痛、积液等周围关节症状。

3.X线检查，早期见骨质增生，晚期骨性强直呈"竹节样"改变。

4.强脊炎患者实验室检查类风湿因子多呈阴性，但HLA–B27（组织相容抗原）中90%以上为阳性。

【治疗要点】

强直性脊柱炎属于血清阴性脊柱关节病，目前尚无法治愈。关键在于早期诊断、早期治疗，采取综合措施进行干预。

十二、腰椎结核

【诊断要点】

1.腰椎结核既往有结合接触史，免疫力低下时发病。

2.最典型症状先出现食欲减退、乏力、盗汗、体重下降、全身不适感等全身结核中毒症状，后出现腰背部疼痛等。

3.腰椎结核早期，外形无变化，当椎体破坏到一定程度之后，腰椎生理前凸变小或平直，严重者呈角状后凸畸形。局部有明显的深压痛、间接压痛及叩击痛，浅压痛比较轻微。

4.腰椎结核形成寒性脓肿，沿腰大肌向下流注，形成髂窝脓肿，脓液继续下注，经腹股沟韧带深面而形成大腿内侧脓肿，与髂窝脓肿相连如哑铃形。

5.若是患儿，拾物试验或俯卧背伸试验阳性。

【治疗要点】

腰椎结核治疗以全身抗结核和手术治疗为主，部分轻症患者可进行微创手术治疗。腰椎结核治疗的目标是彻底清除病灶，给脊髓和马尾神经充分减压，重建脊柱的稳定性，矫正脊柱畸形。患者要加强营养，提高免疫力，预防要严格执行卡介苗接种制度。

（吴晓刚）

第六章

骨盆和髋部

第一节　骨盆和髋部相关解剖

骨盆由两侧的髋骨，后方的骶骨、尾骨，借助骨连接围成。骨盆有明显的性别差异，男性骨盆窄而长，上口形为心形，下口窄小；女性骨盆宽而短，上口形似圆形，下口较宽大，这是适应女性分娩的需要。髋关节是身体内典型的球窝关节，由髋臼和股骨头构成。下肢的主要功能是支持体重和运动，以及维持身体的直立姿势。人的直立姿势使身体重心移至脊柱前方。在髋关节水平，身体重心则位于髋关节后方和第 2 骶椎之前，以平衡重力所致的躯干前倾。重力线自此经两膝及踝关节之前，在踝部则通过足舟骨。由于股骨颈的倾斜和股骨在垂线的角度，使膝、胫骨和足都十分靠近重力运动线。下肢关节在结构上的牢固是通过关节面的形态，关节囊韧带的粗细、数量和关节周围肌肉的大小和强度来获得的。因此当行走时，在支撑腿上维持重心的能量消耗最小，使离地腿有足够的能量向前摆动，以增加步幅长度。作为"腰 - 骨盆 - 髋区"功能单位的中心，骨盆是人体肌肉骨骼系统的运动中心，也是脊柱及双下肢的运动链汇集之处。骨盆借由脊柱与上半身相连，是支撑人体上半身活动的重要基座；通过髋关节与下半身相连，与人体下半身的动作息息相关。骨盆本身并没有自主动作，大部分是和髋关节一起发挥作用。

一、骨学

骨盆由骶骨、尾骨、髂骨、坐骨和耻骨共同组成，其中髂骨、坐骨及耻骨统称为髋骨。髋关节由髋臼和股骨头组成骨性结构。

1. 髋骨　在出生时，我们的髂骨、坐骨、耻骨都是分开的，通过透明软骨连接，至青春期末，这三块骨头自然融合，到20～25岁才完全骨化。这三块骨融合后被统称为髋骨，也叫作无名骨。髋骨的外表面有三个明显的特征：髋骨的上部分由髂骨的扇形大翼构成；在下方有呈杯状凹陷的髋臼，2/5由髂骨构成，2/5由坐骨构成，1/5由耻骨构成；髋臼下方靠中间的部分是身体最大的孔——闭孔，被闭孔膜盖住。

2. 髂骨　髂骨呈扇形，是构成髋骨的三块中最上端也是最大的部分。髂骨翼内面的髂窝是髂肌的起点之一，髂骨翼后下方粗糙的耳状面与骶骨耳状面相连接，形成"L"形的骶髂关节，有骶髂韧带加固。髂骨翼外面称为臀面，是臀肌的附着部位。髂骨上缘弧形的最高点称为髂嵴，左右髂嵴连线平对人体的第四腰椎棘突。沿髂嵴向前下方至髂骨前缘触及的骨性突起，就是髂前上棘（阔筋膜张肌和缝匠肌起点）。髂前上棘继续向下触及的另一个骨性突起，就是髂前下棘（股直肌起点之一）。从髂嵴沿髂骨后缘向下触摸到的骨性突起是髂后上棘。髂前上棘和髂后上棘常被作为评估骨盆带位置的骨性标志。

3. 坐骨　坐骨是髋部三块骨头中最强壮的部分，位于髂骨下方和耻骨后方。坐骨的最低点叫作坐骨结节（股二头肌长头、半腱肌、半膜肌的起点）。坐位时臀部与凳子接触，在皮下最易摸到的骨性突出就是坐骨结节，也是坐骨结节滑囊炎的压痛点。坐骨结节与尾骨相邻，用于承受坐位时身体的重量。

4. 耻骨　耻骨是髋部三块骨头中最靠前，也是最小的一块。耻骨坚硬，呈扁平状，左右两块耻骨通过一块纤维软骨连接构成耻骨联合关节，属于微动关节。耻骨联合外上方的骨性突起称为耻骨结节。耻骨结节是腹股沟韧带的附着点。外伤、女性怀孕等均可能造成耻骨联合分离和耻骨联合骨炎。

5. 骶骨　骶骨呈倒三角状，位于腰椎的底部，形成骨盆腔的后面。人出生时，骶骨是 5 块独立的骨骼，16～18 岁开始融合，34 岁时完全融合成一块骨头。骶骨上缘由骶骨第一节构成骶骨基底，基底部向前成角形成凹面。骶骨远端由骶骨第五节构成骶骨尖。

6. 尾骨　尾骨是脊柱的末端，一般由 4 块尾椎骨形成。尾骨在坐姿下同样承担负重，与左右两侧坐骨结节共同形成三角形的稳定支撑结构。

7. 股骨　股骨是人体最长并且最粗壮的骨，分为一体两端，上段呈圆柱形，中段呈三棱柱形，下段前后略扁。股骨颈与干之间形成颈干角，正常值 127°～135°，是臀肌力作用的杠杆臂。颈干角减小称髋内翻，增大为髋外翻。上端有朝向内上方的股骨头和髋臼形成关节。股骨头下外侧的狭细部称股骨颈，是骨折好发部位。颈与体连接处上外侧的方形隆起，称为大转子，是臀中肌、臀小肌和梨状肌的止点。内下方的隆起称为小转子，是髂腰肌的止点。大小转子之间，前面有转子间线，后面有转子间嵴。转子间嵴是股方肌止点。体后面有纵行嵴，为粗线（长收肌、短收肌止点），此线上端分叉，向上外侧延续于粗糙的臀肌粗隆（臀大肌止点），向上内侧延续为耻骨肌线（耻骨肌止点）。

二、关节学

下肢关节在结构上的牢固是通过关节面的形态，关节囊韧带的粗细、数量和关节周围肌肉的大小和强度来获得的。下肢骨的连接包括下肢带的连接和自由下肢骨的连接。下肢带的连接包括骶髂关节、髋骨与脊柱间的韧带连接、耻骨联合、髋骨的固有韧带和骨盆。自由下肢骨的连接包括髋关节、膝关节、胫腓连接、足关节和足弓。这里只介绍下肢带的连接和自由下肢骨的连接中的髋关节。

1. 骶髂关节 由骶骨和髂骨的耳状面构成，关节面凸凹不平，彼此结合十分紧密。关节囊紧张，有骶髂前、后韧带加强其稳定性。关节后上方尚有骶髂骨间韧带充填和连接。骶髂关节的主要功能是将上半身的重量传递到下肢，同时吸收震荡，缓解腰椎和下腰段椎间盘向上的压力。

2. 髋骨与脊柱间的韧带连接 主要有髂腰韧带、骶结节韧带和骶棘韧带。

3. 耻骨联合 由两侧耻骨联合面，借纤维软骨构成的耻骨间盘连接构成，属于微动关节。耻骨间盘中往往出现一矢状位的裂隙，女性较男性大，孕妇和经产妇尤为明显。这是由于在分娩过程中，耻骨间盘中的裂隙增宽，以利分娩。这几年产后康复中经常强调的耻骨分离，就是这个原因造成。

4. 髋骨的固有韧带 即闭孔膜，它封闭闭孔并为盆内外肌肉提供附着。膜的上部与闭孔沟围成闭膜管，有神经、血管通过。

5. 骨盆 由左右髋骨和骶、尾骨及其间的骨连接构成。骨盆是躯干与自由下肢骨之间的骨性成分，起着传递重力和支持、保护盆腔脏器的作用。人体直立时，体重自第 5 腰椎、骶骨经两侧的骶髂关节、髋臼传递至两侧的股骨头，再由股骨头往下到达下肢。骨盆的位置可因人体姿势不同而变动。人体直立时，骨盆向前倾斜 50°～ 55°（女性可为 60°），称为骨盆倾斜度。骨盆周围肌肉的力学失衡，将造成骨盆的前倾和后倾，可通过筋膜链的传导影响腰椎的曲度和髋膝关节的代偿。

6. 髋关节 由髋臼与股骨头构成，属多轴的球窝关节。髋臼的周缘附有纤维软骨构成的髋臼唇以增加髋臼的深度。髋臼切迹被髋臼横韧带封闭，使半月形的髋臼关节面扩大为环形以紧抱股骨头。髋臼和股骨头的外上方是主要负重区，容易发生骨性关节炎。股骨头的外上方还是股骨头缺血性坏死的好发区。髋关节的关节囊坚韧致密，向上附着于髋臼周缘及横韧带，向下附着于股骨颈，前面达转子间线，后面包罩股骨颈的内侧 2/3（转子间嵴略上方处）。关节囊周围有髂股韧带、股骨头韧带、耻股韧带、坐股韧带和轮匝带等多条韧带加强。髋关节可做三轴的屈曲、伸展、内收、外展、旋内、旋外和环转运动。由于股骨头深藏于髋臼窝内，关节囊相对紧张而坚韧，又受多条韧带限制，其运动幅度虽远不及肩关节，但具有较大的稳固性，以适应其承重和行走的功能。髋关节囊的后下部相对较薄弱，脱位时，股骨头易向下方脱出。

三、关节运动学

一般来说，骨盆、髋关节的运动类型包括矢状面上围绕冠状轴发生的屈曲和伸展，额状面上围绕矢状轴发生的内收和外展，水平面上围绕纵向轴的内旋和外旋。运动是相对而言的，这里的运动是指近端固定时远端的运动。

1. 骶骨－髂骨运动　骶骨－髂骨运动指骶骨在髂（髋）上的运动，包括两种运动类型，骶骨向前屈曲的点头样动作和骶骨向后伸展的反点头动作。点头动作发生时，骶骨基底部向前、向下旋转，此时骶骨在关节面上沿着垂直平面向下滑动，同时沿着水平面向后方滑动。这个位置通常被认为是骶髂关节最稳定的位置。反点头动作发生时，骶骨基底部向后上方旋转，此时骶骨在关节面上沿水平面向前滑动，沿垂直平面向前上方滑动。此时是骶髂关节最松弛的位置。

2. 髂骨－骶骨运动　髂骨－骶骨运动指髂（髋）骨在骶骨上的运动。躯干的屈伸运动会引起双侧髋骨同时向前或向后旋转，单侧髋骨运动通常出现在髋关节屈伸运动。髋关节向后旋转时，髋骨发生旋前运动，此时髋骨沿着关节面的垂直面做向下的滑动，同时沿着水平面做向后的滑动。髋关节向前旋转时，髋骨发生旋后运动，此时髋骨沿着关节面的水平面向前滑动，同时沿着垂直面向上滑动。

3. 骶髂关节联合运动　在骨盆带运动中，通常把两块髋骨和骶骨视为一个整体，当以髋关节为轴发生旋转，发生骶髂关节联合运动时，也就出现了骨盆前倾和后倾。当躯干向前屈曲时，骨盆向后移动，骶骨保持旋前，双侧髋骨同时在股骨上向前旋转，此时形成骨盆前倾。在躯干后伸时，骨盆向前移动，骶骨保持旋后，形成骨盆后倾。躯干后伸位也被认为是骶髂关节最稳定的位置，此时关节间隙最小。

4. 股骨绕骨盆运动　股骨绕骨盆运动主要指近端固定，髋关节在矢状面、额状面、水平面内发生的屈曲和伸展、内收和外展、内旋和外旋。正常成年人髋关节屈曲的范围是0°～120°，伸展 0°～ 30°，外展 0°～ 45°，内收 0°～ 30°，内旋 0°～ 45°，外旋 0°～ 45°。当发生股骨绕骨盆向前屈曲，保持伸膝时会发现，髋关节只能屈曲 70°～ 90°，这是由于腘绳肌的长度限制，当膝完全屈曲时，髋关节可以屈曲至最大范围 120°。当向后伸展时，由于髂股韧带和髋关节屈肌的限制，髋关节只能过伸至 0°～ 10°。当发生额状面内的股骨内收和外展时，内收肌、耻骨韧带限制了髋关节完全外展，髋关节的外展肌、髂胫束及坐骨韧带限制了髋关节完全内收。

5. 骨盆绕股骨运动 骨盆绕股骨运动大都受腰椎自然活动幅度的限制。矢状面中常发生骨盆的前倾和后倾。骨盆前倾通过围绕股骨头的内外旋转轴产生。髋关节弯曲 90°直立而坐时，髋关节可通过骨盆前倾在被完全伸展的腰椎限制之前能够围绕股骨继续向前旋转 30°。髋关节可通过骨盆后倾再向后伸展 10°～ 20°，骨盆后倾只在最小的程度上增加髂股韧带的张力。骨盆完全前倾会使髋关节的髂股韧带松弛。骨盆前倾的幅度也会受到髋关节后伸肌群短缩的限制。在站立时屈髋肌群紧张也会带动骨盆发生前倾。额状面上骨盆绕股骨的旋转常发生的是骨盆的侧倾。骨盆绕股骨的侧倾被限制在 30°左右，这主要是因为腰椎向侧面弯曲的生理限制。髋关节内收肌或者耻股韧带的明显紧缩限制了骨盆的侧倾。当发生骨盆侧倾时，由于髋周的肌肉力量失衡，常见的是臀中肌薄弱，骨盆高的那一侧的臀中肌相对拉长、薄弱。在动态行走时，髋关节外展肌和内收肌的肌力不平衡，高的一侧髋外展肌薄弱，当髋外展肌肌力不足，就无法在额状面稳定骨盆，在走路时会形成摇摆步态（鸭步）。水平面骨盆绕股骨的旋转常发生的是骨盆的旋转。骨盆在股骨上的水平动作称为前旋及后旋。当一侧骨盆前旋时，对侧骨盆即为后旋。骨盆旋转和髋关节旋转是相对的关系。比如骨盆向右旋转，相应的左髋是外旋，右髋是内旋。但髋关节的旋转并不一定会影响骨盆是否旋转。

四、肌肉与触诊

下肢肌肉包括髋肌、大腿肌、小腿肌和足肌。髋肌又叫骨盆带肌，起自骨盆内外面，跨过髋关节，止于股骨上部，运动髋关节。髋肌包括前群和后群，前群包括髂腰肌和阔筋膜张肌。后群分为三层，浅层是臀大肌，中层是臀中肌、梨状肌、上孖肌、下孖肌、闭孔内肌、股方肌，深层包括臀小肌、闭孔外肌。梨状肌、上孖肌、下孖肌、股方肌、闭孔内肌和闭孔外肌因为位置相近，作用基本相同而称为髋深层外旋肌。它们的作用类似肩袖肌群，位置较深只有梨状肌相对容易触诊。这里介绍髂腰肌、阔筋膜张肌、臀大肌、臀中肌、臀小肌和梨状肌（图 6-1-1）。

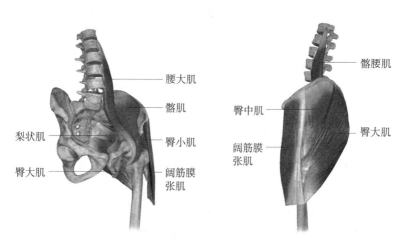

图 6-1-1　骨盆与髋部

1. 髂腰肌 包括髂肌和腰大肌。髂肌起自髂窝、骶髂韧带和骶髂前韧带；腰大肌起自第 2～4 腰椎椎体侧面、第 1～5 腰椎的椎体横突，二者共同止于股骨小转子。髂腰肌由腰丛神经支配。髂腰肌上端固定时，髋关节主要发生向前屈曲和外旋；下端固定时，一侧的髂腰肌收缩，躯干会发生侧屈，两侧同时收缩，躯干发生前倾及产生骨盆的前倾。触诊髂肌时，受检者仰卧位，屈曲髋关节和膝关节。首先定位髂前上棘，沿着髂骨前面由外侧向内下方深处滑动，同时受检者轻微抵抗屈髋，检查者感受手部传递的肌肉张力以确认髂肌位置。触诊腰大肌时，受检者仰卧位，屈曲髋关节和膝关节。先找到脐和髂前上棘连线的中点（腹直肌外侧缘），由外向内上方深处滑动手指，触及腰椎体外侧缘，向深处触及一管状肌肉。同时受检者可轻微抵抗屈髋，检查者感受手部传递的肌肉张力以确认腰大肌位置。

髂腰肌是髋关节屈曲和外旋的原动肌。髂腰肌和腰方肌及竖脊肌群一起，使骨盆前倾。这些肌肉拮抗使骨盆向后倾的臀肌和腹肌的力量，当这些维持骨盆姿势的肌肉之间失衡时，常造成下交叉综合征。直立时短缩的髂腰肌使骨盆过度前倾，常伴有严重的腰椎前凸及腰痛。髂腰肌损伤后，会出现髋关节伸直受限，腰椎垂直分布的疼痛。

2. 阔筋膜张肌 起自髂嵴前外侧缘（髂前上棘），经髂胫束止于胫骨外侧髁，由臀上神经（L4～S1）支配，作用于髋关节，可使髋关节屈曲、内旋、外展。触诊阔筋膜张肌时，受检者仰卧位，髋关节内旋。定位髂前上棘，沿外下方朝大腿外侧滑动，受检者可以轻微抵抗屈曲和外展髋关节，检查者感受手部传递的肌肉张力以确认阔筋膜张肌的位置。触诊髂胫束时，受检者侧卧位，微屈髋关节和膝关节。定位股骨外侧髁，另一只手朝近端沿大腿外侧向股骨大转子滑动，受检者轻微抵抗外展髋关节，检查者感受手部传递的肌肉张力以确认髂胫束的位置。

阔筋膜张肌和臀大肌的部分纤维融合成髂胫束，沿着大腿外侧向下附着于胫骨外侧髁前面。髂胫束远端纤维辅助外侧副韧带以防止股骨外侧髁和胫骨外侧髁分离，可以稳定髋关节和膝关节外侧。阔筋膜张肌、臀大肌和髂胫束的紧张可在近端对股骨大转子或在远端对股骨外侧髁产生摩擦。这种过度摩擦常常导致滑膜囊或肌腱的损伤，这就是弹响髋产生的机制。阔筋膜张肌是重要的、强有力的髋关节内旋肌，能够抵消髋关节对髂胫束的外旋力。当臀中肌力量减弱时，阔筋膜张肌会代偿，负荷增加，易出现阔筋膜张肌和髂胫束高张力。单侧阔筋膜张肌高张力也易出现骨盆向同侧旋转，双侧阔筋膜张肌高张力易出现骨盆前倾。临床上常见大腿外侧紧张酸困。这是髂胫束张力过高的表现，好发于久坐工作人群。他们有意识开始多走路、健身时，由于臀部肌肉的薄弱（废用性和交互抑制的原因），再加上健身前后没有拔伸激活臀部肌肉（臀大肌），造成髂胫束过度代偿劳损。

3. 臀大肌　起自髂嵴后部、骶骨背面及骶结节韧带，止于股骨臀肌粗隆，部分纤维经髂胫束至胫骨外侧髁，由臀下神经（L5～S2）支配。臀大肌近端固定可以伸展和外旋髋关节；上半部收缩使大腿外展，下半部收缩可使大腿内收。臀大肌远端固定，一侧收缩，可使骨盆转向对侧；两侧同时收缩使骨盆后倾，并使躯干后伸。触诊臀大肌时，受检者俯卧位，检查者用指尖触及骶骨外侧缘，指尖向外侧远端滑动至股骨大转子，沿其汇合于髂胫束的肌纤维方向触诊，受检者可轻轻抵抗伸髋，检查者感受手部传递的肌肉张力以确认臀大肌的位置。

臀大肌位于臀部浅层，大而肥厚，是身体中最有力的肌肉之一，其浅层平行纤维在融入髂胫束前将胸腰筋膜、髂骨和骶骨连接至大转子。在远端，臀大肌借助于厚厚的髂胫束止于胫骨的外侧髁，可稳定髋关节和膝关节外侧。臀大肌上部纤维外展髋关节，下部纤维则内收髋关节。这种相反作用强化了髋关节的稳定性，使臀大肌的力量集中在矢状面的伸髋。当下肢固定时，强大的臀大肌可挺直躯体，并与腘绳肌群一起将骨盆向后牵拉。臀大肌和腹直肌一起使骨盆向后倾，以拮抗腰方肌、腰大肌、髂肌和其他屈髋肌的力量。日常生活中久坐（屈髋位），导致屈髋肌群紧张短缩，包括臀大肌在内的伸髋肌群松弛薄弱，这就是下交叉综合征的产生机制。臀大肌和腘绳肌是主要的伸髋肌，当臀大肌无力时，腘绳肌就会代偿过度使用，最终导致损伤，大腿后外侧紧张疼痛。当臀大肌无力，而腘绳肌代偿不足时，人走路的姿态会出现上身后仰，呈现反"C"形状，这是因为上身后仰时伸髋幅度不足，此时膝关节就会过度伸直来弥补，从而导致膝超伸。

4. 臀中肌 前部位于皮下，后部在臀大肌深面，起自髂骨的臀面和臀肌腱膜，止于股骨大转子外侧面，由臀上神经（L4～S1）支配，负责髋关节的稳定。当近端固定，可使大腿在髋关节处外展，前部纤维辅助髋关节的屈曲和内旋，后部纤维辅助髋关节的后伸及外旋。臀中肌远端固定，一侧收缩可使骨盆向同侧倾；两侧前部纤维收缩，使骨盆前倾；后部纤维收缩，使骨盆后倾。触诊臀中肌时，受检者侧卧位，定位髂嵴的外侧缘，指尖向股骨大转子的远端滑动，沿肌纤维汇合并止于大转子外侧面。受检者可抵抗外展髋关节，检查者感受手部传递的肌肉张力以确认臀中肌的位置。

臀中肌的形状、纤维走向和功能类似于肩关节的三角肌，是髋关节外展的原动肌。当足从地上抬起时承重下肢的臀中肌会收缩以防骨盆向对侧倾斜。站立时，髋关节在臀中肌、臀小肌和腰方肌的协同作用下维持稳定，这种作用有助于髋关节和下肢其他结构的对位。这些肌肉若出现损伤无力，受检者单腿站立时无法保持骨盆位于身体中心位置，在站立、行走或跑步时，骨盆横向移动，会导致"鸭子步"，呈蹒跚摇摆步态（又称臀中肌步态）。臀中肌长期无力会造成其协同肌（阔筋膜张肌）负荷增加。这种长期的失衡状况也会造成阔筋膜张肌下部相连的髂胫束紧张，易引起膝盖外侧疼痛等问题。

5. 臀小肌　位于臀中肌深面，起自前、下臀线之间的髂骨外侧，止于股骨大转子前缘，由臀上神经（L4～S1）支配，主要功能是外展、内旋及微屈髋关节。触诊臀小肌时，受检者侧卧，定位髂嵴前缘的外侧，指尖沿内侧和远端向大转子滑动，沿肌纤维汇合于大转子前缘的方向触诊，受检者可抵抗内旋髋关节，检查者感受手部传递的肌肉张力以确认臀小肌的位置。

与臀中肌一样，臀小肌也能外展髋关节。行走时支撑相的臀小肌收缩以防止骨盆向摆动相一侧倾斜，也能使骨盆向支撑相一侧倾斜，并通过使髋关节旋内的肌束带动摆动相向前运动。

6. 梨状肌　位于臀中肌下方，起自骶骨前面、骶前孔外侧，止于股骨大转子，由骶丛（L5～S2）神经支配，可使髋关节外展、外旋。触诊梨状肌时，受检者俯卧，先定位大转子上缘和骶骨外侧缘，在其之间触诊梨状肌，受检者可抗阻髋关节外展外旋，检查者感受手部传递的肌肉张力以确认梨状肌的位置。

在髋关节深部6块外旋肌中，梨状肌位于最上面和外侧，向下依次是上孖肌、闭孔内肌、下孖肌和股方肌，闭孔外肌在闭孔膜外面及其周围骨面。这6块肌肉类似于肩部的肩袖肌，可将髋关节稳定在大转子处。当下肢悬空时，髋关节深部6块外旋肌可使股骨转向外侧。下肢承受重量时，这些肌肉可防止"膝外翻"，即防止股骨内旋。髋关节深部6块外旋肌的紧张，特别是梨状肌紧张，会压迫坐骨神经，导致下肢疼痛、无力和感觉异常，这就是梨状肌综合征。梨状肌综合征的发生还存在个体差异，与坐骨神经与梨状肌的解剖位置有关。大多数坐骨神经全部由梨状肌下缘穿出，少部分坐骨神经在未穿出骨盆之前，即分为两支。这两支中一支还是沿着原路从梨状肌下缘穿出。而另外一支可能从梨状肌上缘穿出，也可能从梨状肌中间穿出。无论是上缘穿出，还是中间穿出，均增加了坐骨神经的走行路线和梨状肌对坐骨神经的刺激。

（吴晓刚）

第二节　骨盆和髋部常用检查方法

骨盆是脊柱与下肢间的桥梁，上承躯干重力并传达到下肢，下肢受到外力也通过骨盆上达脊柱，所以骨盆是二者力的枢纽。无论躯干还是下肢的病变均可能引起骨盆位置的改变，因此检查骨盆时针对骨盆部的异常，不能局限于骨盆的问题，还要依据骨骼链、筋膜链和肌肉链的关系来寻找发病的原因。检查仍然遵循视、触、叩、听、运动功能检查、感觉检查和特殊检查的顺序。

一、视诊

骨盆和髋关节视诊观察主要看骨盆是否平衡，有无前倾、后倾或左右倾斜。观察双侧髂前上棘是否在同一水平，臀部是否对称，臀沟有无改变，臀部有无红肿、隆起、流脓窦道、瘢痕、肌肉萎缩等情况。观察有无跛行、鸭步、跳跃步态、痉挛性步态。观察患髋有无屈曲、内收、外展、旋转畸形。发生畸形的原因有先天性髋内、外翻，先天性髋脱位，急、慢性关节炎，骨折脱位，颅脑损伤和脑瘫后遗症等。

二、触诊

骨盆触诊要依次按压两侧骶髂关节和腰骶关节三个腰痛好发部位，以及髂嵴，髂前上、下棘，耻骨联合及坐骨体部，检查是否有明显的压痛点，排除骨折的可能。骶髂、腰骶韧带损伤、关节半脱位或炎症疾患（如结核、强直性脊柱炎等）时局部可有压痛。最后触摸两侧髂窝是否有肿块及压痛。若怀疑骨盆骨折合并直肠损伤或骶尾骨骨折、脱位，应行肛门指诊。髋关节触诊要注意局部有无肿胀及压痛，尤其是腹股沟中部与大粗隆外侧。触摸有无异常隆起，如在臀部摸到突出的骨隆起，腹股沟空虚，可疑为髋关节后脱位。如耻骨和闭孔部有异常骨隆起，腹股沟丰满，可考虑髋关节前脱位。

三、叩诊

骶髂关节疾患时，常在该关节背侧有明显的叩击痛。叩击足跟部或大粗隆外侧，若髋关节处引起疼痛或使疼痛加重，要考虑髋关节脱位、骨折、股骨颈骨折等病变。

四、听诊

髋关节屈伸时，髂胫束由大粗隆部后方向前方滑动，引起弹响，称为弹响髋；髋关节主动伸直最后 25°时，可听到髋关节发出响声，原因不明，可能是髂腰肌腱在髋关节前方向外侧滑动的结果，可能是关节盂缘韧带松弛，股骨头撞击髋臼盂造成。

五、运动功能的检查

1.髋关节运动范围及有关肌肉 正常髋关节能够完成前屈、后伸、内收、外展、内旋、外旋。正常人伸膝时髋关节能屈90°，屈膝时屈髋 130°～ 140°，主要是由髂腰肌、腹直肌、缝匠肌和阔筋膜张肌完成。后伸 10°～ 15°，主要是由臀大肌、股二头肌、半腱肌和半膜肌完成。内收 20°～ 30°，主要是由内收长肌、内收短肌、内收大肌、内收小肌、耻骨肌和股薄肌完成。外展 30°～ 45°，主要是由臀中肌和臀小肌完成。内旋 40°～ 50°，主要是由臀中肌和臀小肌完成。外旋 30°～ 40°，主要是由髂腰肌、臀大肌、梨状肌、闭孔内肌、股方肌和闭孔外肌完成。

2.肌力检查方法 患者取仰卧位，将其膝关节屈曲并托住小腿，使大腿与躯干所成角略小于 90°，嘱患者抗阻力地屈曲髋关节，以检查髂腰肌的力量。患者仰卧或坐于椅上，将其髋关节外旋，嘱其抗阻力地屈曲膝关节，能触到肌肉收缩，以检查缝匠肌的力量。嘱患者仰卧，伸直膝关节，下肢由外展位抗阻力地内收，可触到收缩的肌腹，以检查股内收肌群的力量。嘱患者俯卧，做髋关节抗阻力后伸，在臀部感受臀大肌的力量。嘱患者仰卧或侧卧，下肢伸直，做抗阻力外展，能触到肌肉收缩，以检查臀中肌、臀小肌的力量。嘱患者俯卧，屈曲膝关节成直角，小腿做抗阻力外展动作，能触到肌肉收缩，以检查阔筋膜张肌的力量。嘱患者俯卧屈曲膝关节，做髋关节外旋动作，以检查股外旋肌的力量。

六、感觉检查

骨盆和髋部疾患可导致骶丛神经损伤，骶丛由腰骶干（L4、5）及全部骶神经和尾神经的前支组成，位于盆腔内，在骶骨及梨状肌前面。其主要分支有臀上神经、臀下神经、阴部神经、股后皮神经、坐骨神经。臀上神经（L4～S1）损伤，臀中、小肌和阔筋膜张肌区皮肤感觉障碍。臀下神经（L5～S2）损伤，臀大肌区皮肤感觉障碍。阴部神经（S2～S4）损伤，其分支肛神经、会阴神经、阴茎背神经区皮肤感觉障碍。股后皮神经（S1～S3）损伤，股后部和腘窝的皮肤感觉障碍。坐骨神经（L4、5，S1～3）损伤，臀部、大腿后部、小腿后外侧和足部的各种感觉的减退或消失，包括外踝的振动觉减退。

七、特殊检查

1.骶髂关节分离试验　又称髋外展外旋试验、盘腿试验、"4"字试验。患者仰卧，健肢伸直，患肢屈膝，把患肢外踝放于对侧膝上大腿前侧，检查者将一手扶住对侧髂嵴部，另一手将膝向外侧按压，尽量使膝与床面接近。因为患侧大腿外展外旋时，股骨上部被大腿前侧和内侧肌群牵拉而产生扭转并向外分离，若骶髂关节有病变则发生疼痛。

2. 骨盆挤压试验 患者卧位，医生两手分别放于髂骨翼两侧，两手同时向中线挤压，如有骨折则会发生疼痛，称骨盆挤压试验阳性；或嘱患者采取侧卧位，医生双手放于上侧髂骨部，向下按压，多用于检查骶髂关节病变。

3. 骨盆分离试验 患者仰卧位，医生两手分别置于两侧髂前上棘部，两手同时向外推按髂骨翼，使之向两侧分开。如有骨盆骨折或骶髂关节病变，则局部出现疼痛反应，称为骨盆分离试验阳性。

4. 斜扳试验 患者取仰卧位，健侧腿伸直，患侧腿屈髋、屈膝各 90°。医生一手扶住膝部，一手按住同侧肩部，然后用力使大腿内收，向下按在膝部，如骶髂关节出现疼痛为阳性。

5. 单髋后伸试验 患者取俯卧位，两下肢并拢伸直。医生一手按住骶骨中央部，另一手肘部托住患侧大腿下部，用力向上抬起患肢，使之过度后伸，如骶髂关节出现疼痛则为阳性。

6. 单腿跳跃试验 先用健侧后用患侧做单腿跳跃，如果腰椎无病变，健侧持重单腿跳跃应无困难，患侧持重做单腿跳跃时，若有明显的骶髂关节部位疼痛或不能跳起，即为阳性，应考虑患侧骶髂关节可能有病变，但要排除髋关节、脊柱和神经系统疾病的影响。

7. 大腿滚动试验 患者仰卧，双下肢伸直，检查者以手掌轻搓大腿，使大腿向内外旋转滚动。若系该髋关节疾患并引起髋周围肌肉痉挛，则运动受限、疼痛，并见该侧腹肌收缩，即为阳性。该试验主要检查髋关节炎症、结核、股骨颈骨折、粗隆间骨折等。

8. 髂胫束挛缩试验 患者侧卧，健肢在下并屈髋屈膝，减少腰椎前凸，检查者站在患者背后，一手固定骨盆，另一手握患肢踝部，屈膝到 90°，然后将髋关节外展后伸，再放松握踝之手，让患肢自然下落。正常时应落在健肢后侧，若落在健肢前方或保持上举外展姿势，即为阳性。此试验阳性说明髂胫束挛缩或阔筋膜张肌挛缩，并可在大腿外侧摸到挛缩的髂胫束。如小儿麻痹后遗症髂胫束挛缩，有此体征。

9. 腰大肌挛缩试验　又称过伸试验，患者取俯卧位，患肢屈膝90°，检查者一手握住踝部将下肢提起，使髋关节过伸，若骨盆随之抬起即为阳性，说明髋关节后伸活动受限。下交叉综合征、腰大肌脓肿及早期髋关节结核，此试验可出现阳性。

10. 臀中肌试验　又称单腿独立试验，嘱患者先用健侧下肢单腿独立，患侧下肢抬起，患侧骨盆向上提起，该侧臀皱襞上升为阴性。再使患侧下肢独立，健侧下肢抬起，健侧骨盆及臀皱襞下降即为阳性。此试验检查负重侧髋关节不稳或臀中、小肌无力，任何使臀中肌无力的疾病这一体征均可出现阳性。

11. 黑尔试验　此试验主要用于区别髋关节疾病与坐骨神经痛。患者仰卧，检查者将患肢膝关节屈曲，踝部放于健肢大腿上，再将膝部下压抵至床面，如为坐骨神经痛可放置自如，而髋关节疾患则不能抵至床面。

（吴晓刚）

第三节　骨盆和髋部常见疾病的诊断、治疗与康复

一、骶髂关节半脱位

外伤可以造成骶髂关节半脱位。如果受伤时的体位是膝伸

直、髋屈曲，则股后侧肌肉紧张，牵拉髂骨向后旋转，造成向后半脱位，最为多见。若在屈膝伸髋姿势下受伤，因股四头肌牵引髂骨向前转动，造成向前半脱位，较少见。骶髂关节半脱位是临床上常见病，中年之后的妇女发病者较多。

【诊断要点】

1. 与腰扭伤症状类似，走路时疼痛加重、跛行，不能坐凳，或仅健侧臀部着凳。

2. 可有脊柱侧弯畸形，凸向健侧。

3. 髂后上棘、骶髂关节后侧有压痛或肿胀。有时可触及条状筋索，为增粗变厚的韧带、筋膜等。若为后侧半脱位，可触及髂骨向后略凸出。

4. 两侧髂后上棘应在同一水平，若骶髂关节向前半脱位，患侧髂后上棘高于对侧水平，反之，向后半脱位，患侧髂后上棘低于对侧水平。

5. 骨盆分离与挤压试验、盖斯兰试验等特殊检查阳性。

6. X 线检查时双侧骶髂关节斜位像与健侧对比，患侧关节间隙略增宽。

【治疗要点】

1. 手法复位 常用腰部定点斜扳法，患者取健侧卧位，健侧下肢在下并伸直，患侧下肢屈曲在上，术者位于患者腹侧，一肘部肘尖按住患者骶髂部的压痛点，朝腹侧用力；另一手以肘按住患者肩部，朝背侧用力，两手相对用力至最大旋转角度，待患者放松后施加巧力，听到患者的骶髂部发出"咔嚓"弹响声，表明关节复位。复位后应卧硬板床休息，使损伤的关节周围韧带、肌肉得以充分修复。

2. 药物治疗 早期予以活血化瘀、行气止痛。后期予以补益肝肾、舒筋活络。

3. 针刺治疗　取局部穴位，强刺激，留针接电针，患处加红外线照射，以调经通络、行气活血、温阳止痛、徐缓图之。

4. 手术治疗　骶髂关节半脱位中后期患者多伴有关节韧带损伤及粘连，如果保守治疗效果欠佳，需考虑手术修复，术后要结合运动康复进行功能锻炼，防止出现后遗症。

5. 物理疗法　可采用超短波、磁疗、中药离子导入等方法配合治疗。

二、骶髂关节韧带松弛

【诊断要点】

1. 主要见于多次分娩的女性，症状为骶髂关节疼痛。

2. 骨盆环分离试验有时为阳性，翻身活动时有明显的响声。

3. X 线片显示骨关节无明显改变。

【治疗要点】

本病主要以手术治疗为主，进行韧带紧缩的手术，恢复关节部位的稳定性，避免关节部位出现松弛、异常的摩擦。

三、梨状肌综合征

梨状肌综合征是指由梨状肌损伤后刺激或压迫坐骨神经而引起的以一侧臀腿疼痛为主要症状的病证。梨状肌起始于第2、3、4 骶椎前面骶前孔外侧和坐骨结节韧带，肌纤维穿出坐骨大孔后，止于股骨大转子。本病多见于中青年人，是临床腰腿痛的常见病之一。

【诊断要点】

1. 髋部有扭闪外伤史或感受风寒湿等病史。

2. 主要症状是臀部酸胀疼痛，向大腿后侧及小腿外侧放射。肌肉痉挛严重者，呈"刀割样"或"烧灼样"疼痛，咳嗽、喷嚏时可加重疼痛，甚至走路跛行，偶有会阴部不适、小腿外侧麻木。

3. 检查时腰部无压痛和畸形，活动不受限。

4. 梨状肌肌腹有压痛和放射痛，有时可触及条索状隆起肌束。髋关节内旋、内收受限并加重疼痛，梨状肌紧张试验阳性。

5. X 线检查可排除髋部骨性病变。

6. 本病应与腰椎间盘突出症、臀上皮神经卡压综合征、坐骨神经炎、腰椎管狭窄症等相鉴别。

【治疗要点】

1. 手法治疗　一般为首选，通过局部手法以缓解梨状肌痉挛，改善局部血液循环，解除对神经的刺激和压迫，修复受损组织。急性期手法宜轻柔和缓，切忌暴力，以免加重病情。慢性期手法宜深沉有力，以弹拨法为主。

2. 针灸疗法　局部取穴，用泻法，以有酸麻感向远端放散为宜，可加艾灸。

3. 封闭疗法　急性期可局部痛处封闭注射。

4. 物理疗法　24 小时内可冷敷，后期可用频谱治疗仪、红外线照射仪、超短波等方法治疗。

5. 手术疗法　保守治疗无效且症状严重者，可行手术治疗。

四、尾骨痛

尾骨痛的常见原因为骶尾关节炎或尾骨骨折、脱位。

【诊断要点】

1. 主要症状为骶尾部疼痛，也可以向会阴部、臀部、骶部放射，有时甚至沿大腿的后侧放射。

2. 自坐位起立时或由站立位坐在板凳上时的一刹那，均可有剧烈疼痛，而卧位时疼痛减轻。

3. 肛门指诊及 X 线片可协助诊断。

【治疗要点】

1. 疼痛严重者应适当休息，少行走，以减少肌肉对尾骨的牵拉。

2. 尾骨骨折脱位，可行肛门指诊复位。

3. 疼痛明显患者可给予非甾体抗炎药物或者局部痛点封闭，以起到营养神经、抗炎止痛的效果。中药治宜舒筋活血、解痉止痛。

4. 超短波、红外线、中药离子导入等治疗可改善局部血液循环。

五、耻骨联合骨炎

耻骨联合骨炎多见于前列腺手术后、难产或继发于泌尿生殖系疾患。本病一般在 4 ～ 8 个月后症状自行消失。

【诊断要点】

1. 耻骨联合处疼痛，轻重不一，压痛明显，休息后减轻。

2. 重者可见局部肿胀，疼痛向两大腿内侧放射。

3. X 线片显示骨缘粗糙不平或囊样变，易与结核混淆。

【治疗要点】

1. 症状重者卧床休息，采用屈膝屈髋位，内服活血化瘀类药物及止痛剂，局部可冷敷，必要时局部封闭。

2. 对个别病情较重者，可酌情行耻骨联合融合手术。

六、类风湿性骶髂关节炎

类风湿性骶髂关节炎常为强直性脊柱炎（上行性）的早期病变。

【诊断要点】

1. 主要症状为骶髂关节部位疼痛，天气变化及劳累后加重。

2. 急性期体温轻度升高，血沉加快。

3. 局部压痛，骨盆分离与挤压试验及"4"字试验等均为阳性。

4. X 线片显示骶髂关节间隙模糊，边缘不清，软骨下骨质轻度硬化。

【治疗要点】

1. 宣传防病知识、保护关节。

2. 药物治疗以镇痛药、软骨保护类药物（如硫酸氨基葡萄糖、硫酸软骨素）缓解症状。若局部压痛明显者，可做痛点封闭。

七、骶髂关节结核

骶髂关节结核全身症状与其他关节结核相同。局部感觉钝痛或酸痛，弯腰、翻身、抬腿、打喷嚏时加重，有时出现坐骨神经放射痛。

【诊断要点】

1. 关节后侧有压痛及叩击痛。

2. 腰椎轻度侧弯，凸向健侧。脊柱前屈活动受限，后伸活动多正常。患侧髋关节外展运动轻度受限。

3. 寒性脓肿多出现在关节后方，也可能出现于关节前方（髂窝或直肠周围）。

4. 直腿抬高试验、"4"字试验等多呈阳性。

5. X线片显示骶髂关节有明显的骨质破坏，关节间隙变窄。

【治疗要点】

1. 抗结核治疗　早诊断早治疗，在医生指导下进行正规治疗，规律服药，全程不漏服、不误服。

2. 手术治疗　①病灶清除术：对于脓肿和死骨明显、经久不愈、有窦道形成者可采用病灶清除术。②关节内植骨融合术：如无明显混合感染可同时做关节内植骨融合术，切口可采用前方或后方入路。

八、髋关节脱位

髋关节脱位多由间接暴力造成，可分为后脱位、前脱位和中心脱位。

【诊断要点】

（一）髋关节后脱位

1. 患髋肿胀疼痛、不能活动。

2. 患肢短缩呈屈曲、内收、内旋畸形，膝关节靠在对侧大腿上，又称粘膝征阳性。

3. 腹股沟部触诊有空虚感，在髂骨翼部（髂骨部脱位）或坐骨部（坐骨部脱位）可触及移位的股骨头。

4. 患肢活动受限，呈弹性固定位。

5. 大粗隆位置上移。

6. 可能合并坐骨神经损伤。

（二）髋关节前脱位

1. 患侧髋关节肿胀疼痛，功能障碍。

2. 患侧腹股沟隆起，臀部扁平，患肢呈外展、外旋、屈曲畸形。

3. 在闭孔部（闭孔部脱位）或耻骨上部（耻骨部脱位）可触及移位股骨头，患肢可能比健侧加长。

（三）中心脱位

患者往往有直接暴力冲击外伤史，多合并髋臼骨折或骨盆骨折，伤情多较前两种脱位严重。

1. 患肢轻度外旋和短缩畸形。

2. 髋关节活动完全受限。

3. 大粗隆内移。

4. X 线片可帮助明确诊断，了解脱位的类型及有无髋臼及骨盆骨折。

【治疗要点】

1. 单纯性脱位治疗

（1）髋关节后脱位一般均可手法复位，很少有困难。

（2）髋关节前脱位顺患肢轴线牵引时，术者自前而后推动股骨头，使其向髋臼方位移动，内收下肢使之还纳。

（3）中心脱位宜用骨牵引复位，牵引4～6周。如晚期发生严重的创伤性关节炎，可考虑人工关节置换术或关节融合术。

2. 髋关节陈旧性脱位

因髋臼内充满纤维瘢痕，周围软组织挛缩，手法复位不易成功。可根据脱位时间、局部病变和伤员情况，决定处理方法。对关节面破坏严重者，可根据患者职业决定做髋关节融合术或人工关节置换术。

九、髋关节单纯性滑膜炎

本病又称暂时性滑膜炎，好发于10岁以内的儿童，大多数急性发病。原因不明，可能与外伤或细菌毒素及过敏反应有关。本病以髋关节疼痛、运动受限为主要临床表现，病程约2～4周。本病早期不易确诊，应注意与髋关节滑膜结核、化脓性关节炎、股骨头缺血性坏死等相鉴别。

【诊断要点】

1. 检查患儿一般情况良好，或有轻度体温升高。主诉患侧髋关节、大腿、膝前侧疼痛、跛行。

2. 患侧髋关节轻度屈曲、外展位挛缩，患肢假长，无肌萎缩表现。

3. 患侧髋关节前方可有压痛。

4. 患侧髋关节各向活动均受限。

5. 常休息数日症状自行消失，无后遗症。

6. 化验及 X 线检查多无异常，超声下可见炎性渗出，以明确诊断。

【治疗要点】

因本病多自愈，患病期间应该减少活动，对照止痛即可。

十、弹响髋

髋关节自动伸屈或步行时，在股骨大粗隆部出现弹响声，称为弹响髋。本病好发于青壮年，分关节外型和关节内型，以单侧关节外型多见。

【诊断要点】

（一）关节外型

1. 由于髂胫束一部分紧张肥厚，在关节活动时，在大粗隆部产生前后滑动而发出响声。一般无明显外伤史，但有慢性劳损史。

2. 髋关节屈伸活动时出现弹响，甚至一步一响。

3. 出现弹响同时可触及大粗隆部有滑动条索状物，无压痛。

4. 患髋易疲劳，但活动功能正常。

5. X 线检查无异常。

（二）关节内型

1. 常并发于髋臼后缘骨折或有关节内游离体者。

2. 关节活动时有弹响，并伴有髋关节疼痛。

3. 髋关节活动功能障碍。

4. X 线检查有助于诊断。

【治疗要点】

1. 手法治疗　可从阔筋膜张肌沿髂胫束到膝部以掌根按揉法或用㨰法治疗，再弹拨髂前上棘的阔筋膜张肌和大粗隆处紧张的筋膜，最后在病患处施擦法，以热为度。

2. 药物治疗　疼痛明显可给予非甾体抗炎药或封闭疗法缓解症状。

3. 针刺拔罐　髂胫束或大粗隆上缘等痛点处常规消毒后针刺，快速出针后在针眼处拔罐治疗。

4. 针刀疗法　消毒局麻后，刀口线平行于髂胫束，垂直进针刀，针刀达髂胫束后，沿髂胫束最紧张处铲 2 ～ 3 刀，并沿髂胫束分离，手下感觉病变处有松解感后出刀。

5. 手术治疗　对于症状重，保守治疗效果不佳，条索增厚明显的弹响髋患者，应尽早采用手术治疗，切除部分髂胫束与臀大肌的腱性附着部。若有大转子突出，也应手术切除。

十一、股骨头缺血性坏死

本病又称扁平髋、潘西（Perthes）病、巨髋症，好发于 4 ～ 9 岁男孩，90% 为单侧发病。病因可能是损伤或炎症引起髋关节滑膜炎，渗出增加，关节腔内压力升高而影响股骨头血运，再加上股骨头骨骺先天性缺陷、遗传、内分泌等因素的影响，以致股骨头骨骺缺血坏死、发育障碍。

【诊断要点】

1. 跛行为本病早期表现，小儿运动疲劳后明显，休息后减轻。

2.早期患者诉膝关节痛，3～4周后开始出现髋关节痛，活动后加重，休息后减轻。髋关节前后均可有压痛。

3.髋关节轻度内收畸形，内收肌紧张挛缩，外展及内旋运动均受限。晚期屈曲运动也受限。

4.晚期大粗隆向外侧明显突出，并轻度向上移位，患肢缩短，大腿肌肉轻度萎缩。

5.X线检查，根据坏死程度分为4期。

Ⅰ期：骨骺前部受侵害，骨骺发生囊性变。

Ⅱ期：骨骺前部病变比Ⅰ期加重，病变区可占骨骺的1/2，股骨头塌陷，高度减低，局部致密或形成死骨。干骺端常见囊状吸收。

Ⅲ期：骨骺大部分形成死骨，股骨头扁平，股骨颈增宽。干骺端改变呈弥漫性。

Ⅳ期：早期股骨头骨骺全部遭受侵害，股骨头塌陷形成一致密线，头扁平，其节裂有联合现象。晚期股骨头呈蘑菇状，有时骨骺发生移位，髋臼亦随之变形或发生半脱位。干骺端呈广泛囊样变。

【治疗要点】

1.一般治疗 避免进行撞击性和对抗性运动，患者可使用双拐，以减少股骨头承重，有效减轻疼痛，延缓股骨头塌陷时间，但不建议使用轮椅。

2.西药治疗 可采用抗凝、增加纤溶、扩张血管与降脂药物联合，也可与抑制破骨和增加成骨药物联合应用。

3.中医治疗 应该遵循"动静结合、筋骨并重、内外兼治、医患合作"的基本原则。可口服活血化瘀通络、补肾健骨等中药治疗，以期缓解疼痛、促进坏死修复及避免手术治疗。

4. 手术治疗　保守治疗效果不佳者，建议手术治疗。目前主要术式包括髓心减压术、不带血运骨移植术、截骨术、带血管蒂骨移植术、人工关节置换术等。

十二、先天性髋内翻

股骨颈干角有 127°～ 132°，若小于正常颈干角，甚至接近或小于 90°称为髋内翻；若大于正常颈干角称为髋外翻。髋内翻可分为先天性和后天性，后天性髋内翻多由于佝偻病、外伤（如股骨颈骨折畸形愈合）、单纯股骨头骨骺滑脱等。

【诊断要点】

1. 常在 4 ～ 5 岁时发现，姿势不良，单侧者无痛性跛行；双侧者走路左右摇摆，呈"鸭步"步态。

2. 随年龄的增长，走路增多，步行易于疲劳，逐渐出现疼痛。

3. 髋关节外展、内旋明显受限，伸、屈和外旋正常，内收活动正常或稍增加。

4. 患肢常呈外旋体位，大粗隆突出升高，患肢缩短，患肢肌肉轻度萎缩。

5. 全登兰堡试验阳性。

6. X 线检查对本病的诊断非常重要。主要表现为股骨颈干角减少，股骨头和颈均向下滑脱，常小于 90°。在股骨颈与股骨头接近处下方常有一个三角形骨块，和周围骨质有清楚的界限。股骨头骺线的远侧另外还有一个骨质疏松带，在股骨颈的力线上，受到剪切力最大的部位，骨质疏松使内翻更加严重。晚期患者股骨头位置更低，三角形骨块可能与股骨颈融合，颈干角更小，变成锐角，如手杖样畸形。

【治疗要点】

手术是治疗先天性髋内翻主要方式，常用术式包括股骨粗隆下斜行截骨术、股骨粗隆楔形外展截骨术、股骨粗隆间倒"V"形插改角截骨法。

十三、先天性髋脱位

先天性髋脱位又称发育型髋关节发育不良，为常见的先天畸形之一，女性多于男性（约6∶1），单侧较双侧多见（2～3倍），有家族史者约占20%。

【诊断要点】

1. 患儿下地走路较迟，一侧者跛行，双侧者"鸭步"，走路易疲劳，甚至疼痛。

2. 患儿会阴部增宽，患侧臀皱褶增多加深，股三角凹陷，臀部扁平，患肢缩短。站立位时双侧后脱位者腰前凸增大，臀部后凸，大粗隆位置升高。单侧者脊柱侧弯。

3. 艾利斯征、全登兰堡征、望远镜试验或欧特拉尼试验、蛙式试验、直腿屈曲试验阳性。

4. X线检查对本病的确诊和治疗很重要。X线主要表现为股骨头骨化中心较小，股骨头不在波金（Perkin）方块内下方，向外向上移位；髋臼指数增大；颈闭孔线中断。

【治疗要点】

1. 保守治疗 是治疗早期发育型髋关节发育不良的主要方法，治疗效果理想，应强调早诊断、早治疗。新生儿（出生至6

个月）期将两髋保持屈曲外展位，保持股骨头复位，具体方法是使用简单的支具如尿裤、连衣袜套等。婴儿（6～18个月）期复位前应先采用双下肢持续皮肤牵引2～3周，使股骨头下降，并使髋关节周围的肌肉、韧带松弛。手法复位后，应用外固定支架保持两髋屈曲外展位，时间3个月左右。若大于8岁股骨头已经不能下移到髋臼水平，只能采取姑息性及补救性手术。

2. 手术治疗　包括单纯切开复位术、截骨手术、髋关节置换术等。

十四、大粗隆滑囊炎

结核、化脓性炎症或慢性劳损均可引起大粗隆滑囊炎。

【诊断要点】

1. 患侧大粗隆前外侧肿胀，因滑囊位于髂胫束的深面，故轻度肿胀不易查出。

2. 局限性压痛明显，有时可触及筋索样物在大粗隆上滑动。

3. 患肢内收受限，但旋转活动正常，此点可与髋关节化脓性关节炎相鉴别。

【治疗要点】

1. 若滑囊不大可通过注射药物改善症状，注射后效果明显，疼痛可迅速减轻，如果症状复发可再次注射，一般经过三至四次治疗后可明显缓解或消除症状。

2. 若滑囊较大，建议手术切除。

十五、股外侧皮神经炎

股外侧皮神经由 L2、L3 神经根后支组成，从腰大肌外侧缘穿出后向前外侧走行，横过髂肌表面至髂前上棘稍内侧，经腹股沟韧带深面进入股部。在髂前上棘下方约 5～6cm 处，该神经支穿出深筋膜分布于大腿前外侧皮肤。其循行路线上任何部位受到刺激，均可发生股外侧皮神经炎。

【诊断要点】

1. 主要表现是股外侧皮神经分布区域异常麻木感，同时合并其他感觉障碍，如烧灼感、针刺感等。

2. 检查局部皮肤无明显异常，少数可见皮肤粗糙、出汗多等。

3. 劳动和行走时症状加重，休息或少活动时，则症状大为减轻。

4. 大多数为单侧发生，亦有双侧者。

5. 化验室及 X 线检查无阳性改变。

【治疗要点】

1. 保守治疗　主要是应用神经营养药、镇痛药物、抗感染药物和局部保暖。国内学者报道中药、针灸、推拿、拔罐有效。

2. 手术治疗　包括腰椎管减压术、阔筋膜切开松解术、股外侧皮神经切断术。

（吴晓刚）

第七章

膝 部

第一节 膝部相关解剖

膝关节是人体最大、最复杂的关节，是针对活动性与稳定性而设计的，可功能性延长与缩短下肢，以便在空间中抬高与降低身体或是移动足部，也能在站立时配合髋关节与踝关节支撑身体，并且是行走、上下楼梯、跑步、蹲起等活动的基本功能单位。膝关节的稳定性主要取决于韧带的完整性和肌肉的协调性，而不是依靠其骨骼结构来实现的。大的股骨髁和几乎平的胫骨近端关节面形成关节，两者被较大的韧带、关节囊和大块的肌肉固定在一起。在站立姿势时，这些软组织经常要承受内部肌肉和外部环境所给的力，膝关节强大的功能需求导致的常见结果是韧带、半月板与关节软骨的损伤。膝关节的解剖知识和运动功能学知识是理解拉伤的大多数机制和进行有效治疗必备的先决条件。

一、骨学

膝关节由股骨下端、胫骨上端和髌骨构成骨性结构，但是腓骨近端也参与关节运动。

1.股骨远端 远端有两个向后突出的膨大，为内侧髁和外侧髁。内外侧髁的前面、下面和后面都是光滑的关节面。两髁前方的关节面彼此相连，形成髁面与髌骨相接。两髁后面之间的深窝称髁间窝。两髁侧面最突起处，分别为内上髁和外上髁。内上髁上方的小突起，称收肌结节。它们都是在体表可扪及的重要标志。

2. 髌骨 是人体最大的籽骨，位于股骨下端前面，在股四头肌腱内，上宽下尖，前面粗糙，后面为关节面（有 4～5mm 的软骨覆盖，是髌骨软化症的发病部位），与股骨髌面相关节。当人站立放松时，髌骨的顶端就位于紧靠膝关节线的地方，可在体表扪到。

3. 胫骨 位于小腿内侧，是粗大的长骨，分一体两端。上端膨大，向两侧突出，形成内侧髁和外侧髁。两髁上面各有上关节面，与股骨髁相关节。两上关节面之间的粗糙小隆起，称髁间隆起，是十字交叉韧带附着点。外侧髁后下方有腓关节面与腓骨头相关节。上端前面的隆起称胫骨粗隆。内、外侧髁和胫骨粗隆于体表均可扪及。胫骨体呈三棱柱形，较锐的前缘和平滑的内侧面直接位于皮下，外侧缘有小腿骨间膜附着，称骨间缘。背面上部有斜向下内的比目鱼肌线。胫骨下端稍膨大，其内下方有一突起，称内踝。胫骨下端的下面和内踝的外侧面有关节面与距骨相关节，下端的外侧面有腓切迹与腓骨相接。内踝可在体表扪及。

4. 腓骨 腓骨细长，位于胫骨外后方，分一体两端。上端稍膨大，称腓骨头，有腓骨头关节面与胫骨相关节。头下方缩窄，称腓骨颈。腓骨体内侧缘锐利，称骨间缘，有小腿骨间膜附着，下端膨大，形成外踝。其内侧有外踝关节面，与距骨相关节。腓骨头和外踝都可在体表扪及。

二、关节学

膝关节也是一个复合体，包括胫股关节、髌股关节和膝关节囊，由周围的许多肌肉和韧带包绕。同时胫腓连结近端也参与了膝部的运动。

1. 膝关节 由股骨下端、胫骨上端和髌骨构成，是人体最大、最复杂的关节。髌骨与股骨的髌面相接，股骨的内、外侧髁分别与胫骨的内、外侧髁相对，构成髌股关节和胫股关节。膝关节属于平面关节，受力较大，活动范围大。膝关节的关节囊薄而松弛，把整个膝关节包裹起来，周围有很多的肌肉、韧带和筋膜等加固，以增加关节的稳定性。膝关节前方有髌骨肌腱、髌外侧支持带纤维和股四头肌支持；外侧有外侧副韧带、髌外侧支持带纤维髂胫束、股二头肌、腘肌腱和腓肠肌的支持；后侧有腘斜韧带、腘弓状韧带、腘肌、腓肠肌和半膜肌的肌腱的支持；后外侧有腘弓状韧带、外侧副韧带和腘肌腱的支持；内侧有髌内侧支持带纤维、内侧副韧带、加粗的后内侧纤维、缝匠肌肌腱、股薄肌肌腱和半膜肌肌腱的支持。其中缝匠肌、股薄肌和半膜肌肌腱三者以扁平的联合腱止于胫骨干内侧，统称为鹅足，是膝关节疼痛的好发部位。

2. 胫股关节 包括又大又粗的股骨髁和较小且几乎是平的胫骨平台之间形成的关节。股骨髁较大的表面允许在跑步、蹲坐和爬山等活动时膝关节在矢状面内的广泛运动。凸面的骨性结构由股骨远端两个非对称的髁组成，而且内髁比外髁长，有助于形成膝关节的卡住机制。凹面的骨性结构则由胫骨近端两个丘面组成，分别有一片纤维软骨的半月板，内侧丘略大于外侧丘。

内、外侧半月板是位于膝关节内的纤维软骨结构。内侧半月板呈"C"形，前窄后宽，外缘与关节囊及胫侧副韧带紧密相连，是膝关节损伤三联征的基础。外侧半月板较小，近似"O"形，外缘亦与关节囊相连。半月板把胫骨关节面转化成较大且突出的股骨髁的浅座，由于胫骨外关节面稍微突出的形状，这种转化在外侧最为重要。半月板的主要功能是减小胫股关节的抗压应力，其他功能包括运动时稳固关节、润滑关节软骨、提供本体感受和引导膝关节的关节运动。髌韧带为股四头肌腱的中央部纤维索，自髌骨向下止于胫骨粗隆。髌韧带扁平而强韧，其浅层纤维越过髌骨连于股四头肌腱。腓侧副韧带为条索状坚韧的纤维索，起自股骨外上髁，向下延伸至腓骨头。韧带表面大部分被股二头肌腱遮盖，与外侧半月板不直接相连。胫侧副韧带呈宽扁束状，位于膝关节内后侧，起自股骨内上髁，向下附着于胫骨内侧髁及相邻骨体，与关节囊和内侧半月板紧密结合。胫侧副韧带和腓侧副韧带在伸膝时紧张，屈膝时松弛，半屈时最松弛。因此，在半屈膝位允许膝关节做少许旋内和旋外运动。腘斜韧带由半膜肌腱延伸而来，起自胫骨内侧向外上方，止于股骨外上髁，部分纤维与关节囊融合，可防止膝关节过伸。膝交叉韧带包括前交叉韧带和后交叉韧带。前交叉韧带起自胫骨间隆起的前方内侧，与外侧半月板的前角融合，斜向后上方外侧，纤维呈扇形附着于股骨外侧髁的内侧，在伸膝时最紧张，能防止胫骨前移。后交叉韧带起自胫骨髁间隆起的后方，斜向前上方内侧，附着于股骨内侧髁的外侧面。后交叉韧带较前交叉韧带短而强韧，且较垂直，屈膝时最紧张，可防止胫骨后移。

3. 髌股关节 是髌骨关节面与股骨髁间沟之间的关节，周围有股四头肌、外侧髌骨支持带、外侧髌股韧带、内侧髌骨支持带和内侧髌股韧带等韧带的支持。

4. 膝关节囊 在构成膝关节的骨性结构、软骨和韧带的周围包绕着膝关节囊。膝关节囊的滑膜层是全身关节中最宽阔、最复杂的，附着于该关节各骨的关节面周缘，覆盖关节内除了关节软骨和半月板以外的所有结构，各种原因刺激均可导致滑膜发炎。滑膜在髌骨上缘的上方，向上突起形成深达 5cm 左右的髌上囊，位于股四头肌腱和股骨体下部之间。膝关节周围还有很多滑膜囊，对诊断关节肿胀和积液有很大帮助。

5. 胫腓连结 胫、腓两骨之间连结紧密，活动度很小，上端由胫骨外侧髁与腓骨头构成微动的胫腓关节，两骨干之间有坚韧的小腿骨间膜相连，下端借胫腓前、后韧带构成坚强的韧带连结。

三、关节运动学

膝关节运动主要包括胫股关节的弯曲和伸展、内旋和外旋，以及髌骨关节面与股骨髁间沟滑动。具体如下。

1. 胫股关节的弯曲和伸展 膝关节的弯曲和伸展绕着一个内外旋转轴发生，运动的范围因年龄和性别不同会出现差异。但是一般来讲，健康人的膝关节都能从 $130°\sim150°$ 的弯曲状态，伸展到超过 $0°$ 位置，甚至过伸到 $5°\sim10°$ 的状态。弯曲和伸展的内、外旋转轴不是固定的，而是在股骨髁内移动，旋转轴的轨迹受股骨髁离心弯曲的影响。

2. 胫股关节内外旋转 膝关节的内旋和外旋沿着垂直或纵向旋转轴发生，该运动被称为轴向旋转。一般情况下，轴向旋转的自由度随着膝弯曲的增大而增大，弯曲到 $90°$ 的膝关节允许

40°～ 45°的完全旋转，外旋动作范围超过内旋动作的范围，其比例是 2：1。当膝关节完全伸展时，伸展韧带或部分囊中的被动拉力及关节内增大的阻力，在很大程度上限制了膝关节的这种绕轴旋转。

3. 髌骨关节面与股骨髁间沟滑动 由于髌骨肌腱在胫骨粗隆上附着，因此当膝关节屈曲与伸展时，在股四头肌的牵拉，以及在外侧髌骨支持带、外侧髌股韧带、内侧髌骨支持带和内侧髌股韧带的协调下，髌骨在股骨髁间沟内滑动。髌骨内外力量失衡就会出现髌骨半脱位（向外脱多见）。

四、肌肉与触诊

关于膝关节周围的触诊，重点介绍大腿肌。大腿肌包括前群的缝匠肌、股四头肌，后群的腘绳肌（股二头肌、半腱肌、半膜肌），以及内侧群浅层的耻骨肌、长收肌、股薄肌和深层的短收肌、大收肌（图 7-1-1）。

1. 缝匠肌 位于大腿的前面，起于髂前上棘，止于胫骨内侧面上部。在股神经（L2 ～ L4）支配下使髋关节外旋、屈曲、外展，膝关节屈曲，并使已屈曲的膝关节旋内。触诊缝匠肌时，受检者仰卧位，髋关节外旋，屈膝。检查者定位髂前上棘，触及缝匠肌的带状肌纤维；受检者轻微抵抗屈曲和外旋髋关节，以感受该肌张力。

缝匠肌是人体最长的肌，呈扁带状，从大腿前面下行，在鹅足状韧带处与股薄肌和半腱肌汇合，止于胫骨干内侧，它们在膝关节内侧形成一个三脚架式的动态稳定结构。缝匠肌从前面下行，而股薄肌从中间下行，半腱肌则从大腿背面下行。当这三块

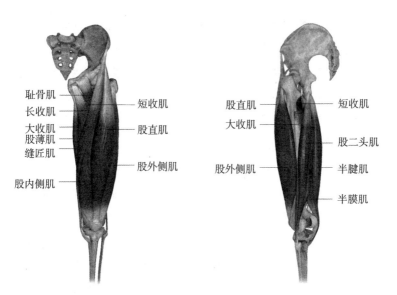

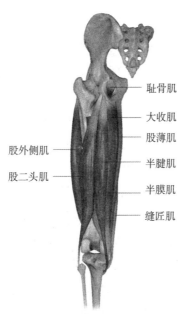

图 7-1-1　大腿肌

肌肉薄弱或失衡时很容易造成内侧副韧带的损伤，若形成扳机点，可能产生浅层的尖锐痛，是临床常见的膝关节内侧疼痛。缝匠肌是大腿最浅表的细长肌，与阔筋膜张肌一起，在大腿前部形成一个倒"V"，二者都可屈曲髋关节，但旋转方向却相反。缝匠肌外旋髋关节，阔筋膜张肌内旋髋关节，这种关系有助于控制髋关节和膝关节的旋转运动。

2. 股四头肌 位于大腿前面，由股直肌、股外侧肌、股内侧肌和位于深层的股中间肌构成。股直肌起于髂前下棘，股内侧肌起于股骨转子间线，股骨粗线内侧缘，股外侧肌起于股骨大转子，股中间肌位于股直肌深面，内外侧肌之间起于股骨干前侧，四个头向下形成一腱，包绕髌骨的前面和两侧，延续为髌韧带，止于胫骨粗隆。在股神经支配下，伸膝关节和屈髋关节。触诊股四头肌时，受检者仰卧位，检查者面向受检者大腿站在其一侧，抗阻伸膝触诊肌腹，在肌腹下方触诊肌腱，在髌骨和胫骨粗隆之间触诊髌韧带。然后定位髂前上棘，向下 2cm 稍内侧触及股直肌附着点髂前下棘。

股四头肌是一条大而有力的伸展肌，其中股直肌起于髂前下棘，跨越髋关节，在大腿前面分隔缝匠肌和阔筋膜张肌，是屈髋和伸膝的原动肌，伸膝作用强于屈髋作用，并使骨盆前倾。股直肌属于姿势肌较容易高张力，此时髌骨关节面被压入股骨沟，长时间压迫会磨损关节软骨，造成慢性膝关节病变。股外侧肌纤维包裹大腿外面，起于股骨粗线外侧，位于髂胫束深面，容易产生向外的拉力。股内侧肌包裹大腿内面，起于股骨粗线内侧，其肌纤维更向内侧走行，以平衡股外侧肌的向外拉力。股内侧肌与股外侧肌之间力量的平衡保证了髌骨在股骨沟内的正常运动轨迹。若股外侧肌与股内侧肌力量失衡，屈、伸膝关节时，可能导致髌骨不正确的运动轨迹，易引起疼痛和关节软骨磨损。若股外侧肌较股内侧肌力量大时，髌骨可能被完全拉出股骨沟，造成髌骨脱位。股中间肌位于股直肌的深面，其紧紧固定在股骨前面，能有力地牵拉股骨，拉力方向是垂直的。作为伸直膝关节的最主要肌肉，股四头肌通过共同等长收缩、离心收缩与向心收缩发挥膝关节的多重功能。通过等长收缩股四头肌，稳定并帮助保护膝关节；通过离心收缩股四头肌，控制坐下或蹲下时身体重心下降的速度；这些肌肉的离心收缩还可以吸收膝关节受到的冲击。行走时脚后跟着地阶段，膝关节对地面反作用力做出反应，从而略微弯曲膝关节，离心激活的股四头肌控制膝关节弯曲的程度。股四头肌起到弹簧的作用，帮助减弱关节受力的影响。这种保护在跳跃、着地、跑步的初始接触阶段，或从高处跳下等受力较大时显得格外有用。如果人的膝关节在完全伸展时支撑或粘连在一起，就缺乏这种吸收冲击力的能力。

3. 腘绳肌　位于大腿后侧，由股二头肌、半腱肌、半膜肌组成。

其中股二头肌位于大腿后部外侧，长头起自坐骨结节，短头起自股骨粗线，两头汇合后，以长腱止于腓骨头外侧、胫骨外侧髁，是最外侧的腘绳肌。长头由坐骨神经的胫神经（S1～S3）支配，短头由腓总神经（L5～S2）支配。近端固定，可以使小腿在膝关节处屈曲、旋外，长头可以使髋关节后伸；远端固定，两侧同时收缩，使骨盆发生后倾。触诊股二头肌时，受检者俯卧位，检查者触及腘窝近端外侧边界，手掌向近端朝坐骨结节滑动，沿股二头肌纤维方向深入臀大肌并止于坐骨结节，受检者轻微抵抗屈曲和外旋膝关节，检查者感受手部传递的肌肉张力以确认股二头肌的位置。

半腱肌起自坐骨结节，止于胫骨内侧髁的后内侧面，鹅足深层，位于股二头肌内侧及半膜肌的浅层。由坐骨神经支配，使髋关节伸展，屈曲膝关节，使屈曲的膝关节旋内，同时和缝匠肌、股薄肌一起形成鹅足肌腱。触诊半腱肌时，受检者俯卧位，检查者手掌触及腘窝内侧界近端，手掌向近侧朝坐骨结节滑动，沿行于股二头肌内侧的近端肌纤维触诊，受检者轻微抵抗屈曲和内旋膝关节，检查者感受手部传递的肌肉张力确认半腱肌的位置。

半膜肌起自坐骨结节，止于胫骨内侧髁后面，位于腘绳肌群的最内侧，在大收肌和半腱肌之间。半膜肌受坐骨神经支配，使髋关节伸展，屈曲膝关节，使屈曲的膝关节旋内。触诊半膜肌时，受检者俯卧位，检查者手掌触及腘窝内侧界近端，手掌向近侧朝坐骨结节滑动，沿行于股二头肌内侧的近端肌纤维触诊，受检者轻微抵抗屈曲和内旋膝关节，检查者感受手部传递的肌肉张力以确认半膜肌的位置。

腘绳肌位于大腿后侧，同时收缩能够使骨盆后倾。由于股二头肌与半腱肌和半膜肌共同起自坐骨结节，当这三块肌肉过度牵拉时容易出现坐骨结节滑囊炎。当开链运动时，股二头肌与半腱肌和半膜肌一起拉伸髋关节并将股骨拉向后方。闭链运动时，腘绳肌群和强大的臀大肌一起挺直身体，将骨盆拉向膝和足后方。腘绳肌能屈膝，股二头肌能外旋膝关节，半腱肌和半膜肌可内旋膝关节。只有在膝关节稍微屈曲时才能旋转膝关节，这是由于膝完全伸直可锁住胫股关节并阻止其旋转。

4. 大腿内侧肌群 包括浅层的耻骨肌、长收肌、股薄肌和深层的短收肌、大收肌。其中耻骨肌、长收肌、股薄肌和短收肌起自耻骨支和坐骨支前面，向外下走行，依次止于股骨耻骨肌线、股骨粗线、胫骨上端内侧面和股骨粗线，受股神经和闭孔神经支配。大收肌起自耻骨支、坐骨支和坐骨结节，止于股骨粗线和收肌结节，受闭孔神经支配。从临床实用角度，可以在大腿内侧同时触诊，受检者轻微抵抗屈曲和内收髋关节，检查者感受该肌群张力。

大腿内侧肌群的主要作用是使髋关节内收、旋外。足部着地时，耻骨肌在股骨外旋时将其向内和向前拉，可以改变运动方向并有助于稳定股骨上方的骨盆。在行走和跑步时，该动作有助于下肢定位做踢腿运动。股薄肌与缝匠肌、半腱肌的联合腱止点与胫骨内侧副韧带之间，由于三个肌腱形同鹅足，故得名鹅足肌腱。此处有一滑膜囊，称为鹅足滑膜囊，也是临床膝关节疼痛最好发的部位之一。鹅足肌腱协助内侧副韧带，可防止股骨和胫骨的内侧髁分离。若股薄肌损伤形成扳机点，可能产生尖锐的疼痛，也可能导致髋关节外展活动受限。

（陈万强）

第二节 膝部常用检查方法

膝关节由股骨下端的内外侧髁、胫骨上端平台构成，周围由相关的肌肉、肌腱、韧带、滑膜等组成的关节囊包裹，腓骨上段并不直接参与关节构成，但是参与关节的运动。膝关节是平面关节，负重大、灵活，其稳定性主要依靠肌肉、肌腱和韧带来完成，所以容易受伤。膝关节腔内有内、外侧半月板和十字交叉韧带来稳定、营养及分散应力，利于膝关节的稳定和运动，并能缓冲震荡。两条交叉韧带呈"X"形，前交叉韧带主要防止胫骨过度前移，后交叉韧带主要防止胫骨过度后移，二者还可以控制关节的内、外旋运动方向。膝关节的韧带在不同的关节位置下松紧程度不同，完全伸直时全部韧带均处于紧张状态，无被动运动；膝关节屈曲90°时，内、外侧副韧带的后部纤维均较松弛，可以侧向5°～12°，内旋20°～30°，外旋6°～8°，以及进行轻微的前后运动。所以怀疑膝部韧带有损伤时应该在膝关节屈曲时检查。膝关节的滑膜结构复杂，滑囊较多，经常发生滑囊炎。除了膝关节腔以外，还有髌上滑囊（股四头肌与股骨下端之间、髌骨上方约5cm处，与滑膜前上隐窝相通或融合）、髌前滑囊（皮肤与髌骨前面之间）、髌下滑囊（髌韧带与胫骨前上方之间）和胫前浅滑囊（皮肤与胫骨结节下部之间）4个前方滑囊。膝关节检查时要充分暴露膝关节及以下部位，双侧对比，排除髋关节、踝关节及其他远隔部位疾病的影响。

一、视诊

1. 有无畸形 正常膝关节有10°～15°的外翻角度，如果大于此角度，即为膝外翻畸形；相反，小腿翻向内侧成角，即为膝内翻畸形。膝关节屈曲畸形，常见于骨关节病、类风湿、膝关节结核的晚期，膝关节粘连患者，以及半月板损伤或关节内游离体等疾病导致的保护性反应。正常膝关节有5°～10°的过伸。在股四头肌萎缩、股四头肌长期无力、关节内韧带断裂引起的关节松弛等情况下，可出现非对称性的异常过伸，尤其在中风后患者走路时经常见到。

2. 皮肤 注意有无颜色异常、色素沉着、瘀斑、窦道、血管怒张、体癣和汗毛增多。一般来说，炎症皮肤发红，损伤出血出现瘀斑，长期理疗出现色素沉着，慢性骨髓炎和膝关节结核可能出现窦道，牛皮癣性关节炎会出现典型体癣。

3. 髌骨位置　髌骨半脱位时向外侧滑脱。

4. 肌肉萎缩　股四头肌，尤其是股内侧肌最容易萎缩，可在髌骨上缘以上 10cm 处测量大腿周径，进行双侧对比。

5. 肿胀及肿块　首先确定是膝关节外软组织肥厚肿胀，还是膝关节腔积液肿胀。关节外滑膜肿胀（弥漫性），膝关节伸直时，在髌骨外侧可见梭形肿胀，髌韧带两侧俗称"膝眼"处凹陷消失等表现。关节腔积液引起的全关节肿胀，由于髌上囊与关节相通，关节内积液或积血过多时髌上囊及整个膝内、外侧弥漫性肿胀，表现为全关节饱满。髌骨前方半球形凸起多为髌前滑囊炎所致。髌腱前方为髌下滑囊炎好发部位。胫骨结节处肿胀多考虑胫骨结节骨骺炎。髌腱两侧脂肪垫处肿胀可见于脂肪垫肥厚或脂肪垫炎。关节后方腘窝部肿胀，最常见的是腘窝囊肿。

二、触诊

膝关节的触诊内容较多，包括皮肤温度、髌骨触诊、有无压痛点、关节积液、滑膜肥厚、关节摩擦感、交锁和肿物等。

1. 皮肤温度　以指背面从踝向上或从髋部向下逐渐测查。温度高时，多为炎症，但恶性肿瘤亦多见皮肤温度增高。

2. 髌骨触诊　有无外伤骨折，有无髌骨软化症。嘱患者仰卧伸膝，股四头肌放松，检查者一只手将髌骨推向内侧或外侧，另一只手依次触摸可能触及的髌骨关节面，如果出现压痛，并伴有关节面的不平滑感，应考虑髌骨软化症。

3. 压痛点　压痛点常位于髌骨边缘、髌韧带两侧膝眼部、关节间隙、侧副韧带、胫骨结节及髌部、腓骨头等处。如膝关节炎，压痛点多在髌骨两侧及膝眼部。髌下脂肪垫劳损，压痛点在髌骨下缘关节侧面和髌韧带两侧及深面。半月板损伤，压痛点在该侧关节间隙。内、外侧副韧带损伤，压痛点在损伤局部或其上、下附着点处。胫骨结节骨骺炎表现为局部压痛、隆起。髌下脂肪垫劳损检查：患者仰卧伸直膝关节，放松股四头肌，检查者一只手推动髌骨向内下侧与外下侧，同时用另一只手拇指端的掌面按压髌骨下端脂肪垫的附着部，此处无关节面软骨覆盖，若有明显压痛表明髌下脂肪垫有劳损。

4. 关节积液 正常膝关节内约有 5mL 滑液，可以营养软骨、润滑关节、缓冲对关节的撞击。若积液量超过 10mL，浮髌试验就可以出现阳性。积液量继续增多，关节肿胀饱满，还会影响其活动度。

5. 滑膜肥厚 任何性质的慢性炎症，均能引起滑膜增厚，常见疾病有膝关节结核、风湿性膝关节炎和色素沉着性绒毛结节样滑膜炎。

6. 关节摩擦感 检查者一只手握患肢小腿下端做膝关节屈伸活动，另外一只手置于膝关节前侧以感受摩擦感或摩擦音。髌骨软化、膝关节面不平滑、关节内有游离体等均可引起摩擦感或摩擦音，同时髌骨研磨试验可能为阳性。

7. 交锁 半月板损伤、关节内游离体、剥脱性骨软骨炎及髌股关节紊乱的患者经常会发生交锁。交锁的检查要留心每次出现的位置和解锁的情况，半月板损伤交锁发生在关节间隙，而关节游离体的交锁感则多是随其移动不断变换位置。要注意有的髌股关节软骨明显损伤的患者也会有交锁感，但并不是真正的关节交锁。

8. 肿物　膝关节周围肿物检查首先注意髌上滑囊、髌骨、髌韧带两侧、关节间隙、股骨下端和胫骨上端、腘窝等处有无肿物，同时要区别是一般性肿物，还是肿瘤性包块。一般性肿物常见于滑膜囊肿，如髌上囊肿、髌前囊肿、腘窝囊肿，以及关节内游离体。如果在股骨下端和胫骨上端出现包块，并且偏心性肿大，位置固定，推之不动，则要高度怀疑骨肿瘤。

三、听诊

当膝关节主动或被动运动时会出现响声，常见于髌骨软化症、关节内游离体等。在诊断为腘窝囊肿前，先用听诊器检查有无血流杂音，以排除动脉瘤可能。如果不能肯定，建议局部超声检查。

四、膝关节运动功能的检查

膝关节的运动主要是屈伸活动、前后滑动、侧方活动及旋转活动。正常膝关节中立位为伸直在 0°位，可以有 5°过伸，屈曲可达 135°（最大能使足跟碰到臀部）。需要双侧对比，部分正常人没有过伸（足球运动员等腘绳肌力量强的人常见），而一般女性过伸可达 10°，关节松弛症患者过伸可达 20°～ 30°。屈膝肌为股二头肌、半腱肌、半膜肌、缝匠肌、股薄肌、腘肌和腓肠肌，伸膝肌为股四头肌。胫骨与股骨之间可以滑动 5mm。检查方法为屈髋 45°，屈膝 90°，固定患者踝部，双手在胫骨上段前后推动，在前、后交叉韧带断裂的患者中，可出现异常活动（需要双侧对比检查，详见抽屉试验）。侧方活动及旋转活动主要是小腿内、外旋，膝关节完全伸直时由于关节的锁扣作用，旋转活动几乎完全受到限制，因此检查时屈膝90°被动活动。小腿内旋肌为半腱肌、半膜肌、缝匠肌、股薄肌和腘肌，范围20°～30°；小腿外旋肌为股二头肌，范围6°～8°。

五、特殊检查

1. 单腿半蹲试验 让患者患肢支撑蹲起，如出现膝痛、膝软即为阳性，常见于髌骨股骨软骨病、假性髌骨软骨病、伸膝筋膜炎、半月板损伤、髌腱腱围炎、股四头肌腱止点末端病等。

2. 浮髌试验 患者仰卧位，膝关节平放，放松股四头肌，检查者一只手掌置于髌骨上缘上方四横指处（髌上囊上缘），施压并向下移动，将髌上囊液体挤入关节（主要是髌股关节）之间，使髌骨浮起，再用另一只手的食指按压髌骨，如能感觉到髌骨与股骨滑车之间有撞击感即为阳性。

3. 抗重力直抬腿试验 患者仰卧主动伸膝，然后平直抬起，如不能伸膝抬高为阳性。髌骨骨折、髌腱断裂、股四头肌腱断裂、胫骨结节撕脱骨折时呈阳性。

4. 髌骨摩擦试验 按压髌骨同时伸膝，可触及骨摩擦感，并出现疼痛为阳性，提示髌骨软化症。

5. 髌骨倾斜试验 伸直膝关节，检查者拇指紧握髌骨外侧缘，其余四指固定髌骨内侧缘，用力抬起髌骨外缘，如髌骨外缘不能提高达到或超过水平面，即表明外侧支持带过度紧张。

6. 麦克马瑞试验 又称半月板弹响试验、回旋研磨试验。患者仰卧位，膝关节完全屈曲，检查者一只手按在膝关节的同时，手指置于关节间隙，另一只手握住足部使膝关节在内收或外展及内旋或外旋应力下被动缓慢伸直，出现疼痛和弹响为阳性。伸直过程中如感到或听到弹响声，或伴有疼痛，提示半月板损伤。外旋时有弹响合并疼痛说明内侧半月板有病变；内旋时有弹响合并疼痛提示外侧半月板有损伤。

7. 提拉研磨试验 患者俯卧屈膝，检查者一只手按压大腿后侧固定，以另一侧腋窝夹持患者足踝部，手持小腿。上提小腿使关节腔分开，扭转时发生疼痛，则患处在关节囊及韧带处；下压小腿，扭转时发生疼痛，则半月板或关节软骨可能有损伤。

8. 抽屉试验 患者仰卧位放松，屈膝约 90°，检查者以肘关节固定患者双足（或者检查者屁股坐在被检者足面，固定其下肢远端），双手握住小腿上段前拉、后推胫骨。如胫骨平台相对于股骨明显前移（大于 5mm），则提示可能有前交叉韧带断裂；向后移位则提示可能有后交叉韧带断裂。

9. 髂胫束压迫试验 患者仰卧屈膝 90°，检查者以拇指按压患者股骨外上髁处，另一只手使膝被动伸直，到 30°位时如感外上髁剧烈疼痛即为阳性，髂胫束摩擦综合征试验阳性。

10. 鹅足压迫试验 患者仰卧屈膝 90°，主动内旋小腿，检查者抗阻使小腿外旋，患者主诉胫骨髁内侧相当于鹅足腱起始处疼痛即为阳性，提示鹅足腱下滑囊炎可能。

11. 膝关节分离试验 患者仰卧膝关节伸直，检查者一只手握住患肢小腿端，将小腿外展，另一只手按住膝关节外侧上缘，将膝向内侧推压，使内侧副韧带紧张，有局部酸胀痛的感觉即为阳性，提示慢性内侧副韧带损伤。相反方向的检查阳性，提示慢性外侧副韧带损伤。

（陈万强）

第三节 膝部常见疾病的诊断、治疗与康复

一、习惯性髌骨脱位

髌骨脱位大多由膝关节支撑结构发育异常造成，也与后天长期姿势不良导致膝关节内外侧力量失衡有关。

【诊断要点】

1. 多见于儿童、青年女性，与经常性过度屈曲膝关节有关。

2. 屈膝 20°～ 30°，小腿扭转时髌骨向外侧脱出，伸直时又自动复位（或复位困难），反复发生，患肢常合并膝外翻畸形，小腿外旋。

3. 常见于儿童时期坐位时不是两脚正常踏地，而是习惯性双腿屈曲脚尖着地，长期不良姿势可导致小腿外侧张力增加，长此以往出现膝外翻畸形，小腿外旋。

4. CT 下膝关节屈曲位可见髌骨从股骨滑车脱到外侧。

【治疗要点】

1. 关键是调整膝关节内外侧力量，让髌骨随着膝关节的屈伸在髌股滑车轨道内上下移动，而左右不发生过多移位是关键。保守治疗复位后，进行膝关节制动固定 2 周以上。

2. 现代手术有松解紧张的外侧支持带、伸膝装置的近端重排等各种方法。

3. 预防复发的关键是注意坐姿，改善膝关节内外侧伸膝装置的力量和肌肉的募集顺序。

二、髌骨软化症

髌骨软化症是髌骨软骨面因慢性损伤后，软骨肿胀、龟裂、破碎、侵蚀、脱落，最后与之相对的股骨髁软骨也发生相同病理改变，而形成髌股关节的骨关节病。本病也可由关节滑液成分异常引起。

【诊断要点】

1.女性常见，起病缓慢，既往多有膝关节半蹲过劳或者外伤史。

2.早期为膝软，上下楼梯无力，膝前侧压痛（＋），疼痛严重程度与活动量正相关，逐渐出现髌骨深面间歇性疼痛，腘窝部及膝外侧疼痛，髌骨周围、腘窝、外侧肌腱压痛。

3.膝关节过伸痛是其重要特点，髌骨摩擦试验阳性。还可能出现髌骨研磨试验阳性，单腿半蹲试验阳性；若有积液则浮髌试验阳性。

4.X线早期无变化，晚期可见髌股关节边缘骨质增生。核磁共振提示髌骨软骨面出现中断、缺损，且髌骨内部表现为软骨下骨髓水肿。

【治疗要点】

1.保守治疗。急性疼痛较重者，采取膝关节固定伸直位制动，卧床休息。其余包括西药止痛治疗、推拿、按摩等。中医辨证论治主要是中药内服，或外用正骨水、万花油涂擦，桐皮汤熏洗等。

2.手术治疗。一般采用关节镜处理，或切开外侧关节囊，放置负压吸引管。

3.减少关节的劳损，加强股四头肌力量训练是防止复发的有效办法。

三、膝关节滑膜炎

任何原因引起的膝关节滑囊内炎症反应都称为滑囊炎，一般髌上囊空间最大，在做膝关节屈曲运动时，积液可积聚在髌上囊处，以无菌性炎症反应常见。滑囊无菌性炎症发生后会出现滑囊内的滑膜增生、疼痛、积液增多，局部出现肿胀，也可出现局部发热等表现。

【诊断要点】

1.急性滑囊炎多为急性创伤所致，以血性积液为主。慢性多为无菌性，与劳损密切相关，积液多呈透明或淡黄色。

2.触诊髌骨有弹性，严重时影响膝关节的屈伸，浮髌试验阳性，细菌培养阴性。

3.磁共振可见囊内液体信号，后期可见滑膜边界毛糙，滑膜增生、增厚。

【治疗要点】

1.急性期采取膝关节加压包扎后，伸直位固定制动，卧床，抬高患肢2周。制动期间应加强股四头肌主动收缩，避免萎缩。后期加强膝关节活动训练。

2.对于积液较多者可穿刺抽液，或者关节内冲洗。弹力绷带包扎促进吸收，防止纤维化和关节粘连。

3.针刺可应用三棱火针，点刺犊鼻穴引流积液。后用艾灸或消瘀止痛中药外敷。

4.慢性滑膜炎可用热疗、中药离子导入配合治疗。

5.西药治疗可口服非甾体抗炎药，中药以活血止痛、祛风燥湿、强筋骨等内服药为主。

6. 慢性滑囊炎反复发作，或保守治疗不能缓解者，可进行关节镜下滑膜清理术，清除增生肥厚的滑膜组织，消除水肿。

四、膝关节侧副韧带损伤

【诊断要点】

1. 有明确的伤病史，常发生于膝关节屈曲位、下肢远端突然外展或内收的情况下。

2. 膝关节内、外侧韧带处，局部肿胀疼痛。皮下瘀血、压痛明显。

3. 膝关节呈被迫半屈曲位，活动功能受限，但小腿的侧方活动（外展或内收）可增加 20°以上。膝关节分离试验阳性。

4. 磁共振提示膝关节内外侧软组织弥漫性肿胀、皮下脂肪间隙模糊、膝关节内外侧关节间隙可能相对增宽。

【治疗要点】

1. 完全断裂应手术修补，特别是内侧副韧带断裂。

2. 不完全断裂可保守治疗，采用绷带、石膏托、夹板固定膝关节于功能位 4～5 周。外固定周期内做股四头肌主动收缩，解除固定后练习膝关节屈伸运动，中药外洗，并运用揉、摩、擦、拔伸等手法解除粘连。

3. 局部封闭减轻疼痛。

五、膝关节十字韧带损伤

膝关节内有前、后十字韧带（又称交叉韧带），膝关节伸直时前十字韧带最紧张，可防止胫骨前移。膝关节屈曲时后十字韧带最紧张，可防止胫骨向后移动。如遇屈膝时，外力从前向后加于股骨，或外力从后向前撞击胫骨上端，均可引起前十字韧带断裂。

【诊断要点】

1. 明确的外伤史，膝关节撕裂感，后迅速出现肿胀、关节松弛、关节内积血，稳定性降低。

2. 抽屉试验阳性。

3. 可合并内侧副韧带损伤及内侧半月板破裂。

4. 磁共振检查，可见内外侧副韧带信号异常或者连续性诊断。

5. 膝关节镜下可见断裂的韧带。

【治疗要点】

1. 对于没有完全断裂的交叉韧带损伤，早期先抽出关节积血，弹性绷带加压包扎，或夹板、石膏固定，使韧带处于松弛状态，以便修复重建。

2. 根据评估，需要手术者，尽早行关节镜下膝关节十字韧带损伤的重建。

3. 早期功能康复训练。

六、膝关节半月板损伤

膝关节半月板损伤、十字韧带损伤和侧副韧带损伤等膝部损伤，好发于运动员和喜欢运动的青年人。日常生活中最常见的扭伤姿势是，运动过程中脚着地后（固定不动），上半身在惯性的作用下仍然在旋转牵拉膝关节。从生物力学看股骨髁有力的轴向扭转对半月板进行挤压，并使其移位造成损伤。

【诊断要点】

1.多有膝关节扭伤既往史，伤后膝关节剧烈疼痛、肿胀，活动受限。早期因疼痛剧烈，难做详细查体，最好行 MRI 检查。

2.慢性期膝关节疼痛，行走或上下坡时明显，可能出现跛行。

3.膝关节支撑功能下降，股四头肌内侧头萎缩明显，不能过伸和屈曲，可出现关节交锁征，关节间隙压痛阳性。麦克马瑞试验、提拉研磨试验阳性。

【治疗要点】

1.轻度损伤，主要采取保守治疗，减少患者活动。

2.中度损伤，需要配戴支具，让患者在支具帮助下减少关节负重，加速自我修复；也可以通过药物治疗控制关节内炎症，促进半月板愈合。

3.严重损伤，主要采取关节镜微创术进行治疗，包括关节镜下部分摘除术及半月板缝合术。

4.物理治疗，针刺、物理因子疗法用于损伤后有明显股四头肌内侧头萎缩者。注意膝关节保暖。

七、膝关节内游离体

由于关节腔是一个独立的封闭腔隙，一旦关节内产生游离体，则会在关节腔内到处走动，犹如老鼠一样，所以关节内游离体也称为关节鼠。因关节内软骨脱离正常位置，关节内形成游离结构。其主要来源于剥脱性骨软骨炎、滑膜骨软骨瘤病、骨赘、关节面骨折、损伤的半月板。游离体可为纤维蛋白性、纤维性或骨软骨性。

【诊断要点】

1.好发于中年男性，有外伤史或感染史。

2.关节无明显肿胀，活动到某个角度使游离发生嵌顿时可突然发生剧痛或关节交锁征，再适当活动使游离体脱离嵌顿，关节又重新恢复运动，疼痛也随之缓解。

3.病程长者，反复发作，可继发创伤性关节炎的症状。

4.DR 提示关节腔肿胀，边缘毛糙，可见孤立、多发结节状高密度肿块阴影，相邻骨质受侵袭，可出现骨质缺损及局部硬化。关节腔镜可见游离骨赘，是诊断金标准。

【治疗要点】

1.如果关节内游离体没有临床症状，可以不予治疗，以避免过度使用膝关节，可以休息、动态复查为主。

2.如果经常嵌顿、交锁，建议关节腔镜下取出游离体。

八、膝关节内、外翻畸形

正常人双下肢在膝关节部位有一个约 7° 的外翻角，如果因各种原因导致外翻角变小，甚至变为负数，使股骨与胫骨两轴心线向膝外成角，则称为膝内翻畸形；如果股骨和胫骨两轴心线夹角明显超过正常的外翻角度，则称为病理性的膝外翻畸形。如果双膝同时存在膝内翻，称 O 形腿，双膝同时外翻，称 X 形腿。

【诊断要点】

1.膝内翻呈 "O" 形，两踝并拢，若膝间距超过 5cm，下肢力线不通过髌骨中点，落于内侧。

2. 膝外翻呈"X"形，两膝并拢，测其两踝距离在3cm以上，下肢力线不通过髌骨中心，落于外侧。

【治疗要点】

1. 膝关节内、外翻是两侧肌力失衡的结果。膝内翻常见股薄肌、半膜肌、半腱肌紧张短缩，而膝外翻常见髂胫束和股二头肌紧张短缩。膝外翻或内翻会影响膝关节的应力，所以膝关节内外翻患者经常诉说这些肌肉疼痛。因此，膝内、外翻保守治疗的基础和关键是改善肌力失衡。从临床实践看减轻体重、避免相关肌肉过于劳累是预防的基础。针对疼痛患者，运用针刺、理疗或者各种手法将上述紧张短缩的肌肉放松即可缓解疼痛症状。习惯上运用的非甾体抗炎药有一定效果。

2. 保守治疗不佳的患者，建议手术治疗，改变下肢的骨性力学传导。下肢力量训练是预防发病和保持疗效的基础，一定要指导患者严格落实。

九、腘窝囊肿

腘窝囊肿是由于各种原因膝关节腔内滑液增多，压力增高，迫使滑膜液向后突出形成的囊肿，多发生于半腱肌、半膜肌与腓肠肌内侧头之间滑膜。

【诊断要点】

1. 在腘窝处有一肿物，尤其在膝关节伸直时更为明显，囊肿巨大时可扪及，压之有弹性。屈膝时可以摸到肿物的边界及大小。

2. 一般无自觉症状，偶有屈膝轻度受限。

3. B超提示囊状液性暗区及大小，穿刺可以抽出浅黄色黏液。

4.磁共振显示腘窝处有囊性信号，T1像呈均匀低信号，T2像呈均匀高信号，STIR压脂表现为均匀高信号。当囊内出血时可因出血量的多少和时间长短而出现不同信号改变。继发感染时囊壁增厚。

【治疗要点】

1.膝关节腔内滑液增多、压力升高是发病的机制，因此解除原因和促进滑液吸收是关键。

2.保守治疗方法很多，包括针灸、按摩使囊壁破裂囊液分散吸收，同时运用微波、理疗等方法促进吸收，减轻或者消除局部无菌性炎症。也可在超声引导下抽吸囊液结合局部应用皮质类固醇药物。

3.保守治疗效果不佳或有明显的合并症时，建议手术治疗。

十、膝关节化脓性关节炎

膝关节化脓性关节炎多有外伤史或邻近部位或全身其他部位的感染史，或与术后感染、不当医疗操作有关，是由于细菌通过血行传播，直接蔓延至膝关节等原因引起的化脓性感染。常见的致病菌为金黄色葡萄球菌，约占85%，其次为溶血性链球菌、肺炎链球菌、大肠杆菌、铜绿假单胞菌等。

【诊断要点】

1.起病急，有恶寒、发热、脉搏快等全身症状。

2.受累膝关节肿胀、积液。强迫体位，关节活动明显受限，可出现脱位。

3.触诊患膝局部压痛，浮髌试验阳性，皮温增高。

4.关节穿刺可抽出脓性或浆液性液体，实验室检查，如抽出液涂片、细菌培养、白细胞计数及分类，有相应的感染证据支持。

5.膝关节镜下可见滑膜增生，局部毛糙，出血点等炎症改变。

【治疗要点】

1.一般治疗，加强支持疗法的同时，早期大剂量联合应用抗生素，并根据关节液细菌培养、药敏检测，及时调整抗生素。

2.关节镜下膝关节清理术，可有效全面探查关节腔，不仅可用生理盐水冲洗出脓性分泌物，减小关节腔压力，还能利用射频刀切除增生组织，修整退化的半月板。通过灌洗还可调整滑液渗透压，补充钠、钾、镁、钙等电解质；增加对软骨的营养。

3.手术治疗。当关节液黏稠，脓液不易吸出时，则应切开关节，排除脓液及坏死组织，缝合伤口。陈旧性病理性脱位者，可行关节融合术或人工关节置换术治疗。

十一、膝关节结核

膝关节滑膜面积大，松质骨丰富，结核患病率较其他关节高。以继发感染为主，多继发于肺结核，原发病灶一般在幼年时期形成，通过原发病灶进入血运的结核杆菌在有利的条件下繁殖，突破纤维组织包围，炎症扩大或侵入膝关节产生。

【诊断要点】

1.好发于儿童和青壮年。常有结核病接触史或肺结核病史。

2.多见单关节发病，起病缓慢，早期轻度疼痛，劳累后加重，休息后减轻。早期不明显或仅有轻度跛行。晚期可出现不同程度的屈曲挛缩畸形，甚至发生半脱位，膝内、外翻等畸形。

3. 患膝长期广泛肿胀，单纯滑膜结核时关节积液，有波动感，浮髌试验阳性。压痛多位于关节间隙，根据病程长短见局限性或广泛性压痛。

4. 股四头肌萎缩明显，关节肿大，呈梭形肿胀。晚期脓肿常见，脓肿穿破皮肤形成窦道，流出淘米水样脓液、干酪样物质或死骨片。

5. DR 下见骨质疏松、骨小梁萎缩、关节间隙变窄、关节间软骨破坏等。

【治疗要点】

1. 全程、规范地使用抗结核药物治疗。因为骨关节部位血运较差，药物不容易到达，结核菌又具有较强的耐药性，所以治疗效果较差。

2. 手术治疗，包括滑膜切除、关节腔清洗，以及全膝关节置换术等。

（陈万强）

第八章

足踝部

第一节　足、踝部相关解剖

足、踝部作为一个统一的复合体，有 28 块肌肉作用于 32 个关节或关节复合体，控制着踝部与足部的运动与姿势，是下肢与地面之间的动态平台。该平台可以吸收重复负荷与适应不规则的地面（足够柔韧），也可以支撑体重与行走及跑动时的肌肉推力（足够强韧）。踝关节主要是指距小腿关节，即胫骨、腓骨与距骨之间的关节。足部有前、中、后 3 个区域，分别由一组骨骼和一个或多个关节组成。后足由距骨、跟骨和距下关节组成；中足由其余跗骨，包括跗横关节和较小的远端跗间关节组成；前足由跖骨和趾骨，包括跗跖关节和远端的所有关节组成。

一、骨学

构成踝关节和足部关节的骨，包括胫腓骨远端和足骨。足骨包括 7 块跗骨、5 块跖骨和 14 块趾骨。

1. 跗骨　共 7 块，属短骨，分前、中、后三列。后列包括上方的距骨和下方的跟骨，中列为位于距骨前方的足舟骨，前列为内侧楔骨、中间楔骨、外侧楔骨及跟骨前方的骰骨。跗骨几乎占据全足的一半，与下肢支持和负重功能相适应。距骨上面有前宽后窄的关节面，称距骨滑车，与内、外踝和胫骨的下关节面相关节。距骨下方与跟骨相关节。跟骨后端隆突，为跟骨结节是跟腱附着部位。足舟骨在距骨前方，其内下方隆起为舟骨粗隆，是重要体表标志，足舟骨前方与三块楔骨相关节，外侧的骰骨与跟骨相接。

2. 跖骨 共 5 块，第 1～5 跖骨形状和排列大致与掌骨相当，但比掌骨粗大。每一跖骨近端为底，与跗骨相接，中间为体，远端称头，与近节趾骨底相接。第 5 跖骨底向后突出，称第 5 跖骨粗隆，在体表可扪到。

3. 趾骨 共 14 块，踇趾为 2 节，其余趾为 3 节。形态和命名与指骨相同。踇趾骨粗壮，其余趾骨细小，第 5 趾的远节趾骨小，往往与中节趾骨长合。

二、关节学

踝部与足部的关节包括远端胫腓关节、小腿（踝）关节、跗骨间关节、跗跖关节、跖骨间关节、跖趾关节和趾骨间关节。足部的疼痛与足弓关系密切，这里只介绍踝关节和足弓。

1. 踝关节 又称距小腿关节，由胫、腓骨的下端与距骨滑车构成，是近似单轴的屈戌关节，在足背屈或跖屈时，其旋转轴是可变的。踝关节的关节囊附着于各关节面的周围，囊的前、后壁薄而松弛，两侧有韧带增厚加强。内侧是坚韧的三角形纤维索组成的韧带，起自内踝尖，向下呈扇形展开，止于足舟骨、距骨和跟骨，也称三角韧带。外侧三条韧带均起自外踝，距腓前韧带向前下止于距骨前上方，跟腓韧带向下止于跟骨外上方，距腓后韧带向后下止于距骨后上方，均较薄弱。成年人距骨颈长轴使距骨头处于矢状面内侧约 30°位置，并向内凸出 40°～ 50°；同时外踝较内踝长，限制踝关节外翻；内侧韧带较外侧韧带有力，因此踝关节扭伤内翻较外翻常见。足内翻常伴有外侧韧带的损伤。踝关节能做背屈（伸）和跖屈（伸）运动。距骨滑车前宽后窄，当背屈时，较宽的滑车前部嵌入关节窝内，踝关节较稳定。当跖屈时，由于较窄的滑车后部进入关节窝内，足能做轻微的侧方运动，关节不够稳定，故踝关节扭伤多发生在跖屈（如下山、下坡、下楼梯）的情况。

2. 足弓　跗骨和跖骨借其连结形成凸向上的弓，称为足弓。足弓是动态的，与肌肉、韧带一起构成了功能上不可分割的复合体，为承受负荷的足部提供了重要的稳定性与弹性因素。维持足弓的最主要韧带是足底腱膜（足底筋膜）和足底长韧带。足弓习惯上可分为前后方向的内、外侧纵弓和内外方向的一个横弓。内侧纵弓由跟骨、距骨、舟骨、3 块楔骨和内侧的 3 块跖骨连结构成，弓的最高点为距骨头。内侧纵弓前端的承重点在第 1 跖骨头，后端的承重点是跟骨的跟结节（这是临床第 1 跖骨头出容易疼痛和跟骨骨刺常见的原因）。内侧纵弓比外侧纵弓高，活动性大，更具有弹性。外侧纵弓由跟骨、骰骨和外侧的两块跖骨连结构成，弓的最高点在骰骨。外侧纵弓的运动幅度非常有限，活动度较小，适于传递重力和推力，而不是吸收这些力。横弓由骰骨、3 块楔骨和距骨连结构成，弓的最高点在中间楔骨。横弓呈半穹隆形，其足底的凹陷朝内，当两足紧紧拢时，则形成一完整的穹隆。横弓通常是由距骨头传递力，腓骨长肌腱是维持横弓的强大力量。扁平足是指中足或近端前足区域内的关节松弛，导致内侧纵弓长期下降或异常低下，理想地分散足底负荷的能力明显降低。足底力量失衡，过长时间小幅应力积累，是导致跟骨骨刺和各种足底疼痛的主要原因，因此外来的支持和代偿十分重要。

三、关节运动学

足踝部各种动作的协调完成，是踝部与足部的关节共同运动的结果，主要包括胫距关节的背伸和跖屈、距下关节的内翻及外翻，以及跗横关节、跗跖关节、跖趾关节和趾间关节的配合。

1. 胫距关节的背伸和跖屈　在矢状面上的背伸和跖屈，背伸角度为 0°～ 20°，跖屈角度为 0°～ 45°。当完全背伸时，距骨滑车前方较宽部分进入榫眼，被内外踝夹紧，是胫距关节最稳固的姿势。当完全跖屈时，大部分的韧带及跖屈肌都处于松弛状态，距骨后方较窄部分进入关节窝，让榫眼变得不稳定，此时允许轻微的侧方运动（内收、外展），是胫距关节相对不稳定的位置，会增加足踝的扭伤及外侧韧带受伤的可能，尤其是距腓前韧带。这也是穿高跟鞋或跳跃着地时容易足踝扭伤及外侧韧带受伤的机制。

2. 距下关节的内翻及外翻　距下关节通常只能在冠状面上内翻 0°～ 25°，外翻 0°～ 12°，以进行足部及小腿间在冠状面的、水平面的动作。这些动作对于行走或跑步时适应不平的地面很重要。

3. 跗横关节　跗横关节包括两个关节，在外侧的为跟骰关节，在内侧的为距跟舟关节。由上往下俯视关节的连线如同一个浅浅的字母"S"。跟骰关节不含动作轴，只能执行轻微的滑动。距跟舟关节是修正的杵臼关节，可做 3 个动作轴上小幅度的动作。跗横关节允许中足相对于后足完成标准的旋前、旋后动作，提供了足部相当大灵活性。

4. 跗跖关节　跗跖关节由跖骨基部与 3 块楔骨及骰骨的远端

表面组成。这些关节担任足部关节的基部关节。除了第一个关节外，这些关节较为坚硬，且可以完成中等程度的背伸及跖屈，加上微小的内翻及外翻。

5. 跖趾关节 跖趾关节是由凸面的跖骨头与凹面的近端趾间关节形成的关节。此关节与手部的掌指关节有着相似的动作，即伸直（背伸）、屈曲（跖屈）及外展与内收。在行走的离地期，$60°\sim 65°$ 的伸直相当重要。同时，跖趾关节在行走与站立时有促进平衡的作用。

6. 趾间关节 除跚趾之外，每一根足趾都有一个近端的趾间关节及一个远端的趾间关节，跚趾只有一个趾间关节。这些关节的动作主要为屈曲及伸直，关节活动范围为 $0°\sim 70°$。趾间关节的屈曲能协助增加皮肤或者鞋底与行走平面间的摩擦力，增加抓地力，并提供推进力。

四、肌肉与触诊

与足踝部运动相关的肌肉主要是小腿肌和足肌。小腿肌包括前群的胫骨前肌、跚长伸肌、趾长伸肌，外侧群的腓骨长肌、腓骨短肌，后群浅层的腓肠肌、比目鱼肌和深层的腘肌、趾长屈肌、胫骨后肌、跚长屈肌。足肌包括足背肌和足底肌。足背肌包括跚短伸肌（伸跚趾）和趾短伸肌（伸 2 ～ 4 趾）。足底肌的分布和手掌肌相似，主要作用是维持足弓。从临床看各种足底的疼痛与这些肌肉关系密切，但是肌肉比较细小，不易触诊。这里重点介绍容易触诊的小腿肌群的胫骨前肌、跚长伸肌、趾长伸肌、腓骨长肌、腓骨短肌、腓肠肌、比目鱼肌、腘肌、趾长屈肌、胫骨后肌、跚长屈肌（图 8-1-1）。

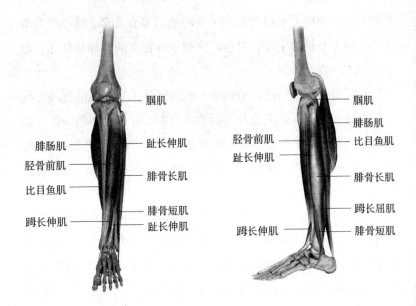

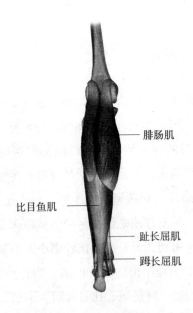

图 8-1-1　足踝部

1. 胫骨前肌　是小腿前室的肌肉，起自胫腓骨上端骨间膜前面，止于内侧楔状骨内面、第一跖骨底。在腓深神经（L4～S1）支配下可使足内翻、踝关节背屈。触诊胫骨前肌时，受检者仰卧，检查者触及胫骨干外侧缘，向外滑动至胫骨前肌肌纤维，受检者抵抗足背屈以感受该肌张力。

胫骨前肌和腓骨长、短肌是螺旋链足底的主要肌肉，与足底力学分布息息相关。足离地时胫骨前肌使足背屈，这一功能使足趾在步态摆动期避免与地面接触，保持背屈位，也使得足跟先着地，从而在足跟着地后，向站立期转换时保持最佳的减震体位。临床中腓总神经损伤导致的"马蹄足"，或者脑损伤后的"足下垂"，均是足背屈不能的表现。足部固定或站立时，胫骨前肌将小腿拉向足前（也称背屈），一旦足跟着地，胫骨前肌便保持收缩使重心由足后向足前移动。胫骨前肌与胫骨后肌协同作用，拮抗腓骨长、短肌，维持内侧足弓高度。

2. 跗长伸肌　是小腿前腔隙的肌肉，辅助踝部、足和第 1 趾（大趾）的活动，起于腓骨前面中部和小腿骨间膜，止于第一远节趾骨底背面。跗长伸肌在腓深神经（L4～S1）支配下，可伸展第一跖趾关节和趾间关节使踝关节背屈和足内翻。触诊跗长伸肌时，受检者仰卧位，让跗趾和跖趾关节同时背伸，检查者用手指向受检者的跗趾施加压力以感受该肌张力。

跗长伸肌位于胫骨前肌和趾长伸肌之间的深面，使其难以触诊。足离地或踏地时，长伸肌协助胫骨前肌和趾长伸肌使踝关节背屈。跗长伸肌在伸肌支持带处的曲度为足内翻提供了杠杆，并与胫骨前肌、胫骨后肌、趾长屈肌和跗长屈肌协同作用。

3. 趾长伸肌　是腿前腔隙中的肌肉，辅助踝部和足第 2～5 趾的活动，起自胫、腓骨上端骨间膜前面，止点分为四个独立的肌腱，依次止于第 2～5 趾中节及远节趾骨背面。趾长伸肌在腓深神经（L4～S1）支配下可使踝关节背屈，伸展第 2～5 趾跖趾关节和趾间关节。触诊趾长伸肌时，受检者仰卧位足背屈以便在踝部确定其肌腱，趾长伸肌腱在跗长伸肌腱的外侧向二至三趾趾骨背面施加阻力，足背面可清晰地显示出这几条肌腱。

趾长伸肌跨过整个小腿前面，足离地或踏地时，趾长伸肌协助胫骨前肌和长伸肌使踝关节背屈。趾长伸肌位于小腿和踝的外侧，因此也能协助腓骨肌使足外翻。趾长伸肌的外翻功能，能够拮抗胫骨前肌的内翻，临床中避开胫骨前肌而刺激趾长伸肌可以作为改善脑损伤后足下垂（行走时足下垂内翻）的方法。当胫骨前肌薄弱，背屈踝关节无力时，趾长伸肌会代偿，负荷增加，会出现高张力，此时足趾会在走路过程中伸展，易摩擦到鞋子内面，足趾背面出现"茧子"。

4. 腓骨长肌　是小腿侧腔隙中一条浅表的长肌肉，辅助踝部和足的活动，起于腓骨外侧面上 2/3 部，止于内侧楔骨及第 1 跖骨底。腓骨长肌在腓浅神经（L4～S1）支配下可使足外翻、踝关节跖屈，维持足横弓。触诊腓骨长肌时，受检者仰卧位，检查者触及腓骨头外侧，沿着腓骨长肌纤维向下触诊，受检者抵抗足外翻，以感受该肌张力。

腓骨长肌是小腿外侧浅层的长羽状肌，腓骨长肌腱从外踝后方下行，延伸跨过足底止于第 1 跖骨底，腓骨骨长肌腱和胫骨前肌腱一起构成"U 形马镫"状结构，主要功能是动态稳定足横弓和内侧纵弓，以使足部减震和适应不平坦地面。腓骨长肌与腓骨短肌一起使足外翻，腓骨长肌也参与身体在冠状面上的侧移活动，当足部固定或站立时，腓骨长肌可将重心从足上方内侧拉向外侧。腓骨长肌上部与腓骨颈组成腓骨肌管，其中有腓总神经穿过，若出现腓骨长肌上部损伤，可导致腓总神经卡压症状。

5. 腓骨短肌 是小腿外侧部一条肌肉，辅助踝部和足的活动。起自腓骨下 2/3，在腓骨长肌深面下行，在外踝后方向前延伸，止于第 5 跖骨粗隆。腓骨短肌在腓浅神经（L4～S1）支配下可使足外翻、踝关节跖屈。腓骨短肌在腓骨长肌深面，较难辨别，触诊时受检者仰卧位，抵抗足外翻，检查者在腓骨长肌深面感受该肌张力。

腓骨长肌与腓骨短肌是足部关节的主要外翻肌，是踝部的外侧主要的主动稳定性来源。腓骨短肌没有腓骨长肌那样长的肌腱，因此对足跖屈的杠杆作用较小。

6. 腓肠肌 是小腿三头肌的最主要组成部分，外侧头起自股骨外侧髁后部，内侧头起自股骨内侧髁后部，下行和比目鱼肌合为一个肌腹，最后以强大的跟腱止于跟骨结节，在胫神经（S1～S3）支配下屈膝和踝关节跖屈。检查者靠近受检者小腿站立，手掌触及腘窝远端的大块肌，手向内、外侧滑动，辨识出腓肠肌的两个头。继续向远端触诊，腓肠肌便汇入跟腱。受检者抵抗踝跖屈以感受该肌张力。

腓肠肌是小腿三头肌当中最大、最表浅、最强大有力的肌肉。腓肠肌主要包含快动肌纤维，易兴奋收缩，易疲劳，这种肌纤维的分布表明腓肠肌能产生爆发力。比目鱼肌协同腓肠肌完成跖屈，在跖屈过程中，哪一块肌肉的作用更大，主要由膝关节的位置决定，伸膝时或伸膝后腓肠肌作用较大，屈膝时比目鱼肌的作用较大。腓肠肌损伤，形成扳机点（常见于腓肠肌内侧头处），可造成小腿后侧痉挛，包括夜间抽筋，间接性跛行及在膝关节伸直时无法背屈踝关节。

7. 比目鱼肌 起于胫骨、腓骨和骨间膜的后表面，经比目鱼肌线与腓肠肌合为一体，止于跟骨。胫神经（S1～S2）支配下使踝跖屈内翻，防止站立时胫骨向内侧倾斜。触诊比目鱼肌时，受检者俯卧位，被动屈膝（腓肠肌放松），检查者站在受检者小腿一侧，透过腓肠肌触诊深面的比目鱼肌。受检者抵抗踝关节跖屈，以感受该肌张力。

比目鱼肌位于腓肠肌深面，它的组成中慢动肌纤维多于快动肌纤维，是一块耐疲劳的姿势肌。当屈膝时比目鱼肌较腓肠肌的跖屈作用大。如果比目鱼肌损伤后出现高张力时，患者坐姿时往往采取踝关节为跖屈，以缓解疼痛。比目鱼肌腱弓深面为胫神经，若该处高张力，可出现胫神经卡压症状，如腘窝、足跟疼痛。若比目鱼肌损伤形成扳机点（常见于腓肠肌起点远端及上外侧），可能造成踝关节背屈，动作受限，行走时疼痛，尤其是上坡和上楼梯时。

8. 腘肌 起于股骨外侧髁，止于胫骨近端后侧，斜行于腘窝底，连接股骨外侧髁和胫骨后段，在胫神经（L4～S1）支配下屈膝关节，使小腿内旋。触诊方法：受检者俯卧位，检查者站在其一侧，在腘窝远端边缘，弯曲手指触及胫骨干后，沿着腘肌肌纤维斜向外上朝股骨外侧髁触诊。受检者抵抗，内旋膝关节以感受该肌张力。

腘肌的主要功能是解开膝关节的锁扣运动机制。当膝关节伸展时，胫骨绕股骨外旋至完全外旋，并处于锁定状态。锁定状态可能是因为股骨内侧髁比外侧髁大，在旋转时可卡住胫骨关节。当膝关节从完全伸直状态开始屈曲，腘肌需要先内旋胫骨，这种精细的运动为解锁膝关节。解锁后膝关节方可继续屈曲和（或）旋转。膝关节过伸会牵拉损伤腘肌，产生疼痛和膝关节后部肿胀，并引起下肢功能障碍。

9. 趾长屈肌　是小腿后室的一块深层肌肉，辅助踝、足和趾的运动。起于胫骨后面中 1/3 及骨间膜，经内踝后，分为四条肌腱，止于第 2～5 趾远节趾骨底，在胫神经（L4～S3）支配下可使踝关节跖屈，屈第 2～5 趾。当受检者仰卧位时，让受检者屈曲第 2～5 趾，并抗阻屈曲，可在足底触诊该肌肉。

10. 胫骨后肌　是小腿后室的深层肌肉之一，起自胫、腓骨后面及骨间膜，止于足舟骨粗隆，内侧、中间和外侧楔骨。在胫神经（L4～S3）支配下可使足内翻、踝关节跖屈。胫骨后肌肌腱功能不全可能会导致内踝水肿、内侧纵弓高度丢失及前足内翻无力等。受检者俯卧位时，检查者从腓肠肌上方朝向胫骨和腓骨之间推入，由于胫骨后肌肌腹位于比目鱼肌的深部，所以触诊比较困难。

11. 姆长屈肌　小腿后腔隙中的一条深层肌肉，辅助踝部、足和第 1 足趾（大姆趾）的活动。起于腓骨后面下 2/3 及骨间膜，向下经内踝之后至足底，止于姆趾远节趾骨底。在胫神经（L4～S3）支配下可使踝关节跖屈、屈姆趾。触诊姆长屈肌时，受检者仰卧位，检查者手指放在受检者的姆趾侧面，反复屈曲抗阻姆趾，在跟腱和内踝之间的内踝沟内，可以触及姆长屈肌肌腱的伸缩。

这三块肌肉属于小腿后群深层肌肉，位于腓肠肌和比目鱼肌深面。从内向外依次是趾长屈肌、胫骨后肌和姆长屈肌，它们一起穿过踝管，可使足内翻和踝关节跖屈，并协助稳定足内侧弓。在步态站立期末，重心由足跟通过足移至趾，把髋、大腿、膝和小腿产生的力借助足和姆趾传递，驱动身体向前。

（吴晓刚）

第二节　足踝部常用检查方法

踝关节又称距小腿关节，由胫腓骨下端的踝关节面和距骨滑车组成，属滑车铰链关节，关节囊前后较薄，两侧较厚，并有韧带加强，是下肢主要关节中单位面积承受压力最大的关节。腓骨远端突出部分为外踝，胫骨远端内侧突出部分为内踝，胫骨远端后缘唇样突出称为后踝，合称三踝。外踝较内踝长，限制了足外翻活动，故踝关节内翻型的损伤多见。踝关节主要通过骨性结构、韧带、关节囊和肌肉肌腱等相互协调、共同完成各种动作，如背伸、跖屈、内翻、外翻、内旋、外旋等。在跖屈时，足可做一定范围的侧方运动。踝关节周围的韧带包括内、外侧副韧带，下胫腓韧带，小腿横韧带等，这些韧带主要维持踝关节的稳定。因而，由外力引起的超出活动范围的运动容易引起损伤，其中绝大多数伴有韧带拉伤。

一、视诊

足踝部视诊时，患者要脱去长裤和鞋袜，在站立、行走或者坐卧等各种体位下进行检查。检查者应该仔细观察患者的面部表情，来了解患者所承受不适的程度。在这一小段时间内所收集的信息对于了解、完善患者的整体情况非常有帮助。重点关注行走步态、站立姿势、负重点、足弓是否正常，有无畸形和肿胀，还要留心观察鞋底的磨损情况，观察肌肉萎缩的表现，特别是腓肠肌萎缩的情况，注意血运受限的征象，例如光亮的皮肤、毛发生长或稀疏、皮温降低和趾甲增厚等。

1.步态 从见到患者即开始观察走路姿势，注意迈步相和支撑相的负重、距离、抬腿迈步是否正常，有无跛行等异常步态。

2.站立姿势和负重点 正常站立姿势是两足向前或略呈"八"字形（即足印与路线之间的夹角不超过15°），如果下肢有内旋、外旋畸形，就会出现内"八"或外"八"字脚（图8-2-1）。正常人的负重点如下图所示（图8-2-2），如果下肢肌力失衡，筋膜链异常，就会导致骨性支撑发生位移，从而负重点发生位置的移动。

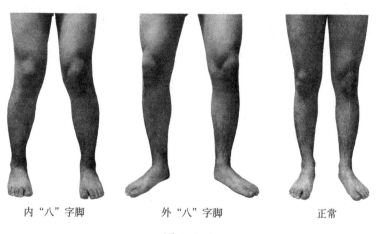

内"八"字脚　　　　　外"八"字脚　　　　　正常

图 8-2-1

3.足弓是否正常 足部骨骼在韧带、筋膜、肌肉的牵拉下排列成两个纵弓（内侧纵弓和外侧纵弓）和一个横弓，来承担体重、站立和行走。检查时可以让双脚（赤脚）浸墨水，踏在白纸上印出脚印，以脚印来辨别足弓的形态，有无平足或升高弓足（图8-2-3）。

4.有无畸形 足踝部常见畸形有马蹄足、仰趾足、内翻足、

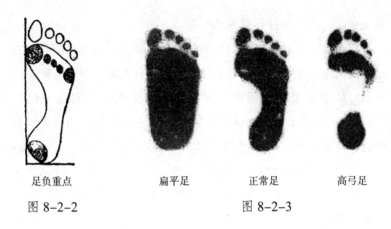

| 足负重点 | 扁平足 | 正常足 | 高弓足 |

图 8-2-2 　　　　　　　　图 8-2-3

外翻足、扁平足和高弓足；足趾畸形常见外翻、内翻、爪状趾和锤状趾；趾甲畸形有嵌甲和甲下骨疣。

5. 鞋底磨损 观察鞋底和鞋子内部的磨损，可以推理行走时足部的发力情况。如膝外翻患者足底外侧磨损过多，膝内翻患者足底内侧磨损过多；重心前内移鞋内部跗趾前方磨损过多，甚至向外突出。仰趾足局部磨损，甚至鞋子向外顶出。鞋子内部的磨损可能是肌肉张力异常的结果。

二、触诊

触诊检查的顺序依次是足部皮温、足背动脉，跟腱、足底筋膜张力变化，以及有无压痛。皮温、足背动脉反映血运情况，对血管源性疾病和神经损伤造成的血管舒缩障碍有诊断价值，注意两侧对比。跟腱检查分别触摸静态下和踝关节背伸、跖屈到一定度数后的张力变化（是否受限），来评价周围相关肌肉的粘弹性。足底筋膜张力的张力与足弓的负重和足底的疼痛息息相关。足踝部常见的压痛点：骨折、韧带扭伤都有局限的压痛区；扁平足压痛多在内外踝下方；蹬囊炎的压痛点多在第 1 跖骨头内侧；内外踝的直下方两侧有压痛可能是距下关节疼痛；跟骨本身病变的压痛点在跟骨的内外侧；跟腱压痛伴局部肿胀，提示炎性反应。

三、踝关节运动功能检查

踝关节活动范围及相关肌肉　踝关节的运动主要有背伸和跖屈（胫距关节完成）、内翻和外翻（距跟关节完成），而内收和外展由中跗关节完成，同时距骨可以沿胫骨纵轴进行内旋和外旋。正常踝关节背屈 20°～ 30°，背屈肌为胫骨前肌、趾长伸肌和蹬长伸肌。跖屈 40°～ 50°，跖屈肌为小腿三头肌、胫骨后肌、趾长屈肌、蹬长屈肌和腓骨长肌。足部关节可内翻 30°，足内翻肌为胫骨前肌、胫骨后肌、蹬长屈肌和趾长屈肌。外翻 30°～ 35°，足外翻肌为腓骨长肌、腓骨短肌和趾长伸肌。跖趾关节背伸肌为蹬长伸肌、蹬短伸肌、趾长伸肌和趾短伸肌，跖屈肌为趾长屈肌、趾短屈肌、骨间跖侧肌、足蚓状肌、蹬长屈肌、蹬短屈肌和小趾屈肌。相关肌肉力量检查参考肌肉触诊。

四、测量

足踝部的检查更加注重轴线和足弓的测量。足部结构与身体重力必须在正确的轴线上，很多慢性劳损造成的足踝部畸形实际上是不正确力线的反应。是否有扁平足或者高弓足，除了目测，也可以测量足弓指数。足弓指数是指用足的高度（从地面至足背面最高处）除以长度（从足跟后缘至最长趾的末端）再乘 100。正常足弓指数在 29 ～ 31 范围内，轻度平足为 25 ～ 29，25 以下者为严重平足，高弓足指数大于31。

五、特殊检查

1. 赫尔本征　正常站立时，跟腱长轴应与下肢长轴相平行。若跟腱长轴向外偏斜，提示足外翻。

2. 足内–外翻试验　将足内翻及外翻时如发生疼痛，说明内侧或外侧韧带损伤。

3. 跟骨叩击试验　检查者握拳叩击跟骨，如有疼痛发生说明踝关节损伤。

4. 跖骨头挤压试验　检查者一只手握患足跟部，另一只手横行挤压5个跖骨头，跖痛病、跖骨痛、扁平足等，可能出现前足放射样疼痛。

5. 踝关节背伸试验　做伸膝或屈膝动作时，踝关节不能背伸，提示比目鱼肌挛缩。若屈膝时踝关节能背伸，伸膝时踝关节不能背伸，说明腓肠肌挛缩。

6. 足底筋膜炎检查　仰卧在检查台上，一只手对患者踇趾施加背屈的力量，触诊足部跖侧的内侧跟骨粗隆部分，并沿着跖膜走向触诊。如触诊时引起疼痛，说明足底筋膜炎或腱膜功能障碍。

7. 跗管检查（踝部胫神经的 Tinel 征）　坐姿或仰卧于检查台上，用手指或叩诊锤轻轻敲击患者内踝后下方部位。如出现疼痛或麻木感和刺痛，放射至足部和足趾的跖面，说明胫神经受到刺激。

（吴晓刚）

第三节　足踝部常见疾病的诊断、治疗与康复

一、踝部损伤

踝关节扭伤是最常见的踝部损伤之一，可见于任何年龄，以喜欢运动的青壮年为主。踝关节扭伤多为运动损伤，由在不平的地面上、下楼梯时不慎跌倒，踝关节内、外翻造成，以跖屈内翻扭伤多见。常见踝关节内、外侧副韧带损伤与下胫腓韧带损伤，可能并发腓骨骨折。

【诊断要点】

1. 多有足内翻、外翻扭伤病史，疼痛明显，跛行步态，不敢用力着地，关节活动受限。

2. 局部或整个踝关节肿胀、淤血。儿童发生多合并腓骨远端骨折。

3. 部分患者反复发作，关节长期肿胀。

4. X线检查一般仅见局部软组织肿胀，CT或者核磁共振能明确诊断及确定损伤程度。

【治疗要点】

1. 以手法、固定为主，配合药物和康复训练。

2. 理筋手法帮助韧带复位，外敷消定膏，然后用医用胶布固定制动。固定时用力方向与扭伤方向相反为修复创造条件。以休息为主，抬高患足，急性期局部冰敷，避免负重。

3. 恢复期可以针灸、理疗，外用活血化瘀中药贴敷，持续热

敷。尽早开始康复训练，避免粘连，影响功能恢复。

4. 韧带撕裂严重，需在行韧带修复修补术后进行早期康复治疗。

二、足跟部病变

足跟部病变常见跟腱炎、跟腱断裂、跟骨皮下滑囊炎、跟痛症等。这些足跟部病变均与局部肌肉、肌腱、韧带、筋膜的长期慢性劳损、无菌性炎性渗出有关，多发于中老年人。但跟腱断裂好发于爱运动的年轻人，既往有跟腱劳损史，发病有明确的外伤史。

【诊断要点】

1. 跟腱炎 常见走路时疼痛，沿跟腱走行有压痛；沿跟腱滑动触诊时有握雪样摩擦感。

2. 跟腱断裂 多见于男性运动员，有明显外伤史。跟腱断裂时患者可感到断裂的响声，以闭合性损伤为主。患者跛行，不能负重活动，不能踮脚站立；断裂部位肿胀、疼痛，踝背伸可以扪及凹陷和肌腹上移。提踵试验阳性。MR可明确诊断。

3. 跟骨皮下滑囊炎 跟骨周围皮肤颜色变深，局部肿胀、压痛，足背屈时疼痛加重。若滑囊有积液或感染化脓，疼痛明显加重，可扪及波动感。B超可明确诊断。

4. 跟痛症 多由于慢性损伤引起足跟部疼痛，起床或者久坐后站立时疼痛明显加重，行走片刻可缓解，但行走或者站立过久会再次加重。跟骨附近可能有 1～2 个明显压痛点，还可能伴有足弓低平。X 线检查可见跟骨骨刺。

【治疗要点】

1. 跟腱断裂治疗　完全断裂建议手术修复。不完全断裂首先手法理筋复位，保持跟腱的平滑，然后固定；配合接骨续筋中药和康复训练。

2. 跟腱炎、跟骨皮下滑囊炎和跟痛症　均与足踝部力学慢性失衡有关。坚持踝关节周围肌肉的力量训练是治疗的基础，肥胖者适当减轻体重。中药内服常辨证运用金匮肾气丸或者当归鸡血藤汤，外用八仙逍遥汤熏洗。局部有炎性反应，用微波理疗。疼痛严重者局部封闭，如有粘连可以小针刀剥离。

三、踇外翻

【诊断要点】

1. 好发于中老年人，多有长期穿高跟鞋史。往往因第 1 跖趾关节疼痛，行走受到影响而就诊。

2. 前足展宽，踇趾偏向外侧甚至与第 2 趾重叠，第 1 跖趾关节向内侧明显突出，可能发生滑囊炎。有些人可能伴有扁平足。

3. X 线显示踇趾向外偏斜，第 1、2 跖骨间距增大。

【治疗要点】

踇外翻是由于足部的负重点向前内侧转移，局部肌肉受力不均，长期刺激引起的，因此长期穿高跟鞋的女性好发。少穿高跟鞋，注意下肢姿势和力线的调整，肌肉力量训练来是预防该病的发生的关键。发病早期可以得到纠正。如果畸形严重，疼痛影响走路，建议手术治疗。

四、平足症

【诊断要点】

1. 患者常因行走过多后足底疼痛就诊。检查可见足弓消失，立位足弓指数<29，内踝增大，外踝缩小，足跟变宽，前足增宽，前足跖面形成胼胝。有些患者可能出现腓骨肌痉挛。

2. 平足患者下肢重力线内移，自髂前上棘至第1、2趾间趾蹼的连线不是通过髌骨中点；严重平足者，此线可能超越膝、踝、足的内缘。

3. 检查鞋底，内侧磨损较多。

4. X线下可见足弓塌陷，跟骨轴近于水平位，晚期可出现创伤性关节炎改变，主要在距舟和距下关节，注意有无跟距骨或跟舟骨骨桥。

【治疗要点】

1. 康复训练改善下肢力量失衡，纠正下肢重力线内移是治疗的基础。

2. 最常用的保守方法是足底矫形器，通过支撑足弓来改善局部关节脱位，缓解疼痛。

3. 如果保守治疗无效，可选择手术重建足弓位置。

五、前足痛

前足痛也称跖痛症，是指前足横弓劳损或者局部神经受到刺激引起的疼痛，常见于平足症、跖骨疲劳性骨折和跖趾神经瘤。

【诊断要点】

1. 跖骨疲劳性骨折好发于第 2 跖骨中段，以新兵集训长途行军后常见。初期前足疼痛，行走后加重，局部有压痛及纵轴挤压痛。数周后骨折局部可扪及骨质隆起。X 线检查见跖骨中段有模糊的骨折线，周围有梭形骨痂形成。CT 重建明确诊断。

2. 跖趾神经瘤并不常见，患者站立和行走时出现前足阵发性放射痛，可放散到趾。发病机制是跖趾神经形成神经瘤或神经纤维肥厚，站立和行走时肌肉韧带牵拉刺激。在排除平足症、跖骨疲劳性骨折等足部其他常见病后，要高度怀疑该病，核磁检查可明确诊断。

【治疗要点】

前足痛的治疗以对因（疾病）治疗为主。

六、跖筋膜炎

跖筋膜炎俗称足底筋膜炎，临床常与扁平足、跟骨骨刺并发，是足底疼痛最常见的原因。跖筋膜为足底深筋膜中央腱性增厚部分，对维持足弓有重要作用，长跑、跳跃及长期持续站立等反复牵拉，致使跖筋膜损伤、缺血、局部张力增加，出现足底疼痛或足跟痛称为跖筋膜炎。

【诊断要点】

1. 长期足部负重史，多因足底疼痛影响站立和行走而就诊。

2. 疼痛常见于足跟和足心，可波及整个足底跖筋膜，以跟骨结节内侧处明显，足趾、踝关节在被动背伸时疼痛和压痛更明显。

3. X 线可见跖筋膜跟骨结节附着点处骨质增生，MR 或者

CT 还可发现局部水肿。

【治疗要点】

1.康复训练改善足底肌肉筋膜力量失衡是治疗的基础，针对足底筋膜痉挛的患者，可以用理筋手法缓解疼痛。扁平足治疗同前。

2.疼痛明显者，避免跑步及其他加重疼痛的活动，口服非甾体抗炎药，运用微波理疗或者局部注射皮质类固醇激素均可。

（吴晓刚）

第九章

中医适宜技术

第一节　针刺技术

　　针灸是中医学的重要组成部分，是针刺和艾灸两种技术的合称，其治病均以经络学说为指导。针灸治病是借助针刺和（或）艾灸等刺激体表经络腧穴，以疏通经气，调节人体脏腑气血功能，从而达到治疗疾病的目的。因此，针灸起效的关键是腧穴的选取和针灸方法的选用。针灸治疗疾病适应证广泛，尤其是对各种疼痛的治疗疗效显著。从神经康复的角度看，针刺作为一种外周刺激的感觉反馈，与其他训练相配合，在促进神经损伤康复方面已经显示了一定的疗效，尤其是在治疗偏瘫、吞咽障碍、失语症等方面。本节主要介绍毫针的操作要领。

　　毫针刺法有严格的操作规范，医生必须熟练地掌握从进针到出针的一系列操作技术。针刺治疗前要了解经络学说、常用腧穴的定位、主治作用和针刺注意事项，掌握针刺的适应证、禁忌证、操作方法、流程，以及准备好一次性毫针和消毒用品。

一、针刺前的准备

针刺操作者必须经过一段时间的练针，保证进针准确、迅速和无痛。患者合适的体位对于正确取穴、针刺操作、持久留针和防止针刺意外十分重要。要提前准备好一次性针灸针和消毒用品。在明确疾病诊断的基础上进行经络辨证，正确取穴定位，熟悉局部解剖，预防不良事件。患者有凝血功能障碍、血糖控制差、其他严重疾病，以及针刺局部有肿瘤等均为禁忌证。

二、毫针刺法操作规范

1. 注意刺手与押手的配合 所谓刺手，就是持针的手，临床上多数医生以右手持针，故称右手为刺手。所谓押手，指爪切按压所刺部位或辅助针身的手，多以左手为押。刺手的作用：掌握针具，施行手法操作，进针时运指力于针尖，使针刺入皮肤，行针时便于左右捻转、上下提插和弹震刮搓，并施行出针的手法操作。押手的作用：主要是固定腧穴的位置，夹持针身协助刺手进针，使针身有所依附，保持针垂直，力达针尖，以利于进针，减少刺痛，协助调节、控制针感。临床治疗时刺手和押手常配合使用，进针时一边按压，一边刺入，使针尖透入皮肤，然后按照要采用的各种手法进行操作。

2. 进针方法 确定穴位，并常规消毒后进行毫针针刺治疗。常用进针方法包括单手进针法和双手进针法。其中单手进针法有插入法和捻入法两种；双手进针法有指切进针法、夹持进针法、舒张进针法和提捏进针法四种。

3. 注意针刺的角度、方向和深度　根据患者的胖瘦、针刺的位置和病情需要决定。

4. 行针手法　毫针刺法的行针手法常用的有提插法和捻转法两种。

5. 得气　针刺之所以能治病，是因为具有调气的作用，所以得气是针刺取效的关键。所谓得气，指当针刺入腧穴后，通过使用捻转提插等手法，使针刺部位产生特殊的感觉和反应，亦称为针感。当这种经气感应产生时，医者会感到针下有徐和（或）沉紧的感觉。同时，患者也会在针下出现相应的酸、麻、胀、重等感觉，这种感觉可沿着一定的部位向一定的方向扩散传导。若无经气感应不得气时，医者则感到针下空虚无物，患者亦无酸、麻、胀、重等感觉。

6. 留针与出针　留针时间一般 20～25 分钟，为了增加刺激量可以加电针。出针后用消毒干棉球在针孔处轻轻按压片刻即可，同时核对针数，防止遗漏。

（陈万强）

第二节　灸法

灸法是中医学治病的基本方法之一，主要指借灸火的热力和药物作用，对腧穴或病变部位进行烧灼、温熨，以达到防治疾病目的的一种方法，临床运用要早于针刺和药物。中医学认为灸法具有温通经络、驱散寒邪，扶助阳气、举陷固脱，行气活血、消瘀散结，激发正气、防病保健的作用。目前艾灸治疗多个系统的多种疾病，尤其是在各种中医辨证为寒性的疾病中运用广泛。常用灸法有以艾叶为主要热源的艾灸和其他材料的天灸。这里艾灸主要介绍铺灸，天灸主要介绍火疗和冬病夏治。

一、铺灸

铺灸是在传统灸法基础上，增加灸量，扩大治疗面的新型灸法。因其应用大量艾绒于督脉及相关部位施灸，故又称"督脉灸""长蛇灸""火龙灸"。铺灸具有艾炷大、火力足、时间长、温通力强的特点，具有温补督脉、强壮真元、调和阴阳、温通气血的作用，适合于督脉诸证，外感风、寒、湿性疾病，以及慢性病。

1. 材料准备 铺灸需要准备好艾绒、新鲜生姜、食品搅拌机、纱布、医用胶布、消毒棉球、消毒棉签、95%酒精、打火机、夹子、弯盘等。艾绒由艾叶经过反复晒杆、捶打、粉碎，筛除杂质、粉尘而制得。常见的艾绒有5:1、8:1、10:1、15:1、30:1等（图9-2-1）。艾绒纯度越高，质量越好。

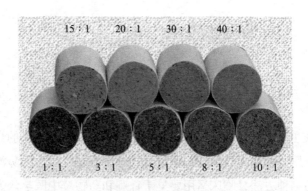

图 9-2-1 艾绒

2. 操作步骤 第一步，根据患者疾病特点进行辨证选取和确定施灸部位，一般选择督脉（华佗夹脊穴）、任脉和局部穴区（阿是穴）。第二步，将新鲜生姜打碎，纱布包裹挤去多余姜汁，姜泥与姜汁分开备用；将剩余的姜泥做成与施灸部位大小基本相同、厚约0.4cm的姜泥饼，以此作为隔灸物。第三步，取清艾绒适量做成正方体形或者三棱柱形艾炷，艾炷高约4cm，底面宽约6cm，按需制作相应壮数备用。第四步，选择正确的体位，先在施灸穴区的皮肤上擦透皮剂，然后均匀撒上铺灸药末，再在药末上铺灸饼，将艾炷置于灸饼之上，并将艾炷点燃（图9-2-2），待

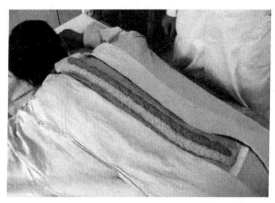

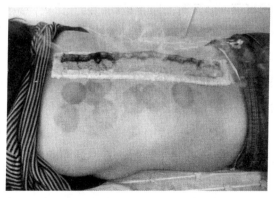

图 9-2-2　铺灸

患者有灼热感或不能忍受时，将艾柱去掉，续壮灸之。完成所灸壮数后，去掉艾炷与灸饼，用干净湿巾擦净施灸部位。第五步，需留灸者，去掉艾炷及灰烬，保留药物与灸饼，用胶布固定，嘱保留半小时至三小时后取掉（图 9-2-3）。

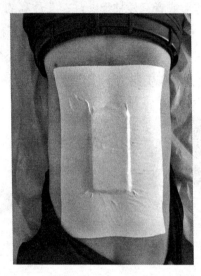

图 9-2-3　留灸

3. 注意事项　施灸时需防止烫伤，防止火灾隐患。对颜面、五官和有大血管的部位及关节活动部位，不宜采用瘢痕灸。孕妇的腹部和腰骶部不宜施灸。阴虚火旺者灸量宜小。施灸后，局部皮肤出现微红灼热，属正常现象，无需处理。如因施灸过量，时间过长，局部出现小水疱，只要注意不擦破，可任其自然吸收。如水疱较大，可用消毒毫针刺破水疱，放出水液，或用注射针抽出水液，再涂龙胆紫，并以纱布包敷。如用化脓灸者，在灸疮化脓期间，要注意适当休息，加强营养，保持局部清洁，并可用敷料保护灸疮，以防感染，待其自然愈合。如处理不当，灸疮脓液呈黄绿色或有渗血现象者，可用消炎药膏或生肌玉红膏涂敷。

二、火疗

火疗是利用酒精燃烧的热力和空气对流的物理原理，刺激体表穴位和病位，通过经络传导，激活人体脏腑经络的功能，调整机体阴阳气血运行。火疗有祛风散寒、疏通经络的作用，对于一些外邪入侵，特别是外感风寒、经脉痹阻的疾病，如关节、肌肉疼痛等，有一定的作用（图9-2-4）。

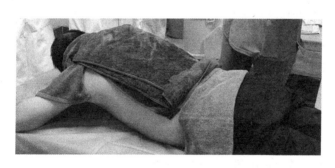

图9-2-4　火疗

1. 材料准备　95%酒精、毛巾、纱布、消毒棉球、消毒棉签、75%酒精、打火机、夹子、弯盘等。必要时根据辨证，煎好相关中药备用。

2. 操作步骤

（1）使患者背部充分暴露，用75%的酒精消毒背部皮肤，将1条大毛巾折叠放至颈部并将发尾包裹严实，以防火苗将头发引燃。另一条大毛巾折叠放至裤腰部，以防打湿裤子。然后把用中药浸泡好的纱布条取出沿经络走向摆放在患者背部督脉上。

（2）把一条大毛巾用温水打湿、拧干水分，折叠轻盖在摆好的纱布条上方，另一条打湿拧干备用。

（3）沿纱布条的摆放形状，用注射器在毛巾上洒上95%酒精，并点燃酒精，可以看到在患者背部形成了一条"火龙"。

（4）等患者感到背部灼热，应立刻用备好的湿毛巾按照从头至脚的方向扑灭火焰，并沿背部督脉及膀胱经点穴按压，热感减少后再倒酒精、点火，反复操作3～5次。

（5）火疗之后取下患者身上的毛巾，可以看到有细密的水珠渗出，用干毛巾替患者轻轻擦干背部汗珠。

火疗一般5次为一个疗程，隔两天做一次，3～5个疗程后就会有较明显的效果。

3. 注意事项　火源请与皮肤保持适当距离，防止灼伤患者皮肤；冬季注意保暖，暴露部位尽量加盖衣被。孕妇，女性月经期，严重心脏病、高血压、糖尿病，癌症，肾功能不全者，及其他不宜火疗者禁用。

三、冬病夏治（穴位贴敷）

冬病夏治是指对于一些在冬季容易发生或加重的疾病，在夏季自然界阳气最旺盛的时间给予针对性的治疗，提高机体的抗病能力，从而使冬季易发生或加重的病症减轻或消失。冬病夏治是根据"春夏养阳"和"长夏胜冬"的克制关系发展而来的中医养生治病指导思想，是中医学"天人合一"的整体观和"未病先防"的疾病预防观的具体运用，具有益气温阳、散寒通络作用。冬病夏治的方法很多，包括药物贴敷、药物注射、艾灸、埋线、刮痧、拔罐及内服药物等，其中最具有代表性的治疗措施为三伏天的药物穴位贴敷，因其疗效明显、操作简便、费用低廉、无明显副作用而得到了广泛的应用（图9-2-5）。

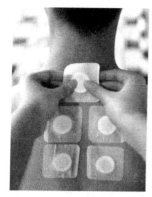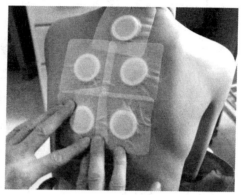

图9-2-5 穴位贴敷

1. 作用机制 中医学理论认为冬病夏治是借天地之阳和药物阳气，补充人体阳气。现代研究发现药物贴敷能扩张局部血管，促进血液循环，改善周围组织营养。药物透过表皮细胞间隙并经皮肤本身的吸收作用，进入人体血液循环而发挥明显的药理效应。另外，通过神经反射激发机体的调节作用，使其产生抗体，提高免疫功能，增强体质；还可能通过神经体液的作用而调节神经、内分泌、免疫系统的功能。

2. 药物穴位贴敷适应证 冬病夏治适应证广泛，包括呼吸系统疾病（慢性咳嗽、哮喘、慢性支气管炎、慢性阻塞性肺疾病、反复感冒等）、风湿免疫性疾病（关节疼痛及肢体麻木、风湿性关节炎等）、消化系统疾病（慢性胃炎、慢性肠炎、消化不良等）、耳鼻喉科疾病（过敏性鼻炎、慢性鼻窦炎、慢性咽喉炎等）、儿科疾病（哮喘、咳嗽、支气管炎、体虚易感冒、脾胃虚弱等）、慢性皮肤病（荨麻疹、冻疮、硬皮病等）、妇科疾病（慢性盆腔炎、痛经、经行泄泻、不孕症等），以及其他疾病中医辨证为阳虚型体质的人。

3. 药物穴位贴敷禁忌证　有严重心、肝、肾、脑疾病患者，恶性肿瘤患者，严重糖尿病患者，严重过敏体质者，皮肤长有疱、疖或皮肤有破损者，处于疾病发作期（如发热、正在咳喘等）的患者，体质壮实易上火之人，孕妇慎用。

4. 常用的腧穴配伍　①慢性支气管炎。主穴：大椎、肺俞、膏肓、中府、膻中。肺气虚加肾俞、关元；脾虚加脾俞、足三里；痰多加丰隆；体虚易感冒加风门。②喘证。主穴：大椎、肺俞、命门。肺脾两虚加脾俞、中脘；肾虚加肾俞。③过敏性鼻炎。主穴：大椎、肺俞、肾俞、命门。具体运用时可以根据患者辨证情况灵活运用。

5. 常用药物　以白芥子、细辛、甘遂、延胡索等辛温通络药物为主，根据寒热虚实辨证加减药物和调整剂量。将一定比例药物粉碎，过 100 目的筛子后，用生姜汁制成拇指大小药饼备用。一般痰热证、实证，按照白芥子 25%、细辛 25%、甘遂 10%、延胡索 10%、黄芩 30% 组成处方，选定喘、尺泽、肺俞、丰隆穴。如果是寒证、虚证，按照白芥子 50%、细辛 20%、甘遂 15%、延胡索 15% 组成处方，选肺俞、肾俞、天突、膏肓穴。

6. 贴敷时间、贴敷方法及注意事项　冬病夏治在三伏时期治疗，每伏一次，中伏 20 天时可加治一次，平日治疗一年四季均可。把药饼放在穴位上，用防过敏胶布固定好，一般 1～1.5 小时后取下，如有烧灼感可提前取下，无烧灼感可延迟 2 小时。贴敷时间以自我感觉可以耐受为度，但一般不超过 24 小时。病史较长或病情较为顽固者可适当增加贴敷次数。贴药局部若有发痒发热、皮肤发红为正常。因为个体差异，有些人会出现出现不同程度的红肿、水疱、麻痒现象，去除药物后基本很快自愈，也可以涂烫伤膏或紫药水。嘱患者平时注意保养阳气，忌食生冷寒凉之品。

需要强调的是，冬病夏治是中医养生保健和治疗疾病的一种方法，不能完全替代其他治疗。因此，原本在服药的慢性病患者在进行中医敷贴期间也不要盲目减药、停药。

（陈万强）

第三节　拔罐

拔罐疗法又名火罐、负压疗法，是指用罐状器具扣在患处或一定的穴位上，用烧火、抽吸等方法排去其中的空气产生负压，使罐具紧吸在皮肤上，通过其负压效应并造成局部组织瘀血，从而起到治疗作用的一种常用外治疗法。拔罐疗法在我国古代称为角法或角吸法，无创伤，无痛苦，对畏惧针刺和注射的患者尤为适宜。拔罐具有安全、稳妥，疗效确切等特点，不经胃肠给药，不会损伤脾胃，无副作用，无个体特异性，不受任何条件、设备限制，或坐、或卧、或立、或屋内野外，随时随地可以施术。拔罐便于普及、推广，好学易懂，入门容易，方便群众和缺医少药地区。

一、拔罐疗法的作用原理

拔罐通过温热和机械负压刺激作用，可使身体局部充血，使毛细血管扩张，引起局部和全身反应，从而调整机体的功能，消除病理因素，以达到治病的目的。拔罐法对局部组织有温热刺激作用，以大火罐、水罐、药罐最明显。温热刺激能使血管扩张，促进以局部为主的血液循环，改善充血状态，加强新陈代谢，使体内的废物、毒素加速排出，改变局部组织的营养状态，起到温经散寒、清热解毒等作用，从而达到促使疾病好转的目的。人体在火罐负压吸拔的时候，负压使局部的毛细血管通透性改变和毛细血管破裂，少量血液进入组织间隙，产生瘀血，红细胞受到破坏，血红蛋白释出，出现自身溶血现象，在机体自我调整中增强局部耐受性和机体的抵抗力，产生行气活血、舒筋活络、消肿止痛、祛风除湿等功效，起到一种良性刺激，有促其正常功能恢复的作用。

二、拔罐的操作方法

根据病情选择拔罐部和拔罐方法，一般操作如下。

1. 检查罐口有无缺损、裂缝。

2. 一手持火罐，另一手持止血钳夹 95% 酒精棉球点燃，深入罐内中下端，绕 1～2 圈后迅速抽出，将罐口扣在选定部位（穴位）上不动，待吸牢后撒手，适时留罐。

3. 安全熄火，点燃的明火稳妥、迅速投入小口瓶。

4. 拔罐过程要随时检查火罐吸附情况。

5. 局部皮肤红紫的程度以局部皮肤紫红色为度，其疗效最佳。

6. 皮肤有无烫伤或小水疱，有无疼痛、过紧，有应及时起罐。

7.留罐时间一般 5～10 分钟，根据患者的皮肤情况决定，不必过于拘泥。

8.起罐时，一手夹持罐体，另一手拇指按压罐口皮肤，使空气进入罐内，即可顺利起罐。

三、拔罐的禁忌证和注意事项

1.禁忌证有出血倾向的疾病，如血友病、血小板减少性紫癜和白血病患者不宜拔罐。全身高度浮肿者、皮肤过敏或有溃疡破损者不宜拔罐。高热、抽搐、痉挛等证及孕妇均须慎用。

2.注意事项应用闪火法时，棉花棒蘸酒精不要太多，以防酒精滴下烧伤皮肤。拔罐时火罐一定要吸紧肌肤，否则效果不佳。起罐时手法要轻缓，以一手抵住罐边皮肤，按压一下，使气漏入罐内，火罐即能脱下，不可硬拉或旋动火罐。拔罐时要注意保暖，勿使患者受风寒，以免影响疗效。拔罐后一般局部皮肤会呈现红晕或发绀、血瘀、色斑，此为正常现象，可自行消退。

（陈万强）

第四节　小针刀

小针刀是朱汉章教授发明的一种新的治疗器具，因其外形似针灸的针，但其尖端有一狭窄的刀刃，可发挥针刺及刀切割的双重功能，故称为小针刀。小针刀是在借鉴现代西医外科手术疗法与中医传统针刺疗法的基础上，形成的新型中医医疗器械，能够对软组织疾病所致的功能障碍，既像手术刀一样松解挛缩、切开粘连，又可以像针刺针一样疏通气血、调整阴阳。因其见效快、方法简便、操作器械价格低廉，能对既往无有效办法治疗的疑难杂症进行有效治疗，深受患者的欢迎，发展迅速。针刀医学发明于 1976 年，1978 年被江苏省科委、卫生厅列入重大科研课题进行研究，并在 1984 年通过江苏省卫生厅鉴定，鉴定为一种新疗法——针刀疗法，并同意向全国推广应用。2003 年，国家中医药管理局举行了有 27 所高等医学院校、29 名高级医学专家参加的大型鉴定会，将针刀疗法鉴定为一门新的医学学科，并正式命名为针刀医学。2004 年，由教育部组织的有 4 位院士参加的大型鉴定会，确认针刀医学在理论、技术、器械等方面具有原创性，特别是在临床治疗方面达到了国际领先水平。2005 年，针刀医学被列入国家重点基础研究发展计划（"973 计划"）。针刀医学是在中医理论的指导下，吸收现代西医及自然科学成果，再加以创造而形成的医学新学科。

一、作用原理

小针刀是西医学和中医学结合的精华产物，因此其作用原理可以从西医学和中医学两个方面进行理解。

（一）从西医学来看

小针刀通过直接松解病灶周围组织的粘连、挛缩，降低周围组织压力，从而缓解神经、血管的压迫，解除肌肉痉挛，恢复正常生理结构，为周围组织重建创造条件。也有人认为操作过程中的机械刺激，可产生内源性阿片肽物质，发挥止痛作用。目前主要有以下几种理论学说。

1. 闭合性手术的理论　闭合性手术是近代医学一直都在追求的理想，但是由于都没能建立起一套闭合性手术的理论而未能实现，在开放性手术的理论指导下是不能进行闭合性手术的，即使勉强进行也难以成功。针刀医学建立了闭合性手术的基本理论与方法，使闭合性手术进入了可以操作的阶段。这是针刀治疗技术在近三十年迅速发展的根本条件和原因。闭合性手术理论确定了定点、定向、加压分离、刺入的针刀操作四步规程。而在这四步中定向、加压分离、刺入是以解剖为依据的微创外科操作技术，主要目的是确保治疗的安全性、彻底性及舒适性；而定点的主要目的是确保治疗的有效性。定点是否准确是取得疗效的关键，这里的准确是指找到了真正导致出现临床症状的病灶点。

2. 慢性软组织损伤　针刀医学提出慢性软组织损伤的根本病因是人体的动态平衡失调，而造成动态平衡失调有四种基本的病理因素，即粘连、挛缩、瘢痕和堵塞。该理论提出软组织受到损伤以后会产生粘连、挛缩、瘢痕、堵塞等病理变化，这些病理变化又成为新的致病因素，破坏机体的动态平衡，导致慢性软组织损伤疾病的产生。由此可见，针刀要治疗的部位也就是粘连、挛缩、瘢痕、堵塞的这些病灶点。

3. 力学平衡和电生理线路故障　针刀医学提出骨质增生新的病因学理论为力平衡失调，而四大基本理论之第四为人体电生理线路理论。无论是力平衡失调还是电生理线路故障，其病理基础是粘连、挛缩、瘢痕、堵塞。它们是导致疾病的元凶，处理这些病理改变是针刀治疗的目标。因此，针刀临床的关键点是如何确定发生病理改变的病灶点并除掉产生这些病理改变的原因。

（二）从中医学来看

中医学认为经筋的主要生理特点是"主束骨而利机关"，如《素问·五脏生成》记载"诸筋者，皆属于节"，《类经·十二经筋结支别》中记载经筋"联缀百骸"，均表明经筋的生理结构与关节和人体运动功能的关系密不可分。由于经筋连缀四肢百骸的功能，并且具有"会于节"的生理特性，所以经筋在关节周围聚集最为丰富。经筋"皆起于四肢指爪之间，而后盛于辅骨，结于肘腕，系于膝关，联于肌肉"，表明经筋的结构和分布的特性，决定了它具有协调肌肉舒缩的功能。"筋为刚，肉为墙"强调经筋的强健而有力，对人体重要脏器具有保护作用。故经筋具有约束骨骼、连接关节、维持人体正常生理活动的生理功能。小针刀疗法通过"针"与"刀"合一，来刺激经筋，激发经气，疏通气血，达到止痛作用和目的。

二、临床应用

小针刀运用广泛，从目前的临床实践看主要集中在以下病种：颈椎病，腰椎病（腰椎间盘突出症、慢性腰肌劳损、第三腰椎横突综合征、腰椎骨质增生、腰椎管狭窄），软组织损伤（慢性软组织损伤、陈旧性软组织损伤急性发作、部分急性软组织损伤），骨关节病（膝骨性关节炎、骨刺等），肩周炎，肱骨外上髁炎（网球肘），肱骨内上髁炎（高尔夫球肘），屈指肌腱狭窄性腱鞘炎，跟痛症，滑囊炎，急、慢性腱鞘炎和腱鞘囊肿，肌筋膜疼痛综合征，以及神经痛（枕神经痛、带状疱疹后遗神经痛、坐骨神经痛）。这些疾病均有一个共同的病理特征，肌肉、肌腱或者筋膜粘连，影响了正常的生理功能或者产生了临床症状。

三、禁忌证

有下列情况者禁止使用针刀：严重内脏病发作期，针刀治疗部位有皮肤病、感染及坏死化脓者，针刀治疗部位有重要的神经、血管和重要脏器不能避开者，凝血功能障碍者，诊断不明确者，体质虚弱、高血压、晚期癌症患者，严重的骨质疏松症患者。

四、操作原则

操作四步规程：定点、定向、加压分离、刺入。

定点：在确定病变部位和搞清该处的解剖结构后，在进针部位用紫药水做一记号，局部碘酒消毒再用乙醇脱碘，覆盖上无菌洞巾。

定向：使刀口线和大血管、神经及肌肉纤维走向平行，将刀口压在进针点上。

加压分离：在完成第二步后，右手拇、食指捏住针柄，其余三指托住针体，稍加压力不使刺破皮肤，使进针点处形成一个长形凹陷，刀口线和重要血管神经及肌肉纤维走向平行。这样，神经血管就会被分离在刀刃两侧。

刺入：当继续加压，感到一种坚硬感时，说明刀口下皮肤已被推挤到接近骨质，稍一加压，即可穿过皮肤。此时进针点处凹陷基本消失，神经血管即膨起在针体两侧，此时可根据需要施行手术方法进行治疗。

所谓四步规程，就是针刀手术在刺入时，必须遵循的四个步骤，一步也不能省略。定点就是定进针点，定点的正确与否直接关系到治疗效果。定点是基于对病因、病理的精确诊断，对进针部位解剖结构立体微观的掌握。定向是在精确掌握进针部位的解剖结构前提下，采取何种手术入路能够确保安全进行，有效地避开神经、血管和重要脏器，又能容易确保手术的成功。加压分离是在浅表部位有效避开神经、血管的一种方法，这包括许多技巧需要在临床反复实践。在前三步的基础上，才能开始第四步的刺入。刺入时，以右手拇、食指捏住针刀柄，其余三指作为支撑，压在进针点附近的皮肤上，防止刀锋刺入皮肤后，超过深度而损伤深部重要神经、血管和脏器，或者深度超过病灶，损伤健康组织。

闭合性手术方法：共有23种不同方法，基本方法是切开、剥离、松解、铲削等。

五、作用特点

1. 针刀既不同于中医针刺疗法，也不同于西医手术疗法，是二者的有机结合。在切开线较长时，需在切开线上定若干进针刀点，才能达到彻底分离粘连组织的目的，必要时还需配合针刀医学的手法治疗；针刀手术在盲视下进行，需要精确了解切开组织的立体及微观解剖学，这需要医生深刻了解剖学知识，熟练掌握针刀医学的各种手术入路方法。针刀手术不需要像外科一样切开皮肤，所以也无需缝合，只需用创可贴覆盖针眼即可，绝大多数患者无需住院。

2. 可以解决许多常见病、多发病的治疗问题。这些常见病包括各种软组织损伤后遗症、骨刺、四肢陈旧性骨折后遗症、某些运动系统疾病所引起的后遗症。这些都是原先疗法难以治愈，且对劳动力影响较大的疾病。

3. 针刀疗法具有方法简单，痛苦小、见效快、花钱少、变不治为可治、变复杂为简单、变难治为速愈等特点。

六、注意事项

1. 主刀医生必须对穴位深部有充足的解剖认知，从而提高操作的准确性和疗效。

2. 在选择穴位时，医生必须找准痛点然后进行施针，在进针过程中必须保持针处于垂直状态，若针发生偏斜则可能导致深部错位，从而造成非病变组织损伤。

3. 在治疗过程中，必须严格执行消毒制度和无菌操作，尤其是对患者进行深部治疗时必须注意严格消毒。必要时，可用无菌洞巾覆盖痛点或尽量选在无菌手术室中进行。

4. 小针刀的操作讲究速度，如此才能将患者痛感降到最低，而在进行深部铲剥、横剥时，手法要轻柔，尽量避免使患者产生剧烈痛感，还要时刻保持注意力，尽量避免损伤周围组织。在关节处进行纵向切割时，必须注意不能切到韧带、肌腱等处。

5. 在术后对创伤不严重的区域进行适当按摩，以促进伤处的血液循环和防止术后出血粘连。

6. 对那些短期治疗效果明显，但长时间后复发产生疼痛感，尤其是符合较大部位出现复发情况的患者，应严格注意患者的生活习惯、走路姿势等。对术后局部粘连解除后，必须叮嘱患者严格注意生活起居和工作、生活姿势，以防止缺乏局部运动而造成新的粘连，从而遭受风、寒、湿、邪的侵袭。

（陈万强、吴晓刚）

第五节 注射疗法

注射疗法又称病灶注射疗法，是指对引起疼痛的发病病灶和相关部位，进行直接注射，达到治疗的目的。换句话说就是"用最需要的药物，以最快的速度（方法），送到最需要的地方（病灶处）"，集中优势药力"打歼灭和快速战"，达到"雪中送炭"的要求。这就是注射疗法疗效快捷的原因。必须指出注射疗法与日常的封闭疗法不同，后者是根据疼痛部位进行注射，以阻断疼痛弧持续，注射前其诊断不一定明确，注射部位也不一定是病灶。因此诊断不明确也可进行。有时疼痛减轻了，但病灶可仍在发展，两者的疗效相互比较，就不可能同日而语了。要掌握好注射疗法，首先要研究和了解好发疾患和发病的病因，明确诊断，然后有的放矢地选用药液注入病灶及其相关处。近年来，肌骨超声的临床运用与普及，让诊断更加明确、注射治疗更加精准，如同给注射疗法安上了"导航"。

1. 常用注射药物及配方 常用注射药物为 0.25% 普鲁卡因（1% 利多卡因）15～20mL，加入适量长效糖皮质激素，如复方倍他米松（得宝松）1～2mg 或者醋酸确炎舒松 –A 混悬液 10～15mg，必要时再加山莨菪碱 8～10mg 及维生素 B_{12} 100μg。糖皮质激素具有快速、强大而非特异性的抗炎作用。炎症初期，糖皮质激素能够抑制毛细血管扩张，减轻渗出和水肿；炎症后期，可以延缓肉芽组织生成。但是对糖尿病、高血压、内分泌疾患、前列腺增生、骨疏松及青年女性患者，应不用或少用糖皮质激素类药物。山莨菪碱对调节神经功能、解除平滑肌痉挛、扩张血管、改善微循环及消炎去肿止痛方面有独特功效。此外，东莨菪碱的扩瞳和抑制腺体分泌作用比山莨菪碱明显，绝对禁忌用于青光眼患者。严重前列腺增生排尿困难者应尽量避用山莨菪碱。不同疼痛部位、原因，采用药液浓度及剂量会有差异，要严格把握适应证和禁忌证。

2. 注射疗法中应注意的问题　治疗前应明确诊断，确定病灶部位、解剖层次，并选好注射药物，最好是在超声引导下进行注射。同时准备好可能发生变态反应或并发症的急救措施。术者应遵循规范化操作，事前应对患者做好解释宣传工作，取得患者的信任与合作。确保注射药液在有效期内、必要的皮试（如普鲁卡因），以及严格无菌环境以避免注射后感染。患者要体位舒适，一律采取卧位，对有冠状动脉疾患的心脏病患者，尽量采取侧卧位。注射 15～20 分钟后，如无不适方可离开。每周一次，4～5次为一疗程。随时作好记录工作。

注射疗法疗效可靠，临床运用广泛，但需要注意的是一定要解决发病的原因，而不是反复的注射。因为长期大量应用糖皮质激素可引起物质代谢和水盐代谢紊乱，局部的常见问题是皮肤色素减退。

（陈万强）

第六节　肌骨疼痛常用康复训练方法

引起肌骨疼痛的原因有很多，从肌肉本身来说概括起来不外肌力失衡和炎性刺激。目前针对肌骨疼痛的常用康复方法，主要有物理治疗技术、作业治疗技术、假肢矫形治疗技术及心理治疗技术。

一、物理治疗技术

物理治疗是通过手法运动和声、光、热、电、力、磁、水等物理因子治疗疾病的一种方法。肌骨康复常用的治疗技术可以分为以下三种。

1. 运动治疗　是物理治疗的主要内容，包括关节活动度训练、关节松动训练、肌肉牵伸训练、肌力训练、平衡与协调训练、步行训练、牵引治疗、神经生理治疗技术、心肺功能训练等。

2. 手法治疗　包括关节松动技术（如 Maitland 关节松动术）和传统手法治疗（推拿、按摩等）。

3. 物理因子治疗　是应用天然或人工物理因子的物理能量，通过神经、体液、内分泌等生理调节机制作用于人体，以达到预防和治疗疾病的方法。常用方法包括声疗（治疗性超声波，频率为 45kHz～3MHz）、光疗（红外线光疗、紫外线光疗、低能量镭射刺激）、水疗（对比浴、漩涡浴、水疗运动等）、电疗（直流电疗、低频电疗、中频电疗、高频电疗或透热疗法）、冷疗（冰敷、冰按摩等）、热疗（热敷、蜡疗、透热疗法等）、压力疗法等。

近些年，很多资料将传统的中医针灸、按摩等各种治疗措施归类于物理治疗。

二、作业治疗技术

作业治疗是作业治疗师根据患者的病情严重程度、残存功能状况、个人兴趣与期望等，设计有一定难度和目的的作业活动，以提高患者的躯体功能，改善患者的心理状态，协助患者重整生活，建立信心，重新投入家庭、工作和社会之中。肌骨康复的作业治疗可以从以下几个方面入手。

1. 肌骨疾患的健康教育 肌骨疾患的病因种类繁多，既有因外力突增或运动方向骤变引发的急性损伤，如运动损伤、工伤和车祸伤等，也有因长期姿势不良导致的慢性劳损，如上交叉综合征和下腰痛等。针对不同的病因，健康教育的内容也有所不同。教育的内容包括肌骨疾患的病因、预后、可提供的治疗、急性损伤的自我处理、姿势和活动的安全性原则等。

2. 作业活动中的姿势控制 非特异性的颈痛、腰痛和慢性肌肉劳损等都与人体姿势密切相关，保持良好的卧姿、坐姿、站姿，选择科学的运动模式，能够有效避免对肌骨系统的伤害，减轻疼痛。坐位时可在身后放置一个腰垫，支撑腰背部的自然弯曲；站位时应避免含胸驼背，耳屏、肩峰、股骨大转子需在与地面垂直的一条直线上。久站活动中，可将一侧足底垫高以放松腰部；对于一些易诱发疼痛的姿势，应在出现疼痛之前就进行调整；长时间进行某项活动后，应适当地休息或做一些与力学要求相反的活动。

3. 功能重建 在物理评估、社会心理评估和职业评估的基础上，通过社会心理治疗、职业治疗、身体活动等方法促进患者的主动功能活动，旨在实现重建患者的身体、社会心理及社会经济状态的目的。

对于肌骨疾病的患者，我们需要通过量表评估和面对面访谈等形式了解其心理状态和康复需求，并制订个体化的康复目标和治疗方案。治疗师在设计每日活动的时候需要具体到训练时间、训练项目，以及每一项目的频率、强度、重复、每组次数、持续时间、模式等。同时，在不同的阶段，要对治疗方案进行及时的调整。

心理咨询小组可以提供专业的心理咨询和职业咨询，帮助患者应对复杂的社会心理生物学问题，并促使患者个人的行为活动和职业目标能够有机结合，推动治疗的成功进行。

4. 环境调整　作业治疗在环境调整方面的应用主要表现在社会环境及物理环境的调整。

在社会环境方面，保险制度、价值观及人际关系处理均会影响肌骨疾患的进程。作业治疗师可以提供完备的康复评估及病程记录，为保险制度的完善提供帮助。此外，进行安全宣教与普及也能增加社会对功能障碍者的关注和理解，改善肌骨疾病患者生活的社会大环境，使其能够正视自身的疾病，积极配合治疗。

在物理环境方面，如生活环境的改造，可以通过调整家具或设备来实施，如调整床垫硬度、座椅的材质、桌子的高度等都能减轻患者的疼痛或僵硬，增加其生活的舒适度。

5. 重返工作岗位　工作是获得自我满足感和保障经济来源的重要途径，肌骨疾病患者术后早期就应该进行职业评估，分析患者能否返回原工作岗位，罗列出可以重新选择的职业范围。在了解患者的功能状况、教育水平和兴趣爱好之后，作业治疗师应与患者一起确立新的职业目标，鼓励患者克服恐惧的心理，尽早离床活动，进行与工作相似的活动或者模拟工作环境进行职业活动的训练，增强患者重返职场的能力和信心，为今后的生活做准备。

6. 心理调节　肌骨疾病患者术后可能会出现肢体残缺形态异常、功能下降等情况。这些变化将对他们的心理产生巨大的冲击，从而产生自卑、愤怒、抑郁等不良情绪。此时，治疗师需要在了解患者年龄特点、性格特征、兴趣爱好、家庭关系等情况的基础上，对患者进行适当的心理疏导。

7. 认知 - 行为疗法　可以通过明确的目标、系统的步骤来纠正患者错误的认知、不良的心理状态，以及由此影响下的行为，适用于各种原因引起的肌骨疾病患者。治疗一般进行 5 周，每周分别有一次 2 小时和 1.5 小时的治疗。治疗师将鼓励患者逐渐减少使用药物，并帮助患者明确在不同领域（如药物使用、娱乐活动、社会活动、家务和工作等）的行为长期目标，然后向着目标逐步实施。完成活动时的节奏应当是缓慢的，也不要频繁休息，避免肌肉紧张或加重疼痛。对肌骨疾病患者进行认知 - 行为治疗有即时和远期积极效应，对疼痛、日常活动水平、药物使用、应对策略方面都有显著意义。

8. 其他　加速康复外科和多学科协作诊疗模式的迅速发展，可以使各个学科各司其职并紧密联系，充分发挥各自的专业优势，制订出完整流畅的治疗方案和治疗流程。这样的诊疗模式能够极大限度地提升肌骨疾病患者的治疗积极性，降低临床并发症的发病率，缩短住院周期，减少经济支出，优化卫生资源的分配。

三、假肢矫形治疗技术

假肢是用于替代肢体部分或整体缺失的外部辅助装置。矫形器是通过力的作用来预防和矫正畸形，治疗肌骨疾患的器具。假肢矫形器的应用可以极大地弥补患者躯体功能的不足，提高患者的自理能力和社会参与能力。

四、心理治疗技术

1. 个别心理治疗 是一种普遍应用的心理治疗方式。一对一的谈话可以让咨询者对自身疾病有正确的认识，消除紧张不安的情绪，提高康复治疗的积极性。

2. 集体心理治疗 将有同类问题的来访者组织起来进行小组心理治疗，通过讲课、活动与讨论的方式，根据患者中普遍存在的心理因素及观点，统一进行讲解和治疗。还可以请治疗效果较好的来访者现身说法起到示范作用。

3. 家庭心理治疗 根据来访者与家庭成员之间的关系，采取家庭会谈的方式，可以建立良好的家庭氛围，通过家庭成员的共同努力使来访者适应家庭生活。

（陈万强）

第七节　常见姿势力学失衡分析及康复训练

在现代生活方式下，电脑、手机的广泛运用，导致人类长时间低头伏案工作成为一种常态。再加上缺乏运动，尤其缺乏针对性的肌肉训练，长此以往出现力学的失衡。力学失衡是机体对肌张力增高产生的一种整体反应，而非单块肌肉的个别行为，肌肉无力或痉挛的产生并非随机的，遵循典型肌力失衡模式，临床最常见的是上交叉综合征和下交叉综合征。针对一些临床常见的力学失衡，如上交叉综合征、下交叉综合征、O 形腿和 X 形腿等，近年来开展的康复干预取得了不错的效果。现简单介绍如下。

一、上交叉综合征力学失衡分析及康复训练

颈椎病是临床常见的疾病，典型的姿势是"圆肩驼背富贵包，含胸探颈乌龟脖"（图 9-7-1）。从康复的角度看，颈椎病就是长期低头工作导致的力学失衡，也就是上交叉综合征。上交叉综合征的力学失衡主要机制：胸大肌、胸小肌的紧张适应性短缩，斜方肌上部纤维、肩胛提肌和枕骨下肌的紧张适应性肥厚，以及颈前屈肌群和后背的菱形肌、前锯肌的牵拉性薄弱（图 9-7-2）。现在有人研究认为"乌龟脖"的形成与胸锁乳突肌的过度紧张也有关系。从临床实践看，最早症状主要出现在牵拉肥厚的肌肉，例如颈肩项背部的酸困不适、疼痛，以及后枕部疼痛。从传统的临床疾病看，其属于颈椎病的普

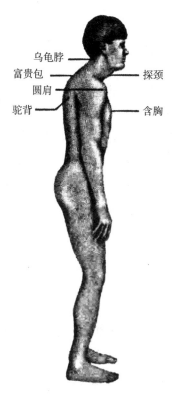

乌龟脖
富贵包
圆肩
驼背
探颈
含胸

图 9-7-1 颈椎病典型姿势

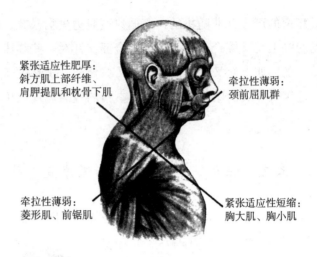

紧张适应性肥厚：
斜方肌上部纤维、
肩胛提肌和枕骨下肌

牵拉性薄弱：
颈前屈肌群

牵拉性薄弱：
菱形肌、前锯肌

紧张适应性短缩：
胸大肌、胸小肌

图 9-7-2　上交叉综合征

通型。随着力学失衡的加重，在异常肌力的牵拉下，出现了颈椎
生理曲度的改变，椎间盘的突出和骨质增生。如果这些改变刺激
到颈丛可能出现后头部的放射痛，刺激臂丛可能出现上肢的放射
痛和感觉异常，属于颈椎病的神经根型。如果位置的改变刺激椎
动脉，影响了后循环就会出现头晕，甚至视物模糊等表现，属于
颈椎病的椎动脉型。颈椎病传统的临床分型还包括脊髓型、交感
神经型和混合型，从康复临床实践看脊髓型比较少见，混合型是
指具有多个症状。传统理论认为颈椎病出现胸闷、心慌是交感神
经受到刺激，故称为交感神经型，但是没有更多的解剖和生物力
学支持。现代康复实践证实这是上交叉综合征力学失衡的结果，
尤其是胸大肌和胸小肌短缩影响了胸廓活动和呼吸功能。长期的
胸大肌和胸小肌短缩将影响胸部的血液循环和淋巴回流，可能造
成女性乳腺增生。长期的力学失衡还会造成肩关节外旋力减弱、
疼痛。近年来，越来越多的人开始关注上交叉综合征造成的"圆

肩驼背富贵包，含胸探颈乌龟脖"对人的体态和气场的影响。

为了缓解上交叉综合征带来的生活影响，一定要把预防放到第一位，保持良好的工作姿势、生活习惯极其重要。这里简单介绍几个康复训练的方法。

1. 颈部深层肌肉拉伸坐位或者站立位，双手十指交叉，放在头部后面，然后双侧的肩胛骨后缩夹紧，手臂顺势打开。手掌往前用力，头部往后用力，保持肩胛骨后缩夹紧，对抗 15 秒左右，然后全部放松。这算 1 次，通常一组做 10 次。

2. 胸肌拉伸患者站立位，双上肢放于体侧，双脚与肩同宽，双上肢后伸，双手交叉，后伸至最大幅度，保持 5～7 秒，然后缓慢放松，回至起始位。反复进行，12 个／次，2～3 次／日，也可多次练习。拉伸时脊柱始终直立，不能出现任何代偿动作。

3. 斜方肌上部纤维、肩胛提肌拉伸患者站立位或坐位，用一侧手使头向一侧侧屈，至最大幅度，保持 5～7 秒，然后缓慢放松，回至起始位。反复进行，12 个／次，2～3 次／日，也可多次练习。拉伸时不能出现任何代偿动作。

4. 颈前屈肌群（胸锁乳突肌）和后背的菱形肌、前锯肌的锻炼患者站立位或坐位，双手交叉抱头，双手向前压，头向后用力，相互对抗用力增强颈部肌群力量；患者站立位或坐位，双手放于腰部，做肩胛骨后缩的动作，至最大幅度，保持 5～7 秒，然后缓慢放松，回至起始位。反复进行，12 个／次，2～3 次／日，也可多次练习。训练时不能出现任何代偿动作。

二、下交叉综合征力学失衡分析及康复训练

从侧面观察，正常人存在四个生理弯曲：颈前凸、胸后凸、

腰前凸和骶尾后凸。久坐的生活方式导致腰部生理前凸增加（骨盆前倾），称为下交叉综合征。下交叉综合征是腰腹和骨盆区肌肉力量失衡的结果，也是引发腰背痛的常见因素，常影响 L4～L5、L5～S1、髋关节和骶髂关节的功能。还可能会导致髂胫束综合征，甚至引发足踝功能障碍和足底筋膜炎。下交叉综合征力学的主要失衡机制：竖脊肌（腰骶部）、腰方肌、髂腰肌、股直肌、阔筋膜张肌、梨状肌、髋内收肌、腘绳肌适应性短缩紧张，臀大肌、臀中肌、臀小肌和腹部肌肉牵拉性薄弱（图 9-7-3）。

这里介绍几种预防和矫正下交叉综合征的康复训练方法。

1. 松解紧张的肌肉 ①患者站立位，屈曲一侧小腿，用同侧手抓住小腿远端，拉伸该侧大腿至伸髋屈膝最大幅度，保持5～7秒，然后缓慢放松，回至起始位。反复进行，12 个 / 次，2～3 次 / 日，也可多次练习。拉伸时不能出现任何代偿动作。②患者平板支撑姿势，将泡沫轴放至大腿前面的下方，将身体做朝向手的方向的运动，然后朝脚的方向运动，反复松解大腿前侧肌肉，每次 2～3 分钟，2～3 次 / 日，也可进行多次。③患者仰卧位，屈髋屈膝，足踏于床面上，将泡沫轴放于腰部，使身体做朝向脚尖和头的方向的运动，用来放松腰部紧张的肌肉，每次2～3 分钟，2～3 次 / 日，也可进行多次。

2. 调整脊柱过度前凸和骨盆前倾 ①患者坐于 Bobath 球（巴氏球）上，做骨盆后倾脊柱前凸减小的动作，至患者所能达到的最大范围，然后缓慢回至起始姿势。反复进行，每次 2～3 分钟，2～3 次 / 日，也可进行多次。②患者仰卧位，双侧下肢屈髋屈膝，将小腿放于 Bobath 球上，缓慢抬起臀部，使骨盆后倾至最大范围，缓慢回至起始姿势，反复进行，每次 2～3 分钟，2～3 次 / 日，也可进行多次。训练时不宜出现任何代偿动作。

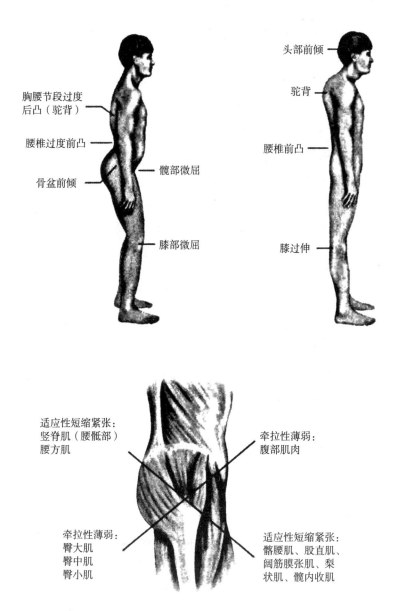

图 9-7-3 下交叉综合征

3. 脊柱灵活性训练 患者坐于凳子上，双手放在腿部上方，使大腿与小腿呈 90°，吸气时向前卷动骨盆，伸直背部，保持挺胸、肩胛骨内收的姿势；呼气时低头使下巴靠近胸部，同时做一个含胸驼背、骨盆后倾的动作。反复交替进行，每次 2～3 分钟，2～3 次/日，也可进行多次。

4. 加强臀肌和腹肌地训练 ①俯卧位，腹部需垫一枕头，保证腰椎的正确位置，使患者屈膝 90°，做向后蹬腿的动作，然后回至起始位，反复进行，12 个/次，2～3 次/日，也可多次练习。②仰卧位，两脚平放于地面上，膝关节弯曲呈 90°，手臂伸直，利用腰腹力量，抬起肩胛骨离开地面，重复用手触摸脚踝。训练时不宜出现任何代偿动作。

三、O 形和 X 形腿力学失衡分析及康复训练

正常人双足并拢时，双膝关节内侧可以靠到一起。基层经常见到许多因腿痛前来就诊的老人，双足向前并拢时，双膝关节内侧缘之间较大间隙；还有些老人双膝关节可以靠拢，但双足却向外分开。前者俗称 O 形腿，即膝内翻；后者俗称 X 形腿，即膝外翻。O 形腿和 X 形腿是各种疾病导致下肢力学失衡，往往也会增加膝关节周围的疼痛。

从力学分析看，膝内翻时膝关节内侧间隙变窄，内侧压力增加。此时股薄肌、半膜肌、半腱肌、股四头肌、髋内旋肌群、腓骨长肌、腓骨短肌可能出现短缩；而髂胫束、股二头肌、腘肌、胫骨后肌、髋外旋肌群则被拉长。膝外翻中，膝关节外侧间隙变窄，外侧压力增加。此时髂胫束、股二头肌、髋外旋肌群、腓骨长肌、腓骨短肌可能出现短缩；而股薄肌、半膜肌、半腱肌则被

拉长。从临床实践看，膝内外翻伴随的关节周围疼痛多位于肌肉与肌腱结合部位，以及肌腱在骨膜上的附着部位，触诊时会有明显的压痛或者扳机点。

基层老年人常见的 O 形腿和 X 形腿，力学失衡的关键是下肢力量的逐年降低，尤其是肌少症引起的肌力不足。肌少症是近几年特别受到关注的一个话题，与老年人激素水平下降，饮食习惯，以淀粉类主食为主，蛋白明显不足有关，以及没有针对膝关节的肌肉训练有关。因此，在规律生活、足量的优质蛋白摄入和维生素 D、氨基酸、抗氧化剂等营养补充的基础上，安全地进行持续、规律的抗阻负荷锻炼，是对抗肌少症、预防 O 形腿和 X 形腿、缓解腿痛的关键。

这里简单介绍几个膝关节周围肌肉训练动作。

1. 早期，膝关节肿胀、疼痛明显时，应调整和限制活动量，减轻关节负荷。适当卧床休息，减少每日活动量。可做中、高、低频电疗法消炎止痛及超声波、冲击波等物理因子治疗。应以解决患者疼痛为主。

2. 等长收缩训练。患者取长坐位，在患侧膝关节下放置一毛巾卷，让患者主动伸膝下压毛巾卷，每次坚持 5 秒及以上。

3. 等张收缩训练。患者仰卧，患肢屈膝 90°放于床上，保持大腿固定，缓慢将小腿伸直抬离床面，尽量伸直膝盖，末期在空中维持 5 秒，而后再缓慢回复至屈膝 90°起始位。

4. 臀桥训练。患者仰卧，双足踩在床面上，用背部和双足支撑，缓慢尽力抬起腰部和臀部至最大限度，末期在空中维持 5 秒，然后缓慢回复至起始位。若患者完成较轻松，可进阶至健侧平放，患侧下肢踩在床面，单腿撑起腰部和臀部。

5. 仰卧位踩单车训练。患者仰卧，双下肢屈髋屈膝 90°，交替伸髋伸膝，模拟骑自行车动作，动作缓慢而有力。

6.踮脚尖动作。患者抬头挺胸收腹提臀踮起脚尖，小腿后方的肌肉收缩，维持2～3秒后再放松。这个动作可以有效提高小腿肌肉力量，让踝关节和膝关节起到联动作用，让下肢形成一个更协调的活动链。

7.深蹲动作。患者站在沙发前面，背对沙发，防止跌倒。让身体的重心落在臀部，缓慢屈曲下肢的膝关节和髋关节，臀部重心随之下降，双上肢缓慢地平举以维持身体的平衡。这个动作能很好训练臀部及以下肢体的肌肉，并提高整个身体的协调性。

根据每一个人的肌肉情况不同，动作的训练没有硬性指标。但是要长期坚持，有空就做，每次锻炼时间以感到肌肉轻微酸困，但没有加重疼痛为标准。

（陈万强）

第八节　颈椎五步操

随着现代人生活方式、工作模式的改变，低头、伏案时间增加，人群中颈椎病的患病率也越来越高。颈椎病的常见症状有头晕、恶心、头痛、颈项部疼痛、上肢麻木、记忆力减退等，严重影响人们的工作效率和生活质量。以往颈椎病常见于中老年人，近年来呈现年轻化趋势，特别是"低头族""办公族"和学生群体。为了预防颈椎病，减少颈椎病症状的发作次数，下面给大家介绍一种简单易学、安全有效的功能锻炼操——颈椎五步操。

颈椎五步操是由甘肃省名中医赵继荣主任医师结合多年骨科

临床实践经验研创的一种专门针对颈椎病防治的功能锻炼操。其功效是增强颈椎肌肉群力量，让肌肉保持一定的弹性，改善颈部血液循环，调节颈椎生理屈度，保持颈椎的活动度，缓解颈椎病不适症状，预防颈椎病。相较于网络上各种形形色色的颈椎操，颈椎五步操有以下优势和特色：步骤较少，简单易学；老少皆宜，可操作性强；动作轻柔，安全不加重损伤；短时间内可完成，受众依从性好。临床推广三十余载，普及程度高。

一、颈椎五步操规范步骤

准备动作（中立位）：双脚分开，与肩同宽，抬头挺胸，全身放松，双手自然垂于身体两侧，双目平视前方（图9-8-1）。

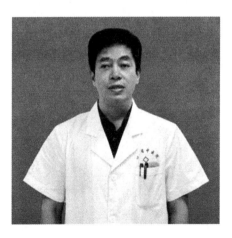

图 9-8-1　准备动作

1. 第一步：低头看脚（图9-8-2）。

动作要诀：保持全身直立，不弯腰背部的同时，颈椎前屈，目光看向脚尖。

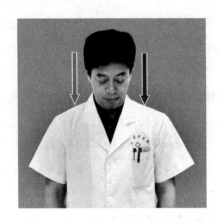

图 9-8-2　低头看脚

注意事项：双肩、颈部要尽量放松，动作以慢而稳为佳，切忌用力过猛。

锻炼效果：促进颈部血液循环，恢复关节、肌肉弹性，保持颈椎的前屈功能。

时间要求：动作全程 7 ~ 8 秒，做到位后停留保持 5 秒。

2. 第二步：抬头望月（图 9-8-3）。

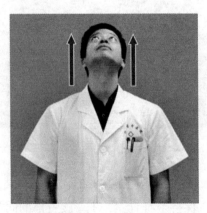

图 9-8-3　抬头望月

动作要诀：保持全身直立，不弯腰背部的同时，颈椎后仰，目光向上看天花板。

注意事项：双肩、颈部要尽量放松，动作以慢而稳为佳，切忌用力过猛。

锻炼效果：调节颈椎的生理弧度，恢复关节、肌肉弹性，保持颈椎的后伸功能。

时间要求：动作全程 7 ～ 8 秒，做到位后停留保持 5 秒。

3. 第三步：向左看肩（图 9–8–4）。

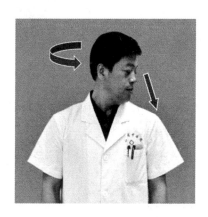

图 9-8-4　向左看肩

动作要诀：保持全身直立，头微微旋转向左侧至最大程度，下颌轻低，目光看向左侧肩膀头。

注意事项：颈椎一定是慢慢旋转向左侧，不是偏向左侧，旋转到位后，下颌适当低向肩部。要能感受到对侧肌肉的牵拉力。

锻炼效果：促进颈椎血液循环，保持颈椎的旋转功能和活动度，加强颈项部肌肉力量，缓解肌肉痉挛和疼痛。

时间要求：动作全程 7 ～ 8 秒，做到位后停留保持 5 秒。

4. 第四步：向右看肩（图 9-8-5）。

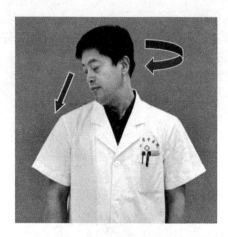

图 9-8-5　向右看肩

动作要诀：保持全身直立，头微微旋转向右侧至最大程度，下颌轻低，目光看向右侧肩膀头。

注意事项：同第三步。

锻炼效果：同第三步。

时间要求：动作全程 7 ～ 8 秒，做到位后停留保持 5 秒。

5. 第五步：扩胸仰天（图 9-8-6）。

动作要诀：头向后仰的同时，做扩胸运动，目光看天花板，以感受到项背部肌肉舒适放松为当。

注意事项：曲肘半空拳，双肘部举过肩膀，双手举过头，自然下垂类似"投降"姿势，胸廓充分打开。

锻炼效果：舒缓后颈部、肩胛部及背部肌肉，调节颈椎生理弧度，保持颈椎的后伸功能。

时间要求：动作全程 7 ～ 8 秒，做到位后停留保持 5 秒。

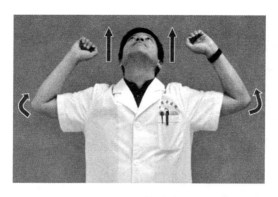

图 9-8-6　扩胸仰天

二、动作达标要求

这套颈椎五步操一共分 5 步，注意做动作时要慢慢来，每个动作力争做到位，每个动作结束后都要返回到准备动作，不要用力过猛，不然会适得其反。每个动作全程 7 ～ 8 秒，做到位后停留 5 秒，每遍保持在 40 秒左右，一次做 5 遍，4 ～ 5 分钟内完成。每天做 1 ～ 2 次，时间自由安排。

三、温馨提示

1. 眩晕、身体虚弱者应量力而行，防止摔倒。

2. 颈椎病急性期颈项部疼痛、手指麻木、眩晕严重时暂停锻炼，以服药及休息为主，待症状缓解后再开始锻炼，"急重制动，稳定练功"。

3. 功能锻炼、改变生活及工作方式、适当用药同等重要，相互配合，协同增效。

4. 颈椎五步操重在持之以恒，工作生活当中需每日坚持做操，不能发病时才想起来做。

5. 但要注意，椎体有肿瘤、骨折早期、严重的骨质疏松患者，不适合做这套操。

6. 颈椎五步操简单易学，无需特定时间及器械，应当积极传播，教给身边的朋友和家人。

四、改变生活方式

改变生活及工作方式也是预防颈椎病的一个重要环节，赵继荣主任医师倡导可以从以下几个方面入手。

1. 枕头 选择合适的枕头，或者自己动手做一个枕头，可选择海绵或者高弹棉作为填充物，高度为自己的握拳高度加一横指高度（约 10 ~ 12cm）。原则是枕头要软、不宜频繁更换枕头。

2. 电脑 避免长时间低头伏案工作，保持正确姿势。电脑摆放高度：显示屏四角连线的交点与自己正坐时眼睛相平行，尽量平视或者轻微仰视屏幕，不要长时间保持一个姿势，每小时可起身活动，变换一下姿势。

3. 手机 使用手机的姿势可做调整，避免长时间使用手机。

4. 体育锻炼 可坚持自己偏好的体育锻炼项目坚持下去，一种或两种即可，贵在坚持。快步走路、游泳、俯卧撑及平板撑都是不错的选择。

5. 日常调护 注意颈部的保暖，避免受凉及吹空调。重视颈椎健康，早预防、早就诊、早干预、早康复。预防重于治疗，颈椎五步操要长期坚持操练。颈椎不适症状严重时，建议先咨询专业医生，协助判断自身是否适合功能锻炼，以免因不正确的锻炼方式导致病情加重。

赵继荣主任医师治疗颈肩腰腿痛等慢性疾病时，药物内服与外用并重，手法与练功相辅，改变生活方式和心理疏导并举，是国内较早倡导并推行功能锻炼的骨科专家之一，其研创的"颈椎五步操""腰椎四部功法""腰椎操""肩周操"等多种锻炼方法深受广大患者欢迎，多年来他和团队成员坚持给患者示范示教，三十余年从不间断。

（甘肃省名中医赵继荣传承工作室）

附　录

脊柱退变性神经根疼痛治疗专家共识（节选）

中华医学会疼痛学分会

脊柱退变性神经根疼痛是一种因神经根受外界因素侵袭而损伤，导致脊神经支配区域以疼痛为主要表现的疾病。临床上以颈、腰、背、四肢痛最为多见。据统计，颈椎病的发病率为3.8%～17.6%，另外约67%的成年人患有腰背痛，其中约有56%的患者表现为根性痛或坐骨神经痛。

1. 一般治疗　避免受凉受潮，改变生活工作中的不良姿势和习惯。颈神经根疼痛可使用颈托以限制颈部的运动避免颈部损伤加重，腰部神经根疼痛要尽量卧床休息，有利于局部炎症及神经根水肿的消退。可根据病情选用颈椎牵引或骨盆牵引。

2. 药物治疗

（1）非甾体抗炎药：脊柱退变性神经根疼痛多数情况下以炎性痛为主要类型。在无禁忌证情况下，首先考虑非甾体抗炎药物，如布洛芬、双氯芬酸、美洛昔康、塞来昔布等。

（2）肌肉松弛药：伴有反应性肌肉痉挛者，可以使用肌肉松弛药，如氯唑沙宗、氟吡汀、替扎尼定等。

（3）抗惊厥类药物：伴有明显的神经病理性疼痛时，可使用抗惊厥类药物，如加巴喷丁、普瑞巴林等。

（4）阿片类药物：中重度疼痛在其他药物效果不佳时可考虑使用阿片类药物。

（5）脱水剂：考虑存在神经水肿时可使用脱水剂，如甘露醇等。

（6）糖皮质激素：无禁忌证时，可短期使用糖皮质激素类药物，神经阻滞推荐使用地塞米松棕榈酸酯（多力生）、甲泼尼龙等。

作用机制不同的药物可联合使用。

3. 神经阻滞治疗　临床上治疗脊柱退变性神经根疼痛的阻滞手段主要为硬膜外注射治疗，包括经椎间孔、经椎板间及经骶管硬膜外注射，通过将糖皮质激素类药物注射至神经根附近起到消炎镇痛作用，对于短期内缓解颈腰椎退变性根性痛，改善躯体功能和生活质量具有良好的效果，可作为药物治疗效果不佳时的选择之一。阻滞药物选择以糖皮质激素与局部麻醉药为主，糖皮质激素推荐地塞米松棕榈酸酯等，常规局部麻醉药配合糖皮质激素类药物使用，经椎间孔及经椎板间硬膜外注射治疗均能达到良好的治疗效果，但颈段的椎板间硬膜外穿刺风险较高，实施时需权衡治疗获益与手术风险。为提高治疗的精准性和安全性，推荐在影像引导下经椎间孔及经椎板间硬膜外注射治疗。经骶管硬膜外注射药物可用于缓解腰椎退变性神经根疼痛。常用配伍及疗程：①颈胸段硬膜外腔及选择性颈、胸神经根阻滞。配伍：0.5% 利多卡因或 0.15% 罗哌卡因 + 地塞米松棕榈酸酯 1mL 或甲泼尼龙 40 ～ 80mg；容量：2 ～ 6mL；疗程：1 次 /2 ～ 4 周，不超过 3 次。②腰段硬膜外腔及选择性腰神经根阻滞。配伍：0.5% 利多卡因或 0.2% 罗哌卡因 + 地塞米松棕榈酸酯 1mL 或复方倍他米松 1mL；容量：2 ～ 10mL；疗程：1 次 /2 ～ 4 周，不超过 3 次。③骶管注射。配伍：0.5% 利多卡因或 0.1% 罗哌卡因 + 地塞米松棕榈酸酯 1mL 或复方倍他米松 1mL；容量：10 ～ 30mL；疗程：1 次 /2 ～ 4 周，不超过 3 次。

4. 射频治疗 射频治疗技术是通过特定穿刺针精确输出超高频无线电波（射频电），使针尖周围的局部组织产生高温，再利用这种热凝固或电流场作用治疗疾病。常用的射频治疗模式为标准射频（即射频热凝毁损术）和脉冲射频。可在 C 臂、DSA、CT 或超声的精确定位下进行操作，实时监测。射频治疗技术具有微创、快速镇痛等特点，但部分患者可能复发，如果复发可选择再次射频治疗。如果多次重复后疼痛仍然存在，则需要考虑进一步手术治疗。

5. 神经调控治疗 脊髓电刺激术主要用于药物及手术治疗无效的、顽固性神经根病导致的疼痛。

6. 内镜及手术治疗 对于脊柱退变性神经根疼痛手术方式及入路的选择要因患者而异，术前需要充分的影像学评估辅助制定手术方案。可优先考虑内镜手术，必要时选择外科手术。

7. 预防 保持良好的生活习惯，注意保暖，规律运动，营养均衡，控制体重在标准范围内。适当规律正确的颈肩、腰背肌锻炼能增强肌肉力量和伸展拉紧的脊柱伸肌，可预防性服用一些抗骨质疏松药物。

【出处】中华医学会疼痛学分会 . 脊柱退变性神经根疼痛治疗专家共识 [J]. 中华医学杂志，2019，99（15）：5.

附录2

中医骨伤科临床诊疗指南·肩关节周围炎（节选）

中华中医药学会骨伤科分会

1. 治疗原则　肩周炎的治疗在中医辨证的基础上以中药和手法为主，配合针灸、理疗、注射治疗和功能锻炼。急性期以祛瘀活血、舒筋通络、缓解疼痛为主，慢性期与功能恢复期以松解粘连、滑利关节、恢复关节活动度为主。经长期保守治疗无效者，可考虑手术治疗。功能锻炼在本病的治疗和康复过程中有特别重要的意义。

2. 药物治疗

（1）中医辨证论治

1）寒湿痹阻证。治法：祛寒化湿，宣痹通络。主方：三痹汤（《校注妇人良方》）加减。组成：独活、羌活、秦艽、川芎、熟地黄、白芍、茯苓、防风、细辛、当归、杜仲、黄芪、续断等。推荐级别：D。

2）气滞血瘀证。治法：活血化瘀，行气止痛。主方：身痛逐瘀汤（《医林改错》）加减。组成：秦艽、川芎、桃仁、红花、羌活、没药、当归、五灵脂、香附、牛膝、地龙等。推荐级别：D。

3）气血亏虚证。治法：补气养血，舒筋活络。主方：黄芪桂枝五物汤（《金匮要略》）加味。组成：黄芪、当归、桂枝、白芍、炙甘草、威灵仙、防风、蜈蚣、羌活、生姜、大枣等。推荐级别：D。

（2）中成药：根据辨证分型，可酌情选用祛寒化湿类、活血化瘀类、补气养血类药物。推荐级别：C。

（3）中药外治：根据辨证分型，可酌情选用敷贴药、搽擦药、熏洗方药与热熨药等进行治疗。如舒筋活血类膏药、跌打万花油适用于气滞血瘀证；海桐皮汤热敷熏洗或熨风散热熨适用于寒湿痹阻证。推荐级别：C。

（4）西药：可酌情选用非甾体抗炎药、中枢性镇痛药、骨骼肌松弛药。推荐级别：C。

3. 手法治疗 本病早期以缓解疼痛为主，手法应以舒筋活络、祛瘀止痛、加强筋脉功能为主；晚期则以剥离粘连、滑利关节、恢复关节活动功能为主。

基本手法：患者端坐、侧卧或仰卧位，术者分别运用㨰法、揉法、拿捏法作用于肩前、肩后和肩外侧，用右手拇、示、中三指对握三角肌肌束，做垂直于肌纤维走向的拨法，揉压肩外俞、秉风、巨骨、缺盆、肩髃等穴位，再拨动痛点附近的冈上肌、胸肌以充分放松肌肉；然后术者左手扶住肩部，右手握住患手，做牵拉、抖动和旋转活动；最后帮助患肢做外展、内收、前屈、后伸等动作，以解除肌腱的粘连，促进功能恢复。手法治疗时会引起不同程度的疼痛，要注意用力适度，以患者耐受为度。推荐级别：A。

麻醉下复合手法：若经上述治疗，肩关节功能仍然无改善者，可在麻醉下进行手法松解。方法是医者一手按住患者肩部，另一手握住其上臂，先使肱骨头内外旋转，然后慢慢外展肩关节，整个过程中可感到肩关节粘连撕开的感觉。手法由轻到重，反复多次，直至肩关节达到正常活动范围。操作中手法要轻柔，防止暴力活动而造成肩部骨折和脱位。手法完毕后，行肩关节腔内穿刺，抽出关节内积血，并注入1%普鲁卡因10mL加强泼尼松龙 12.5mg。术后三角巾悬吊上肢，第 2 天开始肩关节活动练习。高龄或严重骨质疏松的患者，禁用麻醉下手法松解。推荐级别：C。

4. 针灸治疗　针灸治疗遵循分期治疗原则，急性期以舒筋通络、祛瘀止痛为主，慢性期以疏解粘连、滑利关节为主，功能恢复期以养血活血、通络止痛为主。渐进，持之以恒。否则，操之过急，有损无益。

5. 物理治疗　可采用体外冲击波、超短波、红外线、超声、脉冲、电疗、磁疗、激光疗、热疗等，以减轻疼痛、促进恢复。对老年患者，不可长期电疗，以防软组织弹性更加减低，反而有碍恢复。推荐级别：C。

6. 针刀松解　臂丛麻醉下行针刀松解术，适应于临床症状典型、病灶局限、功能障碍明显、病理变化出现肩关节周围软组织粘连明显的患者。针刀是一种"盲视"下的操作，需要精准细心，要求术者熟悉进针部位的解剖结构，规范操作要领，避免伤及重要神经和血管。推荐级别：B。

7. 注射治疗　可选择前侧、后侧或肩峰下入路对肩关节腔进行利多卡因、类固醇激素、臭氧水、透明质酸钠注射；同时可配合液压扩张，膨胀关节囊，分离关节囊内粘连，改善关节功能。经超声引导下的注射更有利于定位。推荐级别：B。

8. 手术治疗　经长期保守治疗无效者，可考虑手术治疗。关节镜手术适用于肩周炎关节僵硬、活动功能严重受限、生活难以自理、康复训练无效者。影像学检查示除局部骨质稀疏外，多无明显异常，术中松解关节囊粘连时注意勿损伤神经和血管。手术方法分两种，分别是肱二头肌长头肌腱固定或移位术与喙肱韧带切除术，术后可配合关节活动度被动练习。该方法尤其适用于糖尿病合并肩周炎迁延不愈患者。推荐级别：B。

9. 功能锻炼　在治疗过程中，患者应在医生的指导下积极进行肩关节的屈伸旋转及内收外展活动。早期由于肩关节的疼痛和肌肉痉挛而活动减少，此时可加强患肢的外展、上举、内旋、外旋等功能活动；粘连僵硬期，可在早晚反复做外展、上举、内旋、外旋、前屈、后伸、环转等功能活动，如"内外运旋""双手托天""手拉滑车""手指爬墙"等动作。锻炼必须酌情而行，循序渐进，持之以恒。否则，操之过急，有损无益。

10. 综合治疗　肩关节周围炎的临床治疗推荐以综合治疗为主，如在中医药辨证治疗的基础上加手法；在关节腔注射、液压扩张、针刀、针灸治疗的基础上加手法松解、理疗配合口服药物等，其临床疗效往往优于单一治疗。但是因为肩周炎的病程较长，如何根据肩周炎患者所处的病程阶段，选择最为有效的综合治疗方案，还需要更多高质量的、随访时间更长的文献来提供高级别的循证医学证据。

【出处】中医骨伤科临床诊疗指南·肩关节周围炎：T/CACM 1179—2019［J］.上海中医药杂志，2022，56（03）：1-5.

附录 3

腰椎间盘突出症诊疗指南（节选）

中华医学会骨科学分会脊柱外科学组中华医学会
骨科学分会骨科康复学组

一、腰椎间盘突出症的保守治疗

腰椎间盘突出症有良性的自然病程，大部分腰椎间盘突出症的患者经保守治疗症状均能得到改善。因此，非手术治疗应作为不伴有显著神经损害的腰椎间盘突出症患者的首选治疗方法。突出的椎间盘随时间推移通常会出现不同程度的萎缩，临床功能得到改善。非手术治疗的成功率为 80%～90%，但临床症状复发率达 25%（1 级推荐）。

（一）保守治疗的时间

文献报道多数腰椎间盘突出症患者的症状经保守治疗 6～12 周得到改善。因此，对无显著神经损害的病例，一般推荐保守治疗的时间为 6～12 周（1 级推荐）。

（二）保守治疗方法

1. 卧床休息　卧床休息一直被认为是腰椎间盘突出症保守治疗最重要的方式之一。但越来越多的循证医学证据表明，与正常的日常活动相比，卧床休息并不能降低患者的疼痛程度及促进患者功能恢复。对疼痛严重需卧床休息的患者，应尽量缩短卧床时间，且在症状缓解后鼓励其尽早恢复适度的正常活动，同时需注意日常活动姿势，避免扭转、屈曲及过量负重（1级推荐）。

2. 药物治疗

（1）非甾体抗炎药（NSAIDs）：是治疗腰背痛的一线药物。NSAIDs可缓解慢性腰痛并改善功能状态，但对坐骨神经痛的改善效果并不明确，不同种类NSAIDs之间效果也未发现明显差异（2级推荐）。

（2）阿片类止痛药：在减轻腰痛方面短期有益。在坐骨神经痛患者的症状改善和功能恢复方面，阿片类药物的效果仍不明确，同时应关注药物长期使用的副反应及药物依赖（2级推荐）。

（3）糖皮质激素：全身应用可短期缓解疼痛，但缺乏长期随访的数据；考虑到激素全身使用带来的副反应，不推荐长期使用（2级推荐）。

（4）肌肉松弛剂：可用于急性期和亚急性期腰痛患者的治疗。但在治疗坐骨神经痛方面，是否选用肌肉松弛剂缺乏相关研究（2级推荐）。

（5）抗抑郁药：抗抑郁药对慢性腰背痛和坐骨神经痛有一定疗效，但目前相关的高证据级别研究较少（2级推荐）。

（6）其他药物：目前尚没有足够的证据支持麻醉镇静药、抗癫痫药等对腰椎间盘突出症患者的疗效（2级推荐）。

3. 运动疗法 运动疗法包括核心肌群肌力训练、方向特异性训练等。应在康复医学专业人员的指导下进行针对性、个体化的运动治疗。运动疗法可在短期内缓解坐骨神经痛，但疼痛减轻幅度较小，长期随访患者在减轻疼痛或残疾方面没有明显获益（2级推荐）。

4. 硬膜外注射 硬膜外类固醇激素注射（ESI）可用于腰椎间盘突出症的诊断和治疗。对根性症状明显的腰椎间盘突出症患者，ESI 短期内可改善症状，但长期作用并不显著（2 级推荐）。

5. 腰椎牵引　腰椎牵引是治疗腰椎间盘突出症的传统手段，但目前牵引治疗对缓解腰背痛和坐骨神经痛的价值缺乏高质量的循证医学证据支持。牵引治疗应在康复科专业医生的指导下进行，避免大重量、长时间牵引（2 级推荐）。

6. 手法治疗　手法治疗可改善腰背部疼痛和功能状态。对没有手术指征的轻中度腰骶神经痛患者可改善腰椎间盘突出所致的根性症状，但应注意手法治疗有加重腰椎间盘突出的风险（2 级推荐）。

7. 其他　热敷、针灸、按摩、中药等对缓解腰椎间盘突出症的症状均有一定的效果，但相关文献随访时间较短，且实验设计有局限（2 级推荐）。

二、手术治疗

与非手术治疗相比，手术治疗通常能更快及更大程度地改善症状。手术治疗方式是安全的，并发症的发生率也较低，但手术不能改善患者恢复工作的比例（1 级推荐）。

（一）手术适应证

手术适应证：①腰椎间盘突出症病史超过 6 ～ 12 周，经系统保守治疗无效；或保守治疗过程中症状加重或反复发作。②腰椎间盘突出症疼痛剧烈，或患者处于强迫体位，影响工作或生活。③腰椎间盘突出症出现单根神经麻痹或马尾神经麻痹，表现为肌肉瘫痪或出现直肠、膀胱症状（1 级推荐）。

（二）手术方式

腰椎间盘突出症的术式可分为四类：开放性手术、微创手术、腰椎融合术、腰椎人工椎间盘置换术。

1. 开放性手术　后路腰椎突出椎间盘组织摘除术。后路腰椎突出椎间盘组织摘除术应遵循椎板有限切除的原则，尽量减少对脊柱稳定性的破坏。手术中短期疗效优良率90%左右，长期随访（>10年）的优良率为60%～80%（1级推荐）。

腹膜后入路椎间盘切除术：腹膜后入路椎间盘切除术能够保留脊柱后方结构的完整性，但间接减压的理念使其不利于处理非包容型椎间盘突出，同时需联合融合技术。单独针对腹膜后入路处理腰椎间盘突出症的相关研究较少，但对椎间盘突出复发的患者腹膜后入路椎间盘切除术也是一种选择（3级推荐）。

2. 微创手术

（1）经皮穿刺介入手术：经皮穿刺介入手术主要包括经皮椎间盘切吸术、经皮椎间盘激光消融术、经皮椎间盘臭氧消融术及射频消融髓核成形术等。其工作原理是减少椎间盘内压间接减轻神经根压迫，对椎间盘内压增高型的椎间盘突出有一定的疗效，不适用于游离或明显移位的椎间盘突出，需严格掌握手术适应证（2级推荐）。

（2）显微腰椎间盘切除术：相对于开放手术，显微腰椎间盘切除术（包括通道辅助下的显微腰椎间盘切除术）同样安全、有效，可作为腰椎间盘突出症手术治疗的有效方式（1级推荐）。

（3）显微内窥镜腰椎间盘切除术（MED）：显微内窥镜腰椎间盘切除术是开放手术向微创手术的过渡。尽管其手术操作技术有较陡峭的学习曲线，但安全性和有效性与开放手术相当，在住院天数、出血量、早期恢复工作等方面优于开放手术，可作为开放手术的替代方案（1级推荐）。

（4）经皮内镜腰椎间盘切除术：经皮内镜腰椎间盘切除术是治疗腰椎间盘突出症的安全、有效的微创术式，与开放手术、显微或显微内窥镜腰椎间盘切除术的效果相同，而经皮内镜腰椎间盘切除术更加微创化，创伤更小、恢复更快（1级推荐）。

3. 腰椎融合术　腰椎融合术不作为腰椎间盘突出症首选的手术方案，但以下情况可选择腰椎融合术：腰椎间盘突出症伴明显的慢性轴性腰背痛；巨大椎间盘突出腰椎不稳；复发性腰椎间盘突出，尤其是合并畸形、腰椎不稳或慢性腰背痛的情况（2级推荐）。

4. 腰椎人工椎间盘置换术　腰椎人工椎间盘置换术主要用于腰椎间盘源性腰痛，包括包容型腰椎间盘突出的患者。是否适用于非包容型椎间盘突出和有严重神经压迫症状的腰椎间盘突出患者仍无定论。大量超过10年的长期随访研究证实该技术具有不低于腰椎融合术的手术有效性和安全性。目前针对腰椎人工椎间盘置换术治疗腰椎间盘突出症的高证据等级研究较少。同时应注意腰椎人工椎间盘置换术技术难度及技术要求较高，具有一定的学习曲线（3级推荐）。

【出处】中华医学会骨科学分会脊柱外科学组，中华医学会骨科学分会骨科康复学组.腰椎间盘突出症诊疗指南［J］.中华骨科杂志，2020，40（08）：477–487.

附录4

膝骨关节炎中西医结合诊疗指南（节选）

中国中西医结合学会骨伤科专业委员会

膝骨关节炎（knee osteoarthritis，KOA）是一种慢性退行性骨关节疾病。我国中老年人群中症状性 KOA 的患病率为 8.1%，且有不断升高的趋势。该病严重影响患者生活质量并有一定的致残率，对社会经济造成巨大负担。

本指南将治疗建议分为 5 个等级：推荐、可使用、选择性使用、谨慎使用和不推荐。

一、基础治疗

1. 健康教育与自我管理 健康教育的途径包括讲座、宣传册、电话访问、支持团队及网站等。通过健康教育向患者解释疼痛产生的机制和疾病的转归，指导患者管理生活方式、运动习惯、心态和体重等。

推荐 KOA 患者接受健康教育，实现自我管理。

2. 体重控制 肥胖与 KOA 的发生存在显著相关性。减重可缓解疼痛、改善关节功能和提高生活质量。依靠低能量饮食减重的 KOA 患者可能存在下肢肌肉组织及力量的损失，应制订相应的锻炼计划。

推荐 KOA 患者将体质指数（BMI）控制在 $25kg/m^2$ 以下。

3. 运动疗法 可缓解疼痛、增强膝关节周围肌力、提高膝关节稳定性、改善本体感觉并延缓疾病进程。具体形式包括低强度的有氧训练、膝关节周围肌肉力量训练、膝关节本体感觉训练、膝关节非负重位的活动度训练。运动疗法对应的中医概念是练功疗法，古称导引。太极拳可缓解 KOA 疼痛，提升膝关节肌力和平衡性，改善负面情绪。依从性是保证运动疗法有效的根本因素，而提高依从性的方法主要包括个性化的锻炼计划及目标设定、社会家庭支持、教育和随访。心肌病、显著的主动脉瓣狭窄、运动性室性心律失常是运动疗法的禁忌。

推荐运动疗法。临床医师应评估患者心肺等功能，基于病情制定个体化运动方案并定期随访。

二、非药物治疗

1. 推拿　通过手法起到舒筋通络、活血化瘀、松解粘连、滑利关节的作用，可明显改善患膝疼痛、肌力和功能。但伴感染、肿瘤、皮肤问题或心脑血管疾病者，须谨慎使用。

可使用推拿疗法。

2. 穴位按摩　通过特定手法作用于人体体表的特定穴位，起疏通经络、调理气血、抗炎镇痛效果。其中，耳部因神经分布密集，按摩时刺激相应穴位，有镇静止痛、调节自主神经紊乱和益气活血的作用。

推荐穴位按摩疗法，如耳穴按摩。

3. 针灸　针刺可调和营卫，使风、寒、湿邪无所依附，疏通气血经络，通则不痛。灸法则集热疗、光疗、药物刺激与特定腧穴刺激于一体，能有效降低炎症灶血管通透性，改善血液流变学和血液动力学，缓解症状。针灸为针刺与灸法的联合，可促进局部血液循环，减轻关节疼痛，可作为慢性膝关节痛无法手术者的替代疗法。

可使用针灸疗法。

4. 针刀 通过切割、分离、铲剥膝关节周围组织，达到恢复膝关节生物力学平衡、促进微循环、降低骨内压、减轻炎性刺激缓解疼痛和改善功能的目的。操作者需熟练掌握膝关节解剖及适应证，且应保持严格无菌。存在严重内外科疾病、妊娠、局部重要神经和血管分布时，须谨慎使用。

选择性使用针刀疗法。

三、药物治疗

1. 中药熏洗 集药疗、热疗、中药离子渗透于一体，利用药物煮沸后产生的蒸汽熏蒸肌肤，开泄腠理，溃形为汗，驱邪外出。研究表明，中药熏洗配合关节镜、玻璃酸钠等疗法，可提高整体临床疗效。有皮肤条件不良或过敏、KOA 急性发作皮温较高、心脑血管疾病等情况者应谨慎使用。

推荐中药熏洗疗法，但湿热蕴结型 KOA 患者应谨慎使用。

2. 中药贴敷 是将中药方剂制成贴膏、膏药和药膏的外用中药，贴敷在患处或穴位处，在长时间、低热量的不断刺激中促进血液循环，抗炎消肿，缓解疼痛和恢复关节功能。但需注意局部皮肤过敏等不良反应的发生

推荐中药贴敷疗法，如骨通贴膏等。

3. 中药内服

（1）气滞血瘀型：长期劳损或外力直接损伤筋骨，气血瘀阻，以活血化瘀、通络止痛为主。现代药理表明，行气活血中药可改善循环，加速炎性介质代谢，有抗炎镇痛作用。

推荐血府逐瘀汤（《医林改错》）加减：桃仁、红花、当归、生地黄、牛膝、川芎、桔梗、赤芍、枳壳、甘草、柴胡等。中成药如恒古骨伤愈合剂、盘龙七片、风湿骨痛胶囊等。

（2）风寒湿痹型：机体外感风寒湿邪，痹阻经脉，以温经散寒、养血通脉为主。用药时应寒温兼顾，攻补兼施，KOA 晚期可酌情使用益气养血药物。研究表明，祛风寒湿类中药具有抑制炎症反应、缓解肿痛的作用。

推荐蠲痹汤（《医学心悟》）加减：羌活、独活、桂心、秦艽、当归、川芎、炙甘草、海风藤、桑枝、乳香、木香等。中成药如风湿骨痛胶囊、盘龙七片、黑骨藤追风活络胶囊等。

（3）肝肾亏虚型：肝主筋，肾主骨，肝肾亏虚则筋骨失养，以滋补肝肾为主。部分补益肝肾中药通过调节信号通路保护关节软骨，改善骨代谢，缓解患膝疼痛并提高功能。

推荐左归丸（偏肾阴虚）、右归丸（偏肾阳虚）（《景岳全书》）加减：熟地黄、山药、枸杞子、山茱萸、川牛膝、鹿角胶、龟板胶、菟丝子等。中成药如仙灵骨葆胶囊、壮骨关节胶囊、金天格胶囊、恒古骨伤愈合剂等。

（4）湿热蕴结型：机体外感湿热之邪，或病变日久，郁而化热，以清热利湿、通络止痛为主。清热类药多苦寒，可收缩炎症局部血管，减少炎症充血和渗出，起抗炎镇痛作用。

推荐四妙散（《成方便读》）加减：苍术、黄柏、薏苡仁、川牛膝等。

4. 非甾体抗炎药（NSAIDs） 是 KOA 治疗的一线药物，用于减轻疼痛、僵硬，改善膝关节功能，适用于 KOA 初始药物治疗。外用 NSAIDs 安全有效，建议 KOA 轻、中度疼痛优先选择外用 NSAIDs 而非口服，中、重度疼痛可联合使用。年龄 >75 岁者应选择外用 NSAIDs 为主。

口服 NSAIDs 应以最低有效剂量、短疗程使用，注意其引发胃肠道症状、肾功能损害、影响血小板功能和增加心血管不良事件的风险。选择性环氧合 2（COX-2）抑制剂的止痛效果与非选择性 NSAIDs 相当，但可减少胃肠道症状，胃肠道症状风险较高者可选用，或非选择性 NSAIDs 加用 H2 受体拮抗剂、质子泵抑制剂或米索前列醇等胃黏膜保护剂。不建议慢性肾病Ⅳ和Ⅴ期患者使用 NSAIDs，Ⅰ期患者使用 NSAIDs 需评估风险和获益。NSAIDs 可增加心血管不良事件风险且可能降低小剂量阿司匹林的抗血小板作用，以致其保护心脏和预防卒中的作用减弱。使用NSAIDs 药物前应评估心血管风险。研究表明中药防己中提取的镇痛药物汉防己甲素具有 COX-2 选择性抑制和心脏保护作用，是有心血管风险患者可选药物。

推荐 NSAIDs 作为 KOA 的一线药物。对于口服 NSAIDs，临床医师需参考药物说明书并评估消化道、肾、心血管等风险。

5. 阿片类止痛药　是对 NSAIDs 无效且不愿或无法接受手术的 KOA 重度疼痛患者的选择，推荐短期使用，从低剂量开始，逐日加量，以减少不良反应。

可短期使用阿片类止痛药。

6. 关节腔注射药物

（1）玻璃酸钠：可缓解疼痛，改善关节功能，安全性良好，治疗轻、中度 KOA 效果明显。研究显示其对重度 KOA 也有帮助。高分子量交联玻璃酸钠在关节腔内具有更长的半衰期，缓解疼痛效果和安全性优于中、低分子量玻璃酸钠。

可使用关节腔注射玻璃酸钠，交联玻璃酸钠效果更佳。

（2）皮质类固醇激素：缓解疼痛起效迅速，可用于止痛药物效果不满意的 KOA 中、重度疼痛，以及伴有关节积液或其他局部炎症时。多次应用激素会对膝关节软骨产生不良影响，同一关节注射间隔不应短于 4 个月，每年不超过 3 次。

谨慎使用关节腔注射皮质类固醇激素。

（3）富血小板血浆：可调节膝关节腔内炎症反应并促进组织修复，从而缓解疼痛和改善膝关节功能，对年轻、病情较轻者疗效更好，长期效果需更高质量的研究支持。

谨慎使用关节腔注射富血小板血浆。

7. 缓解骨关节炎症状的慢作用药物（SYSADOAs） 包括软骨素、氨基葡萄糖、双醋瑞因等。研究认为 SYSADOAs 可改善 KOA 症状，但其延缓疾病进程的作用和临床疗效存在争议。

可使用 SYSADOAs。

五、手术治疗

1. 关节镜清理术 可清理半月板碎片、增生滑膜和游离体，对早、中期，特别是伴有机械症状的 KOA 患者有益，但其远期疗效尚有争议。

选择性使用关节镜清理术治疗早、中期 KOA。

2. 膝关节周围截骨术 最大程度保留膝关节结构，通过改变下肢力线缓解 KOA 症状，改善功能。

（1）胫骨近端截骨术：适用于 <65 岁相对活跃且伴有胫骨内翻（胫骨近端内侧角 <85°）的内侧间室 KOA 患者。

（2）股骨远端截骨术：主要应用于膝外翻畸形 >12° 的外侧间室 KOA 患者。

（3）双平面截骨术：对于 KOA 合并有严重膝内翻畸形 >20°

者，可行胫骨近端加股骨远端双平面截骨术。

（4）腓骨近端截骨术：适用于内侧间室 KOA 患者，具备手术创伤较小、无需辅助固定、不影响胫骨承重等优点，短期随访显示可缓解疼痛和改善功能。

推荐使用胫骨近端截骨术和（或）股骨远端截骨术治疗有症状的单间室 KOA；可使用腓骨近端截骨术治疗内侧间室 KOA。

3. 部分关节置换术　范围局限在单间室的膝关节置换术，尽可能保留膝关节正常结构，以获得更好的功能恢复。

（1）单髁关节置换术：以内侧为主，用于胫骨内翻角度小，而软骨下骨磨损严重的 KOA 患者。

（2）髌股关节置换术：适用于单纯髌股关节炎患者。

推荐使用部分关节置换术治疗有症状的单间室 KOA。

4. 全膝关节置换术　KOA 治疗的最终手段。适用于经过优化的保守治疗后仍有持续的中、重度疼痛，关节功能受限明显，生活质量下降且影像学有相应终末期改变的 KOA 患者。

推荐全膝关节置换术用于保守治疗效果不佳的终末期 KOA。

六、其他治疗

膝关节支具、拐杖、楔形鞋垫等行动辅助工具。冷疗、热疗、水疗、蜡疗、电疗、磁疗、红外线照射、超声波、离子导入、经皮神经电刺激等物理疗法。对乙酰氨基酚、辣椒碱等止痛药物。抗焦虑药物。医用几丁糖、间充质干细胞、臭氧等关节腔注射治疗。软骨移植、软骨细胞移植、微骨折等关节软骨修复手术。这些方法应针对具体患者谨慎选择。

KOA 作为需要长期规范化管理的慢性疾病，临床诊治中应汲取中西医理论，凸显中西医结合优势，结合患者具体情况，阶梯性地给予个体化、精准化的中西医结合多模式诊疗方案。

【出处】中国中西医结合学会骨伤科专业委员会 . 膝骨关节炎中西医结合诊疗指南［J］. 中华医学杂志，2018，98（45）：6.

附录 5

中国骨关节炎疼痛管理临床实践指南
（2020年版）（节选）

中华医学会骨科学分会关节外科学组

骨关节炎（osteoarthritis，OA）疼痛管理措施

1. 对 OA 疼痛患者开展健康教育，内容包括疼痛相关医学知识与患者自我管理等（推荐等级：强推荐；证据等级：C）。

虽然对 OA 疼痛的直接缓解作用可能不大，但健康教育与自我管理安全且成本低，同时可以让患者正确了解疼痛、提高治疗依从性，有助于缓解疼痛、改善功能和降低致残率。

2. 对肥胖的 OA 疼痛患者控制体重，包括饮食管理、调整生活方式等（推荐等级：强推荐；证据等级：A）。

超重和肥胖是膝关节 OA 公认的发病危险因素。例如，身体质量指数（BMI）每增加 $5kg/m^2$，膝关节 OA 的风险增加 35%。多部 OA 临床实践指南推荐体重管理作为髋、膝关节 OA 的核心治疗方案，尤其是欧洲抗风湿病联盟（EULAR）发布的 OA 疼痛管理指南和国际骨关节炎研究学会（OARSI）发布的 OA 非手术治疗指南均强推荐对肥胖的 OA 患者进行体重管理，以利于缓解疼痛和改善功能。

3. 运动治疗可以有效缓解 OA 疼痛，改善关节功能，包括有氧运动、肌力训练及关节活动训练等（推荐等级：强推荐；证据等级：A）。

EULAR 发布的 OA 疼痛管理指南和 OARSI 发布的 OA 非手术治疗指南均强推荐运动治疗用于管理 OA 疼痛。2019 年欧洲骨质疏松、骨关节炎及肌肉骨骼疾病临床与经济学会（ESCEO）发布的膝关节 OA 临床管理路径也推荐运动治疗为 OA 的核心干预措施。力量训练和有氧运动有利于缓解膝关节 OA 疼痛，建议运动频率为每周 3 次，持续 8 ～ 11 周或 12 ～ 15 周。

4. 物理治疗可有效缓解膝关节 OA 疼痛症状，包括脉冲超声疗法和干扰电流电刺激疗法等（推荐等级：强推荐；证据等级：B）。

2014 年一项发表在 OARSI 官方期刊的网状 Meta 分析结果显示，脉冲超声疗法可有效缓解膝关节 OA 患者疼痛症状并显著改善膝关节功能，且任何一种超声疗法均无明显副作用。2019 年 OARSI 的 OA 非手术治疗指南已开始条件性推荐超声疗法治疗 OA。2014 年英国国家卫生与临床优化研究所（NICE）的 OA 指南推荐经皮电刺激疗法作为核心治疗手段的补充疗法用于缓解 OA 疼痛。2015 年另一项发表在 OARSI 官方期刊的网状 Meta 分析进一步发现，多种经皮电刺激疗法中干扰电流电刺激疗法对缓解膝关节 OA 疼痛症状效果最佳。

5. 外用 NSAIDs 可作为膝关节 OA 疼痛的首选治疗药物，尤其适用于合并胃肠疾病、心血管疾病或身体虚弱的患者（推荐等级：强推荐；证据等级：B）。

与口服 NSAIDs 相比，外用 NSAIDs 治疗 OA 疼痛的有效性相近，而胃肠道不良事件显著降低，但也可能出现局部皮肤轻度不良反应。与安慰剂相比，外用 NSAIDs 缓解疼痛明显，功能改善更佳。尤其是长期使用时，与口服 NSAIDs 相比，外用 NSAIDs 可降低 36% 的心血管事件风险。由于其可靠的有效性和较高的安全性，2019 年 OARSI 发布的非手术治疗骨关节炎指南强烈推荐膝关节 OA 患者外用 NSAIDs，尤其适用于合并有胃肠道疾病和（或）心血管疾病及年老虚弱的患者。2019年美国风湿病学会（ACR）发布的指南强烈推荐膝关节OA患者外用NSAIDs，条件性推荐手OA患者外用NSAIDs。在外用药物剂型选择方面，外用软膏只有10%～20%的药物能透过皮肤进入体内，而经皮贴剂可以通过添加促渗剂的方式提高生物利用度，同时还具有更好的患者依从性。有研究显示口服双氯芬酸联合外用双氯芬酸并没有增加系统性不良事件的风险。《骨关节炎诊疗指南》（2018年版）建议外用NSAIDs优先于口服NSAIDs，疗效不佳，中重度疼痛可以外用联合口服NSAIDs。

6.OA疼痛症状持续存在或中重度疼痛患者可以口服NSAIDs，包括非选择性NSAIDs和选择性COX-2抑制剂，但需警惕胃肠道和心血管不良事件（推荐等级：强推荐；证据等级：B）。

有研究比较常规剂量的双氯芬酸、萘普生、布洛芬及罗非昔布、塞来昔布和依托考昔等治疗膝、髋关节OA时，发现口服双氯芬酸150mg/d和依托考昔60mg/d对疼痛缓解和功能改善的效果最佳；双氯芬酸150mg/d相比塞来昔布200mg/d、萘普生1000mg/d、布洛芬2400mg/d更有效，而与依托考昔60mg/d疗效相当。另外一项研究发现口服NSAIDs与阿片类药物的镇痛效果相当。2019年OARSI发布的非手术治疗OA指南有条件地推荐无合并症及有广泛性疼痛和（或）抑郁的膝关节、髋关节和多关节OA患者使用口服NSAIDs。但口服NSAIDs的胃肠道和心血管不良事件发生率较高，临床决策时应考虑个体化，充分评估风险与获益，并注意监测用药安全。胃肠道反应风险高的患者如需口服NSAIDs，建议使用选择性COX-2抑制剂或非选择性NSAIDs联合质子泵抑制剂。而心血管风险较高的患者及身体虚弱的患者，不建议将口服 NSAIDs 作为首选药物。

7. 不推荐阿片类药物（含曲马多）作为缓解 OA 患者疼痛的一线药物（推荐等级：不推荐；证据等级：B）。

在有效性方面，阿片类药物缓解疼痛和改善功能作用与安慰剂对照优越性有限。在安全性方面，口服阿片类药物（速效或缓释剂型）可能会增加胃肠道不良事件及中枢神经系统不良事件发生的风险。也有研究发现阿片类药物与 NSAIDs 药物缓解疼痛的效果无显著差异，但具有一定的成瘾性和不良反应。2019 年 OARSI 发布的非手术治疗骨关节炎指南强烈反对 OA 疼痛管理中应用口服或外用阿片类药物。最新的一项研究发现，在 50 岁及以上 OA 人群中，初期给予曲马多镇痛会增加患者的全因死亡率、心肌梗死及髋部骨折发生的风险。因此，不推荐将阿片类药物包括曲马多作为 OA 疼痛管理的一线药物。

8. 长期、慢性、顽固性全身广泛性疼痛或伴有抑郁的 OA 疼痛患者可以使用度洛西汀（推荐等级：弱推荐；证据等级：B）。

与塞来昔布、萘普生、布洛芬等治疗 OA 常用的 NSAIDs 药物相比，度洛西汀在改善 OA 患者骨关节炎指数（WOMAC）方面无显著性差异。在缓解膝关节 OA 疼痛及改善功能方面，度洛西汀组优于安慰剂组，但度洛西汀组的不良事件发生率更高。因此使用度洛西汀时应考虑安全性问题，主要用于特定患者即长期、慢性、顽固性疼痛或伴有抑郁的患者。

9. 重度疼痛或经治疗后疼痛无缓解甚至持续加重的 OA 患者，可以关节腔内注射糖皮质激素以短期缓解疼痛，但不宜多次注射（推荐等级：强推荐；证据等级：B）。

与注射安慰剂相比，关节腔注射糖皮质激素可以短期缓解疼痛、改善功能，但对中长期疼痛和功能改善无显著作用。2019

年 OARSI 的 OA 非手术治疗指南弱推荐使用关节腔注射糖皮质激素治疗膝关节 OA。一项随机对照试验证实，关节腔反复注射糖皮质激素可加速膝关节 OA 患者膝软骨量的丢失。另一项发表在 OARSI 官方期刊的真实世界研究进一步发现，关节腔注射糖皮质激素特别是反复注射可显著加速膝关节 OA 的影像学进展。因此建议同一关节不宜反复注射，注射间隔不应短于 4～6 个月。

10. 轻中度疼痛或经治疗无缓解甚至持续加重的 OA 患者，可以关节腔内注射透明质酸（推荐等级：强推荐；证据等级：B）。

目前对关节腔内注射透明质酸，不同 OA 指南的推荐方向和强度存在差异。如美国医师协会（AAOS）指南不推荐关节腔内注射透明质酸，2014 年 OARSI 指南认为推荐方向和强度不确定，但 2019 年更新的 OARSI 指南已变更为弱推荐，而 ACR 指南则弱反对。一项治疗膝关节 OA 的对比研究发现，关节腔内注射透明质酸镇痛效果优于关节腔注射生理盐水，功能改善优于关节腔注射激素或生理盐水，晨僵改善也优于关节腔注射生理盐水。还有研究发现，与注射生理盐水相比，关节腔内透明质酸注射可以改善 4～26 周疼痛及功能，未增加不良事件的发生率。关节腔内注射透明质酸在一定程度上会减少 NSAIDs 的使用剂量和副作用可能是一种有效的干预措施。另有学者认为关节腔注射透明质酸改善疼痛、功能和晨僵的效果不确定。与注射生理盐水相比，透明质酸并没有增加不良事件的风险，具有较高的安全性。在经济学评价方面，关节腔内注射透明质酸可延缓关节置换手术的时间，降低医疗费用。

11. 需要长期给药的 OA 慢性疼痛患者可以口服双醋瑞因镇

痛（推荐等级：强推荐；证据等级：C）。

双醋瑞因是白细胞介素 –1 抑制剂，通过抑制其产生和活性，以及后续的作用，抑制软骨降解，促进软骨合成并抑制滑膜炎症，能有效减轻 OA 疼痛，改善关节功能，还可能延缓 OA 病程进展。ESCEO 推荐双醋瑞因作为 OA 治疗的一线药物。有研究发现双醋瑞因从 2 周起改善 OA 症状，镇痛效果与 NSAIDs 相当。双醋瑞因具有心血管保护作用且无心血管事件风险，可以抑制白细胞介素 –1 的促动脉粥样硬化作用。

12. 不推荐氨基葡萄糖或硫酸软骨素用于 OA 患者镇痛（推荐等级：不推荐；证据等级：C）。

在治疗膝和髋关节 OA 的有效性方面，氨基葡萄糖对疼痛或功能缓解的效果并不比安慰剂好。但与安慰剂相比，氨基葡萄糖并没有增加不良事件的发生率。未见有硫酸软骨素治疗 OA 疼痛有效证据的文献发表。

13. 可以合理应用针灸和中药等干预控制 OA 疼痛（推荐等级：弱推荐；证据等级：D）。

在 OA 疼痛管理中，针灸的有效性尚存争议。有研究证实针灸仅仅可以短期缓解膝关节 OA 疼痛，在缓解髋关节 OA 疼痛方面效果不明显。当然，也应该注意到针灸治疗具有很好的安全性。现有关于中药在 OA 疼痛管理中的研究证据有限。尽管有原始研究报道其有效性，但由于受干预措施异质性、研究设计等因素的影响，目前尚无高质量的证据。

14. 因持续性疼痛或多关节疼痛而长期服药的 OA 患者，尤其是伴有心血管或胃肠道疾病时，需要监测治疗的有效性和患者的安全性（推荐等级：强推荐；证据等级：D）。

正在接受疼痛管理的 OA 患者，多因持续性疼痛需要长期服药，长期用药的安全性问题需要被关注。NICE 指南建议，对症状性 OA 患者，服药期间需要定期随访和监测患者的状态、功能和生活质量，尤其是那些持续性关节疼痛、多关节疼痛以及存在心血管或胃肠道合并症而持续规律用药的患者。我国《骨关节炎诊疗指南》（2018 年版）也指出，OA 患者需关注潜在内科疾病风险，用药 3 个月后根据病情应进行相应的化验和检查。

【出处】中华医学会骨科学分会关节外科学组.中国骨关节炎疼痛管理临床实践指南（2020 年版）[J].中华骨科杂志，2020，40（8）：8.

附录6

相关文献精选

经络美容法治疗黄褐斑及其对患者雌激素和孕激素的影响

毛忠南　王世彪　常亚霖　汪海燕　毛立亚　张晓凌　何天有

【摘要】目的：观察经络美容法与西药治疗黄褐斑的疗效差异，探讨经络美容法对雌激素（E_2）和孕激素（PRGE）的影响。方法：将300例黄褐斑患者按就诊顺序随机分为经络美容组和西药组，每组150例。经络美容组采用经络调整、辨证体针针刺治疗（穴取气海、血海、足三里、三阴交、肝俞、脾俞、肾俞等）和黄褐斑皮损局部围刺的方法；西药组口服维生素C、维生素E。共治疗3个月，观察两组患者临床疗效。另外随机抽取经络美容组30例黄褐斑患者，检测治疗前后E_2和PRGE水平。结果：经络美容组有效率为92.6%（126/136），优于西药组的67.0%（75/112）（$P<0.05$）；30例黄褐斑患者治疗后E_2水平下降（$P<0.01$），PRGE水平升高（$P<0.05$）。结论：经络美容法治疗黄褐斑疗效优于西药组，能够调整E_2和PRGE的水平。

【关键词】黄褐斑；经络美容法；针刺疗法；雌激素；孕激素类

黄褐斑是指发生于面部对称性的淡褐色或深褐色色素斑，古称"面尘""面黑䵟"，因好发于妊娠期女性的鼻、额、颧、口周和面颊等处，俗称妊娠斑、蝴蝶斑。有调查显示，我国乌鲁木齐地区黄褐斑患病率为9.7%，四川凉山地区黄褐斑患病率为13.6%，河南省焦作城区黄褐斑总患病率为5.94%，三者发病共同点为中青年女性占大多数。目前西医治疗主要有内服维生素 C、维生素 E 和外用脱色剂、化学剥脱术、激光等方法。中医治疗主要有中药辨证论治内服和中药面膜外敷；针灸治疗主要有针刺疗法、耳穴疗法、综合疗法和背部刺络拔罐、埋线、埋针等。本研究旨在观察经络美容法与单纯西药治疗黄褐斑的疗效差异，以及经络美容法对雌激素（E_2）和孕激素（PRGE）的影响，探讨其治疗黄褐斑的可能机制。现将研究结果报告如下。

1 临床资料

1.1 一般资料

全部 300 例均来自 2009 年 1 月至 2011 年 9 月甘肃省酒泉市中医院针灸科经络美容门诊和甘肃中医学院附属医院针灸科门诊就诊患者，均为女性，经皮肤科明确诊断为黄褐斑，按照初诊顺序以随机数字表法分为经络美容组和西药组，每组 150 例。治疗前后对所有入组黄褐斑患者进行黄褐斑评分；另外随机抽取经络美容组 30 例黄褐斑患者，检测治疗前后雌激素（E_2）和孕激素（PRGE）水平，同时检测 30 例健康女性志愿者的 E_2 和 PRGE（均以月经第 3 天为准）。研究过程中因没有完全遵守试验要求，经络美容组脱失 14 例，西药组脱失 38 例，作为剔除数据未列入统计结果，最终列入统计的患者共计 248 例，其中经络美容组 136 例，西药组 112 例。两组患者年龄、病程及黄褐斑评分等一般临床资料比较，差异无统计学意义（均 $P > 0.05$），具有可比性，详见附表 1。黄褐斑患者治疗前与健康体检者的 E_2 和 PRGE 比较，黄褐斑患者 E_2 较健康志愿者高，PRGE 较健康志愿者低，差异有统计学意义（$P < 0.05$，$P < 0.01$），详见附表 2。

附表 1　两组黄褐斑患者一般资料比较

| 组别 | 例数 | 年龄（岁） | | | 病程（年） | | | 黄褐斑评分 $(\bar{x}\pm s)$ |
		最小	最大	平均 $(\bar{x}\pm s)$	最短	最长	平均 $(\bar{x}\pm s)$	
经络美容组	136	20	44	31.5±4.7	0.5	13	8.3±2.1	1.78±0.25
西药组	112	23	42	32.6±4.5	1	12	8.0±3.6	1.69±0.32

附表 2　黄褐斑患者与健康志愿者 E_2 和 PRGE 水平比较（$\bar{x}\pm s$）

人群	例数	E_2（pg/mL）	PRGE（ng/mL）
黄褐斑患者	30	154.61±19.90 [1]	8.83±1.33 [2]
健康志愿者	30	135.44±16.98	12.43±2.16

注：与健康志愿者 E_2 比较，F＝0.59，[1] $P<0.01$；与健康志愿者 PRGE 比较，F＝7.57，[2] $P<0.05$。

1.2　诊断标准

参考中国中西医结合学会皮肤性病专业委员会色素病学组《黄褐斑的临床诊断和疗效标准》（2003 年修订稿）拟定：面部淡褐色至深褐色、界限清楚的斑片，通常对称性分布；无炎性反应表现及鳞屑；无明显自觉症状；女性主要发生在青春期后；病情可有季节性，常夏重冬轻；排除其他疾病引起的色素沉着。

1.3　辨证分型

参考新世纪第 2 版全国高等中医药院校规划教材《中医外科学》拟定。①肝郁气滞型：色斑以面颊部为主，兼有情志抑郁，胸胁胀满或少寐多梦，面部烘热，月经不调，舌润夹有瘀斑、苔薄或黄，脉多弦细；②脾虚湿盛型：色斑以颧、唇部为主，兼有肢体困倦，纳谷不香，白带多，经期错后，舌多淡润或有齿痕，脉多濡或软；③肝肾不足型：色斑褐黑，边界明显，面色晦暗不泽，兼有头晕目眩，腰膝酸软，舌红、少苔，脉细或数。

1.4　纳入及排除标准

①符合以上诊断标准；②年龄 20 ～ 45 岁的女性患者；③黄褐斑评分在 1 ～ 3 分；④自愿接受治疗观察，同时签署知情同意书者；⑤检测 E_2 和 PRGE 的黄褐斑患者近 6 个月未服用任何影响内分泌的药物；⑥健康志愿者明确检查面部无黄褐斑，同时无其他疾病。排除已绝经、妊娠、高血压、糖尿病、肺心病、肝炎、系统性红斑狼疮、贫血、肿瘤、尿毒症及光敏性皮肤病患者；排除治疗过程中内服或者外擦其他祛斑药物者。

1.5　终止标准

①治疗期间出现妊娠或者晕针者；②出现其他严重不良反应者；③不依从设计方案规定者；④患者提出退出试验；⑤不按时复诊或者失访者，无法判断疗效或资料不全等影响疗效或安全性评价者。

2　治疗方法

2.1　经络美容组

按照以下顺序进行治疗：①经络调整。取穴：百会、大椎、风池、肺俞、肝俞、脾俞、肾俞、手三里、足三里、三阴交、关元。医者左手持乙醇棉球消毒经穴局部皮肤，右手拇指、示指持一次性 20mL 注射器针头，针尖对准穴位，借助腕部转动力量，挑刺皮肤表面（即经络皮部），不要求刺进皮内，不划破皮肤，不出血，挑拨时有震动的声音，从上向下，对称进行，每穴挑治两下。②体针辨证施治。取穴：主穴取气海、血海、足三里、三阴交、肝俞、脾俞、肾俞。随证加减：肝郁气滞加太冲，脾虚湿盛加阴陵泉，肝肾不足加照海。操作：患者先俯卧位，背俞穴（肝俞、脾俞、肾俞）常规消毒后，采用 0.35mm×40mm 一次性毫针，直刺 1.5cm，行捻转补法 1 分钟，不留针。然后让患者仰卧位，气海直刺 1.0cm，行呼吸补法，即嘱患者鼻子吸气，口中呼气，在呼气时进针，得气后在吸气时将针拔出为补法；血海、足三里直刺 3.0cm，三阴交直刺 2.0cm，均行捻转补法；太冲行捻转泻法、照海行捻转补法，留针 25 分钟。③黄褐斑皮损处常规消毒后，采用 0.18mm×10mm 一次性美容针，视皮损大小从皮损外围向中心横刺 5～10 针不等（针间距约为 5mm），留针 25 分钟。以上治疗前 7 日每日 1 次，以后隔日 1 次，1 个月后每周 2 次。

2.2　西药组

口服维生素 C 0.2g，每日 3 次；口服维生素 E 0.1g，每日 3 次。

两组患者均 3 个月为一疗程，疗程结束后，再次进行黄褐斑评分统计疗效，同时复查入组时随机检测的经络美容组 30 例黄褐斑患者的 E_2 和 PRGE。

3　疗效观察

3.1　观察指标

①黄褐斑评分：根据《黄褐斑的临床诊断和疗效标准》（2003 年修订稿）对患者的病情进行评分。无皮损为 0 分；皮损面积小于 $2cm^2$，色素程度轻，呈淡褐色为 1 分；皮损面积为 $2～4cm^2$，色素程度中等，呈明显褐色为 2 分；皮损面积大于 $4cm^2$，色素程度重，呈深褐色为 3 分。②雌激素和孕激素水平检

测：所有检测者均在月经第 3 天，上午 8：00 ～ 10：00 抽取空腹静脉血 7 ～ 8mL，分离血清，在超低温下保存送酒泉市医院临床检验中心检测 E_2、PRGE。检测仪器：ACCESS 2 化学发光仪。采用化学发光法，检测操作按照说明书进行。

3.2 疗效评定标准

参考《黄褐斑的临床诊断和疗效标准》（2003 年修订稿）评定疗效。基本治愈：肉眼视色斑面积消退 >90%，颜色基本消失，评分下降指数 >0.8；显效：肉眼视色斑面积消退 ≥ 60%，<90%，颜色明显变淡，评分下降指数 >0.5；好转：肉眼视色斑面积消退 ≥ 30%，<60%，颜色变浅，评分下降指数 >0.3；无效：肉眼视色斑面积消退 <30%，颜色变化不明显，评分下降指数 ≤ 0.3。评分下降指数 =（治疗前总积分 − 治疗后总积分）÷ 治疗前总积分。

3.3 统计学处理

所有数据采用 SPSS 11.5 统计软件进行统计学处理。计量资料采用均数 ± 标准差（$\bar{x} \pm s$）形式表示，采用方差分析，两组患者临床疗效比较采用卡方检验，$P<0.05$ 为差异有统计学意义。

3.4 治疗结果

试验过程中共有 52 例脱落，其中因为未能坚持按照方案治疗，经络美容组脱落 8 例，西药组脱落 27 例；因为资料不全经络美容组脱落 5 例，西药组脱落 11 例；经络美容组 1 例因为意外妊娠脱落。故共计统计患者 248 例，其中经络美容组 136 例，西药组 112 例。

（1）两组患者临床疗效比较（见附表 3）。

附表3　两组黄褐斑患者临床疗效比较　　　　　　　例

组别	例数	基本治愈	显效	好转	无效	有效率（%）
经络美容组	136	39	45	42	10	92.6[1)]
西药组	112	7	45	23	37	67.0

注：与西药组比较，$\chi^2 = 40.39$，[1)]$P<0.05$。

由表3可见，治疗后经络美容组有效率为92.6%，与西药组有效率67.0%比较，差异有统计意义（$P<0.05$），说明经络美容组疗效优于西药组。

（2）30例经络美容组患者治疗前后雌激素、孕素平比较（见附表4）。

附表4　30例经络美容组黄褐斑患者治疗前后雌激素、
孕激素水平比较（$\bar{x} \pm s$）

指标	例数	治疗前	治疗后
E_2（pg/mL）	30	154.61 ± 19.90	145.18 ± 12.76 [1)]
PRGE（ng/mL）	30	8.83 ± 1.33	9.47 ± 0.70 [2)]

注：与治疗前比较，$F=4.83$，[1)]$P<0.01$；$F=10.88$，[2)]$P<0.05$。

由表4可见，30例经络美容组患者治疗前后激素水平比较，E_2较前降低（$P<0.01$），PRGE较前升高（$P<0.05$），说明针刺可以调整黄褐斑患者E_2、PRGE的水平。

4. 典型病例

患者，女，32岁。初诊日期：2010年3月28日。主诉：双侧面颊黄褐斑2年。病史：2年前不明原因双侧面颊部出现深褐色斑块，在当地三甲医院皮肤科就诊，确诊为"黄褐斑"，给予维生素C、维生素E口服（具体剂量不详），疗效不明显，建议脱色剂治疗。因为担心不良反应前来我院求治。既往月经不规律（提前或错后）、量少，血色深暗，偶有血块。3年前曾口服避孕药物（具体药名不明）。刻诊：面色青暗，双侧面颊黄褐斑（见附图1-A），黄褐斑评分3分，睡眠、二便正常；舌淡白、苔略腻，脉弦细。2010年4月3日检测 E_2 163.39pg/mL，PRGE 8.12ng/mL。4月6日开始运用经络美容法治疗，穴取气海、血海、足三里、三阴交、肝俞、脾俞、肾俞、太冲，并行经络调整及黄褐斑皮损处横刺。4月29日，月经来潮，量较前明显增多，无血块，面部青暗减轻，透出亮色，黄褐斑评分仍为3分。5月30日、7月1日，两次月经量均正常，无血块，黄褐斑评分分别为2分和0分。7月4日继续治疗1个疗程，黄褐斑消失（见附图1-B）停诊。2010年8月2日检测 E_2 140.27pg/mL，PRGE 9.67ng/mL。2011年7月随访月经规律，黄褐斑未复发。

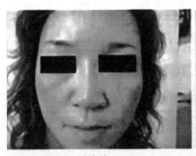 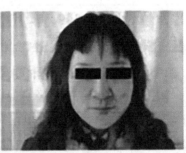

A治疗前 B治疗后

附图1 黄褐斑患者治疗前后对比

5.讨论

黄褐斑与肝、脾、肾三脏关系密切：①肝气郁滞，血瘀于面；②脾虚不能生化精微，气血两亏，肌肤失养；③肾水亏而不能制火，虚热内蕴，郁结不散，阻于皮肤。脏腑失调，污浊之气上蒸于面，瘀滞而成斑。妇女有经、带、胎、产的变化，这些变化都会产生共同的病理产物"瘀"，因此中医有"无瘀不成斑"之说。总之，黄褐斑以虚为主，瘀在血络，气血不畅，其病在内，发于肌肤。

西医学对黄褐斑发病机制认识目前尚不十分清楚。冯安吉等认为内分泌失调、遗传因素、紫外线照射是发病的主要原因。漆军等认为黄褐斑发病机制牵涉天然的及合成的雌激素、孕激素。林新瑜等报告提示女性黄褐斑发病与下丘脑－垂体－性腺轴（HPA 轴）紊乱有关。姚春海等认为雌激素可刺激黑色素细胞分泌黑色素颗粒，孕激素能促使黑色素体的转运和扩散，二者水平的异常是造成黄褐斑的主要原因。笔者在研究中也检测了部分黄褐斑患者（30 例）和健康志愿者（30 例）的雌激素和孕激素（见表 2），结果显示黄褐斑患者 E_2 相对较高，这与牟韵竹等的报道结论基本相同；PRGE 相对较低，却与牟韵竹等的报道结论有一定差异。

黄褐斑的治疗，西医除了一般措施如避免日晒，停用可能会导致黄褐斑的药物外，治疗主要有脱色剂、化学剥脱术、激光等多种外用方法和维生素 C、维生素 E 口服两大类。外用法虽然起效迅速，但是存在剂量不易控制和容易反弹等缺点。口服维生素 C、维生素 E 能很好地调节患者体内氧化与抗氧化平衡，抑制酪氨酸酶活性，减少黑色素的形成，从而起到消除和减轻黄褐斑的作用，但是起效较慢。

中医学认为人本身就是一个整体，"经络相贯，如环无端"，在人体"无所不在，无所不通，无所不调"，具有感应传导及调节机能平衡的作用。现代大多数专家认为经络是生物电传导轨迹，体表（即经络皮部）是探测和干预生物电的最便捷的位置。李定忠等认为人体患病后，在督脉、膀胱经等处出现病理性经络环，通过经络调整可打破病理性经络环，重新建立生理性经络环，恢复机体内稳态，抑制黑色素细胞增生，加速黑色素颗粒降解，缩短皮肤新陈代谢时间。本课题组在借鉴李氏方法基础上，体针辨证施治，色斑局部美容针围刺，形成经络美容法。黄褐斑病位在表，经络调整通过刺激经络皮部可打破病理性经络环，重新建立生理性经络环；"肝肾同源"，肝藏血，肾为先天之本；脾胃为后天之本，气血生化之源；"冲为血海""为十二经之海"，能调节十二经的气血；"任脉为阴脉之海"主一身之阴血，冲任二脉起于胞宫，同属"肾－天癸－冲任－胞宫生殖轴"。故取气海统领全身之气，血海调血气、理血室，气行则血行瘀散；足三里补益后天；三阴交沟通足三阴经；肝俞、太冲疏肝解郁；脾俞、阴陵泉健脾除湿；肝俞、肾俞、照海补益肝肾；配合局部取穴，调整脏腑功能、疏通经络、调养气血，改善面部血液循环，促进皮肤新陈代谢，祛瘀生新，肤色光亮润泽。现代实验研究证明，针刺气海、肾俞、三阴交等穴位对下丘脑－垂体－性腺轴的激素分泌功能紊乱有良性调整作用。本课题观察结果与其相同，说明经络美容法能够使相对较高的 E_2 降低，相对较低的PRGE升高，是治疗黄褐斑的有效方法之一。

【出处】毛忠南，王世彪，常亚霖，等．经络美容法治疗黄褐斑及其对患者雌激素和孕激素的影响［J］．中国针灸，2012，32（009）：789-793．

针刺治疗妊娠剧吐疗效观察

毛忠南　梁春娥

【摘要】目的：寻找治疗妊娠剧吐的较佳方法。方法：将90例妊娠剧吐患者随机分为针刺组、西药组、中药组，每组30例。各组均进行补充水、电解质基础治疗，针刺组穴取大杼、上巨虚、内关、公孙等，予针刺治疗；西药组口服鲁米那30mg，每日3次；中药组依辨证分型，随证加减采用汤药治疗。观察各组患者临床疗效、酮体、二氧化碳结合力（CO_2–CP）及电解质紊乱情况。结果：治疗7天后，针刺组治疗总有效率为96.7%，优于西药组的46.7%、中药组的60.0%（均$P<0.01$）。针刺组酮体情况较治疗前明显改善（$P<0.05$），且优于西药组（$P<0.05$）；各组患者均随着病情的好转，CO_2–CP、电解质紊乱情况也有好转趋势。结论：针刺治疗妊娠剧吐起效迅速，疗效显著，无不良反应发生。

【关键词】针刺疗法；妊娠剧吐；随机对照试验

妊娠剧吐是妊娠妇女所特有的一种疾病，少数孕妇因早孕反应严重，恶心、呕吐频繁，不能正常进食，以致发生体液失衡及新陈代谢障碍，甚至危及孕妇生命，称为妊娠剧吐。因本病诊断较容易，治疗多采用传统的支持疗法，无特异性。为寻找治疗妊娠剧吐的较佳方法，我院于2001年1月至2008年12月共治疗90例妊娠剧吐患者，现报告如下。

1　临床资料

1.1　一般资料

90例均为酒泉市中医院妇产科门诊或者住院患者，经妇产科明确诊断为妊娠剧吐，采用随机数字表法进行随机分组，分为针刺组、西药组和中药组，每组30例。各组患者年龄、孕周、发病时间、24小时呕吐次数、酮体等一般资料比较，差异均无统计学意义（均 $P>0.05$），具有可比性，详见附表5。

1.2 诊断标准

诊断标准参考高等医学院校《妇产科学》第7版拟定。绒毛膜促性腺激素（HCG）（+），B超确认宫内妊娠，伴频繁呕吐，不能进食，水、电解质紊乱，排除葡萄胎引起的剧吐及合并其他疾病引起的上述反应。

1.3 辨证分型

参考高等中医学院规划教材《针灸治疗学》第2版。①脾胃虚弱型：孕后频繁恶心呕吐，不能进食，呕吐痰涎或清水，体倦乏力，神疲嗜睡，舌质淡、苔薄白，脉滑无力；②肝胃不和型：孕后恶心呕吐剧烈，不能进食，呕吐酸水或苦水，精神紧张或抑郁不舒，心烦口苦，胸胁胀痛，舌质红、苔薄黄，脉弦滑；③痰湿阻滞型：孕后频繁恶心呕吐，不能进食，闻食即吐，呕吐痰涎或黏液，脘腹胀满，舌胖大而淡、苔白腻，脉濡滑；④气阴两虚型：孕后呕吐剧烈，不能进食，干呕或呕出黏液、胆汁或咖啡样物质，神疲乏力，形体消瘦，目眶下陷，口干咽燥，尿少便干，舌质红、苔薄黄而干或花剥，脉细数无力。

附表5 各组妊娠剧吐患者一般资料比较

组别	例数	年龄（岁）			孕周（周）			发病时间（天）			24小时呕吐次数			孕次（例）		二氧化碳结合力（例）		电解质（例）		酮体
		最小	最大	平均 ($\bar{x}\pm s$)	最短	最长	平均 ($\bar{x}\pm s$)	最短	最长	平均 ($\bar{x}\pm s$)	最少	最多	平均 ($\bar{x}\pm s$)	初孕	经孕	正常	降低	正常	紊乱	
针刺组	30	21	36	28.23±4.73	6	12	8.30±1.60	3	30	5.14±0.93	10	41	18.20±8.54	19	11	23	7	22	8	1.77±0.82

组别	例数	年龄（岁）			孕周（周）			发病时间（天）			24小时呕吐次数			孕次（例）		二氧化碳结合力（例）		电解质（例）		酮体
		最小	最大	平均（$\bar{x}\pm s$）	最短	最长	平均（$\bar{x}\pm s$）	最短	最长	平均（$\bar{x}\pm s$）	最少	最多	平均（$\bar{x}\pm s$）	初孕	经孕	正常	降低	正常	素乱	
西药组	30	20	36	28.63± 4.86	6	12	8.33± 1.58	3	33	5.08± 0.92	10	35	17.57± 7.06	17	13	20	10	18	12	1.80± 0.81
中药组	30	22	35	28.87± 4.59	6	12	8.57± 1.66	3	25	2.93± 0.53	5	40	17.27± 8.50	20	10	22	8	20	10	1.63± 0.77

注：酮体项目中 1 代表 – ～ ±，2 代表 + ～ ++，3 代表 >++；下表同。

1.4　纳入及排除标准

20 ～ 36 岁的育龄女性，符合以上诊断标准且自愿接受治疗者；排除年龄小于 20 岁、大于 36 岁者，非妊娠期间的呕吐，妊娠期间因为葡萄胎引起的剧吐及合并其他疾病引起的呕吐者。

2　治疗方法

各组均进行补充水、电解质基础治疗。禁食 2 ～ 3 天，根据电解质、二氧化碳结合力结果，每日静脉注射 10% 葡萄糖注射液、5% 葡萄糖氯化钠注射液及复方氨基酸共 3000mL 左右，输液中加入氯化钾 3.0 ～ 4.0g、维生素 C 3.0g 及维生素 B_6 0.2g；同时肌内注射维生素 B_1 100mg，每日 1 次。对合并代谢性酸中毒者，根据二氧化碳结合力值，静脉补充 5 ％ 碳酸氢钠溶液。能进食后，适当减少补液量直到恢复正常饮食。

2.1　针刺组

在补充水、电解质基础上应用针刺治疗。取穴：主穴取大杼、上巨虚、内关、公孙、中脘、足三里；随证加减：脾胃虚弱加脾俞、胃俞，肝胃不和加肝俞、胃俞、太冲，痰湿阻滞加丰隆、阴陵泉，气阴两虚加照海。操作：患者先俯卧位或坐位，局部常规消毒后，采用 0.35mm×40mm 一次性毫针，大杼直刺约 1.5cm，行捻转泻法，不留针，穴位拔罐约 5 分钟，局部皮下轻微瘀血为度；其余背俞穴（脾俞、胃俞、肝俞）直刺约 1.5cm，采用捻转补法，不留针。然后令患者仰卧，上巨虚直刺约 3.0cm，行捻转泻法，不留针，穴位拔罐约 5 分钟，局部皮下轻微瘀血为度；内关、公孙、太冲、照海针尖向四肢近端浅刺，足三里、丰隆、阴陵泉及中脘等腹部腧穴直刺 3.0cm 左右，用捻转补法，慎用提插法，留针 25 分钟。每日针刺 2 次。

2.2　西药组

在补充水、电解质基础上，口服鲁米那 30mg，每日 3 次。

2.3　中药组

在补充水、电解质基础上，根据辨证分型分别选用中药治疗。脾胃虚弱型：党参、白术、茯苓各 15g，陈皮、紫苏梗各 10g，砂仁（后下）、炙甘草各 6g，生姜 3 片；肝胃不和型：紫苏叶、黄连、陈皮、竹茹各 10g，白术、茯苓、白芍各 15g，砂仁（后下）6g；痰湿阻滞型：陈皮、制半夏、藿香、佩兰各 10g，白术、茯苓、薏苡仁、扁豆各 15g，炙甘草 6g，生姜 3g；气阴两虚型：太子参、生地黄、麦冬、白术、沙参、茯苓、芦根各 15g，五味子、陈皮各 10g，砂仁（后下）6g，生姜 3 片。均每日 1 剂，水煎取汁 300mL，3 次服完；恶心严重者少量频服。

以上各组均 7 天为一疗程，均治疗 1 个疗程。各组在治疗过程中均未做特殊心理暗示治疗，未做特殊饮食安排。

3　疗效观察

3.1　观察指标

分别在治疗的第 4 天和疗程结束后的第 1 天早晨复查血生

化、尿酮体，并观察初诊前 24 小时呕吐次数与治疗第 4 天、治疗结束后第 1 天 24 小时（前 1 日 14：00 至当日 14：00），呕吐次数的变化。

3.2　疗效评定标准

痊愈：恶心、呕吐停止，食欲恢复正常；显效：恶心、呕吐发作减少 50% 以上，食欲增加；有效：恶心、呕吐发作减少 25%～50%，食欲稍好转；无效：仍频繁呕吐，发作次数减少小于 25%，食欲无改变。

3.3　统计学处理

采用 SPSS 11.5 软件对数据进行分析处理，同组间在不同时间和同一时间不同组之间的差异比较均运用单因素方差分析法，疗效比较运用四格表卡方检验。

3.4　治疗结果

（1）各组患者治疗前后酮体情况比较见附表 6。

（2）各组患者治疗前后二氧化碳结合力（CO_2–CP）、电解质紊乱情况比较见附表 7。

附表 6　各组妊娠剧吐患者治疗前后酮体情况比较（$\bar{x} \pm s$）

组别	例数	治疗前	治疗第 4 天	治疗 7 天后
针刺组	30	1.77±0.82	1.67±0.71	1.20±0.41
西药组	30	1.80±0.81	1.80±0.81	1.60±0.72
中药组	30	1.63±0.77	1.60±0.72	1.53±0.68

注：与同组治疗前比较，$P<0.05$；与同组治疗第 4 天比较，$P>0.05$；与西药组比较，$P<0.05$。

附表 7　各组妊娠剧吐患者治疗前后 CO_2-CP 下降与
电解质紊乱情况比较　　　　例

组别	例数	CO_2-CP 下降			电解质紊乱		
		治疗前	治疗第4天	治疗7天后	治疗前	治疗第4天	治疗7天后
针刺组	30	7	3	1	8	4	1
西药组	30	10	7	3	12	8	4
中药组	30	8	6	3	10	6	4

从表 3 可知，随着病情的好转，患者的 CO_2-CP 及电解质紊乱情况也好转，但因为各组治疗方案均进行补充水、电解质的基础治疗，故上述观察指标只用来检测病情变化，并未作为疗效标准。

（3）各组患者临床疗效比较见附表 8、附表 9。

附表 8　各组妊娠剧吐患者治疗第 4 天临床疗效比较　例（%）

组别	例数	痊愈	显效	有效	无效	总有效率（%）
针刺组	30	12（40.0）	8（26.7）	9（30.0）	1（3.3）	96.7
西药组	30	2（6.7）	3（10.0）	7（23.3）	18（60.0）	40.0
中药组	30	3（10.0）	1（3.3）	8（26.7）	18（60.0）	40.0

附表 9　各组妊娠剧吐患者治疗 7 天后临床疗效比较　例（%）

组别	例数	痊愈	显效	有效	无效	总有效率（%）
针刺组	30	27（90.0）	2（6.7）	0（0）	1（3.3）	96.7
西药组	30	4（13.3）	6（20.0）	4（13.3）	16（53.3）	46.7
中药组	30	3（10.0）	10（33.3）	5（16.7）	12（40.0）	60.0

由表4、表5可知，第4天针刺组疗效优于西药组（χ^2=75.287，$P<0.01$），亦优于中药组（χ^2=75.287，$P<0.01$）；西药组与中药组总疗效相同。治疗7天后针刺组疗效优于西药组（χ^2=62.004，$P<0.01$），亦优于中药组（χ^2=40.557，$P<0.01$）；西药组与中药组无差异（χ^2=3.397，$P>0.05$）。

4　讨论

中医学称妊娠剧吐为"妊娠恶阻""阻病""子病"，最早见于《诸病源候论》，主要机制为冲气上逆，胃失和降。冲主血海，任主胞胎，冲任隶属阳明，盖因受孕之后，经血不泻，阴血下聚以养胎，冲气偏盛，易循气街沿阳明胃经上逆犯胃。西医学认为妊娠剧吐的病因多与血绒毛膜促性腺激素水平升高有关。也有报道认为妊娠剧吐的病因，除与孕妇体内的绒毛膜促性腺激素水平增高有关外，亦可能与体液代谢紊乱、维生素缺乏，以及患者神经系统功能不稳定、精神紧张等有关。临床观察到有些神经系统功能不稳定、精神紧张的孕妇，妊娠剧吐多见，说明本病可能主要与孕妇大脑皮层及皮层下中枢功能失调，致使下丘脑自主神经系统功能紊乱有关。有研究发现，大多数妊娠剧吐患者都存在低钾血症，肾功能正常时大量补钾，不会引起不良后果，且可尽快纠正低血钾状态，逆转由于低钾导致的呕吐加重，从而可以阻止这一恶性循环的进展。本课题组以补充水、电解质为基础治疗方案。西药组在上述治疗基础上口服鲁米那镇静止吐，以待妊娠反应自然消失，不能较快改善症状，恢复食欲。中医根据本病主要病机，以调气和中、降逆止吐为治则，辨证分型用药，有一定疗效。但因孕妇闻味则呕，进食即吐，所以孕妇往往难以接受口服药物治疗，使药物不能充分发挥作用，影响治疗效果。笔者临床发现针灸治疗本病见效快且无不良反应，针刺组在第4天、第8天的临床疗效均优于西药组和中药组（均$P<0.01$）。针灸处方中，取大杼、上巨虚、内关、公孙、中脘、足三里为主穴，以降逆和冲、和胃止呕。《灵枢·海论》曰："人有髓海，有血海，有气海，有水谷之海，凡此四者，以应四海也……胃者为水谷之海，其输上在气街，下在三里；冲脉者，为十二经之海，其输上在于大杼，下出于巨虚之上下廉。"意即冲脉为十二经之海，也称血海，其气血运行出入的腧穴，上在大杼，下在上、下巨虚。患者冲气偏盛上逆，故泻大杼、上巨虚，以降逆和冲。公孙为脾经之络穴，联络于胃，通于冲脉；内关为心包经之络穴、八脉交会穴，通阴维脉，具有沟通三焦、和内调外的作用；两者合用为八脉交会配穴法，既能健脾化湿、和胃降浊，又能调理冲任、平降冲逆。中脘为任脉之穴位、胃之募穴，为腑会，可通调腑气、和胃降逆；足三里为胃之下合穴，与中脘合用，既能健脾强胃、化生气血，又能平肝和胃、理气降逆。脾胃虚弱加脾俞、胃俞，和胃降浊、健脾止呕；肝胃不和加肝俞、胃俞、太冲，疏肝理气、平降冲逆；痰湿阻滞加丰隆、阴陵泉，健脾利湿、化饮降浊；照海为八脉交会穴，通阴跷脉，具有滋肾阴、补肾气之功效，故气阴两虚者加之。诸穴合用共奏调气和中、健脾和胃、降逆止吐之效，从而使患者症状迅速得到缓解和消除。现代研究表明，针刺对大脑皮层的兴奋抑制过程及各种内脏功能活动的枢纽神经-内分泌系统具有快速双相良性调整作用；还有研究表明针刺可促进消化腺分泌和排泄，具有增强胃肠功能及保护胃黏膜作用。需要特别注意的是，在采用针刺治疗妊娠剧吐时，应严格掌握适应证，同时有妇产科医师严密监测孕妇及胎儿情况，避免晕针，以防止流产或发生更严重的情况。

【出处】毛忠南，梁春娥.针刺治疗妊娠剧吐疗效观察［J］.中国针灸，2009，29（12）：973-976.

针刺治疗顽固性妊娠剧吐 1 例

毛忠南

笔者 2007 年针刺治疗顽固性妊娠剧烈呕吐 1 例，疗效满意。现报告如下。

1　病例

患者，张某，女，32 岁。首诊时间：2007 年 12 月 1 日。

主诉：孕 6 月，呕不能食 2 月。

病史：患者既往月经规律。末次月经：2007 年 6 月 24 日，孕早期无腹痛及阴道流血，轻微晨起恶心，无呕吐及择食反应。孕 4 月后，开始出现严重的呕吐，不能进食，甚至饮水入口即吐，呕吐物夹胆汁，伴有咖啡色黏液。曾中药口服、灌肠均无明显效果。2007 年 10 月 10 日到酒泉市人民医院住院治疗。治疗方案：禁食水；补液、止吐、纠正酸碱平衡、电解质紊乱。10 天后可进食水出院。11 月 3 日病情再次发作，二次入院治疗，方案同前。治疗 7 天后无效，出院回家静养。计算每天所需，给予补液补充能量，维持电解质、酸碱平衡。11 月 28 日出现肝肾功能损害，尿酮体阳性；血色素降低。前来我院妇科要求终止妊娠。妇科医生推荐来我科治疗。体重从孕前 64kg 降至 52kg。

查体：体温 37.6，心率 102 次 / 分，血压 85/50mmHg。扶入诊室，步履蹒跚，极度消瘦，目眶下陷，结膜苍白，巩膜轻度黄染。皮肤灰暗枯槁，双手如枯树枝。应答对题，语声低微；心音低钝、率快。心肺余未见明显异常，肝脾未触及，下腹部隆起如孕 3 月。尿少，大便数日未行。舌质红、苔薄黄而干，脉细数无力。

实验室检查：肝功示丙氨酸氨基转移酶（ALT）45IU/L（↑）、

天冬氨酸氨基转移酶（AST）47IU/L（↑）、总胆红素（TBIL）18.3μmol/L、直接胆红素（DBIL）8.1μmol/L（↑）、总蛋白TP52g/L（↑）、白蛋白 ALB31g/L（↑）、球蛋白 GLB17g/L（↑）；肾功示尿酸（UA）427μmol/L（↑）、肌酐（Crea）103μmol/L（↑）；CO_2-CP 16%（↓）；尿常规示尿蛋白（-）、尿酮体（++）；血常规示白细胞计数 $6.4×10^9$/L、血红蛋白 82g/L（↓）。

辅助检查：B超示单胎，孕6月，宫内胎儿发育未见异常。心电图示窦性心动过速，大致正常心电图。

西医诊断：妊娠剧吐。

中医诊断：妊娠恶阻（冲气上逆、气阴两虚）。

治则：益气养阴，健脾和胃，降逆止吐。

选穴：主穴取大杼、上下巨虚、内关、公孙、中脘、三阴交、照海；配穴取肝俞、肾俞、脾俞、胃俞。

针刺手法：大杼、上下巨虚用泻法，余用补法。30分钟/次，2次/日。

治疗经过：治疗30分钟后，患者自感胃脘部有舒适感，干呕次数明显减少，晚上可进食少量米粥，约30分钟后呕出。治疗第2日，晚上可进食1小碗米粥，约50分钟后呕出少量。治疗达第5日，患者自诉仅晨起干呕，中午即可正常进食，日餐5～6顿。停用大杼、上下巨虚，改用足三里补法。治疗达第8日，无恶心呕吐，进食正常，停止治疗。2008年12月14日复查尿酮体（-）。2008年1月4日，患者再次就诊，自诉元旦劳累后呕吐复发，入水即吐。上方治疗2次无效，改为子午流注针法，于23时大杼、上下巨虚刺络拔罐，补内关、公孙、照海、中脘、足三里。3次后，恶心呕吐停止，进食正常，停止治疗。2008年3月31日，顺产一男婴，母婴健康。

2　讨论

妊娠剧吐是指妊娠后出现严重的恶心呕吐，不能进食，以致引起脱水及酸中毒，多在妊娠6～12周左右出现，妊娠3个月后状逐渐好转、消失。本例患者孕4月症状明显加重，且西药、中药均无疗效，临床实属罕见。中医学称本病为"妊娠恶阻""阻病""病儿"。息医学认为本病的发生与血中绒毛膜促性腺激素水平急剧上升及自主神经系统功能紊乱有关，故常见于神经系统功能不稳定或精神紧张型孕妇。目前西医治疗方案：禁食水；补液止吐、纠正酸碱平衡电解质紊乱。经过上述处理，病情无改善，并出现肝肾功能损害，尿酮体阳性，体温在38℃以上，心率超过120次/分钟，或眼底出血者，应考虑终止妊娠。中医学认为本病的发生主要原因是脾胃素虚，受孕经停后，经血不泻，冲脉之气较盛，冲气上逆，胃气失于和降而呕吐；或脾虚生痰，痰随冲气上逆而呕吐；或郁怒伤肝，肝失条达，孕后血聚养胎，肝血不足，肝失所养，因此肝气挟冲气上逆犯胃而呕吐。总病机为冲气犯胃。治疗常用健脾和胃、降逆止呕之法。该患者因长期呕吐，无法进食导致气阴两伤，治疗宜益气养阴、健脾和胃、降逆止呕。《灵枢·海论》云："人有髓海，有血海，有气海，有水谷之海，凡此四者，以应四海也……胃者为水谷之海，其输上在气街，下在三里；冲脉者，为十二经之海，其输上在于大杼，下在巨虚之上下廉……"意即冲脉者为十二经之海，也称血海，其气血运行出入的腧穴，上在大杼，下在上下巨虚。患者冲气上逆，故泻大杼、上下巨虚，以降逆和冲；内关是心包经之络穴，八脉交会穴，通阴维脉；公孙为脾经之络穴，八脉交会穴，通冲脉；中脘为任脉之穴位，胃之募穴，八会之腑会；照海为八脉交会穴，通阴跷脉；三阴交为足三阴经交会穴；足三里为胃之下合穴。阴维脉、阴跷脉主一身之阴液阴筋。诸穴合用益气养阴、健脾和胃降逆止呕而收效。第 5 日后冲气平复停用大杼、上下巨虚，改为足三里补法以补益水谷之海，气血生化有源，胎得血养而自安。二次复发，上方无效。改为子午流注针法，借气血之源头以调冲降逆、健脾和胃。同时嘱其以米粥少量食之，以养护胃气，共收疗效。

【出处】毛忠南.针刺治疗顽固性妊娠剧吐 1 例［J］.针灸临床杂志，2009，25（10）：19-20.

中药熏蒸联合针灸辅治类风湿关节炎临床观察

吴晓刚　秦莉玲　徐国栋

【摘要】目的：中药熏蒸联合针灸辅治类风湿性关节炎临床观察。方法：分析我院接受治疗的类风湿性关节炎患者 70 例，视其治疗方案的不同分为两组各 35 例，对照组给予常规治疗联合中医熏蒸，观察组给予常规治疗，中药熏蒸联合针灸。两组均连续治疗 2 个月，比较两组临床疗效、中医证候积分、血清炎症因子水平及不良反应。结果：治疗后，观察组总有效率高于对照组，差异有统计学意义（$P<0.05$）；观察组关节疼痛、关节压痛、关节肿胀及关节僵硬积分均低于对照组，差异有统计学意义（$P<0.05$）；观察组白细胞介素 –1（interleukin–1，IL-1）、白细胞介素 –6（interleukin–6，IL-6）、肿瘤坏死因子 –α（tumor necrosis factor–α，TNF–α）水平均低于对照组，差异有统计学意义（$P<0.05$）；观察组不良反应发生率与对照组比较差

异无统计学意义（P>0.05）。结论：中药熏蒸联合针灸辅治类风湿性关节炎可明显提高治疗效果，改善类风湿关节炎患者证候。

【关键词】类风湿关节炎；中药熏蒸；针灸；对照治疗观察

类风湿关节炎是一种慢性系统性疾病，是以手、足小关节等多关节侵袭性关节炎症，往往有关节外器官受累及血清类风湿因子阳性，导致功能丧失、关节畸形，对患者的生活造成严重影响。西医治疗类风湿关节炎以药物或激素抗炎、免疫抑制剂治疗为主，但具有一定不良反应。近年来，中医在类风湿关节炎治疗中取得了一定的效果，其中中药熏蒸治疗类风湿关节炎是外治疗法，但改善效果不太明显。而针灸可促进药物治疗效果，极大提高患者的生活质量。基于此，本研究探讨中药熏蒸联合针灸辅治类风湿性关节炎。具体如下。

1　临床资料

选择 2017 年 8 月至 2019 年 4 月我院治疗的类风湿关节炎患者 70 例，视其治疗方案的不同分为两组各 35 例。对照组中男性 26 例，女性 9 例，年龄 35～66 岁，平均年龄（41.32±5.31）岁；病程 1～15 年，平均病程（8.31±2.52）年。观察组中男性10 例，女性 25 例；年龄 25～60 岁，平均年龄（42.11±4.32）岁；病程 1～15 年，平均病程（8.52±2.26）年。两组一般资料比较差异无统计学意义（P>0.05），具有可比性。

诊断标准：西医诊断符合《类风湿关节炎病证结合诊疗指南》中相关标准。临床主要表现为晨僵，对称性的掌指、腕、肘、膝等关节的疼痛与压痛、肿胀、畸形，实验室检查血清 C-反应蛋白增高、活动期血沉增快，类风湿因子（RF）（+），X 线检查关节间隙狭窄或关节骨质穿凿样破坏或关节局部骨质疏松。中医辨证参照《中医病证诊断疗效标准》中湿热痹阻证。纳入标准：①临床资料完整；②年龄 ≥ 35 岁，病程 ≥ 1 年。排除标准：①合并严重心、脑、肺、肾等器官功能损伤者；②不能耐受针灸治疗者；③合并恶性肿瘤或其他重症疾病者。

2 治疗方法

两组均进行抗炎、抗风湿、免疫抑制剂、加强休息、关节制动等常规治疗。并采用中药熏蒸治疗。药用桑寄生、川乌、马钱子、独活、莪术、豨莶草、威灵仙、艾叶、五加皮、防风、防己、姜黄、天仙藤、桑枝各 30g，冰片、蜂房、红花各 10g。药置于纱布中，放入熏蒸箱煮沸，温度为 55℃，每日 1 次，每次熏蒸 20 分钟。观察组联用针灸治疗。取穴：主穴为关元、足三里、太溪、外关；配穴为肩关节取肩前、肩贞、肩髎；病变疼痛部位取阿是穴。使用 0.25mm×40mm 针灸针，以单手进针法，进针。以穴位调节针刺深度，每日 1 次。

两组疗程均为 2 个月。

3 观察指标与统计学方法

比较两组治疗前及治疗 2 个月时中医证候积分。中医证候积分分为关节肿胀、压痛、疼痛、僵硬 4 项，分别以重度、中度、轻度，计为 3 分、2 分、1 分。

分别于治疗前及治疗 2 个月后，采集两组入选者空腹静脉血 3mL，通过全自动生化分析仪（AU5800）检测炎症因子水平，包括 IL-1、IL-6、TNF-α。

观察两组入选者不良反应情况，包括食欲下降、乏力、头晕。

采用 SPSS 25.0 软件进行数据处理，以 $(\bar{x}\pm s)$ 表示计量资料，组间用独立样本 t 检验，组内用配对样本 t 检验，计数资料用百分比表示，采用 χ^2 检验，$P<0.05$ 为差异具有统计学意义。

4　疗效标准

临床控制：临床症状消失，受累关节肿痛消失，关节功能基本恢复，实验室检查结果基本正常，且停药后可维持 3 个月以上不复发，能正常工作；显效：临床主要症状基本消失或大部分消失，受累关节肿痛明显减轻，关节功能基本恢复，实验室检查明显改善，能基本工作；好转：临床主要症状减轻，受累关节肿痛减轻，关节功能有所恢复，实验室检查有所改善，能基本工作；无效：症状体征及实验室检查均无明显改善。

5　治疗结果

治疗结果如下。（附表 10 ～附表 13）

附表 10　两组类风湿关节炎临床疗效比较（例）

组别	例数	显效	有效	无效	总有效
对照组	35	12（34.29）	14（40.00）	9（25.71）	26（74.29）
观察组	35	16（45.71）	17（48.57）	2（5.71）	33（94.29）
χ^2					5.285
P					0.022

附表 11　两组类风湿关节炎患者治疗前后中医证候积分比较（$\bar{x} \pm s$，分）

时间	组别	例数	关节疼痛	关节压痛	关节肿胀	关节僵硬
治疗前	对照组	35	2.55± 0.31	2.43± 0.53	2.51± 0.33	2.61± 0.30
	观察组	35	2.43± 0.22	2.41± 0.41	2.50± 0.31	2.49± 0.42
	t 值		1.868	0.177	0.131	1.376
	P 值		0.066	0.860	0.896	0.174

续表

时间	组别	例数	关节疼痛	关节压痛	关节肿胀	关节僵硬
治疗后	对照组	35	1.52± 0.41*	1.32± 0.32*	1.16± 0.42*	1.74± 0.64*
	观察组	35	0.73± 0.21*	0.53± 0.23*	0.67± 0.31*	0.85± 0.52*
	t 值		10.146	11.860	5.553	6.385
	P 值		0.000	0.000	0.000	0.000

注：与同组治疗前对比，*$P<0.05$。

附表 12　两组类风湿性关节炎患者治疗前后
血清炎症因子水平比较（$\bar{x}\pm s$, pg/mL）

时间	组别	例数	IL-1	IL-6	TNF-α
治疗前	对照组	35	33.67±4.58	32.19±4.43	43.96±5.78
	观察组	35	34.02±4.73	31.67±4.56	44.25±5.61
	t 值		0.315	0.484	0.213
	P 值		0.754	0.630	0.832
治疗后	对照组	35	27.84±3.72*	28.42±3.54*	31.47±4.65*
	观察组	35	23.06±3.51*	24.13±3.27*	26.32±3.86*
	t 值		5.529	5.267	5.581
	P 值		0.000	0.000	0.000

注：IL-1：白细胞介素 -1；IL-6：白细胞介素 -6；TNF-α：肿瘤坏死因子 -α；与同组治疗前比较，*$P<0.05$。

附表13　两组类风湿关节炎患者不良反应
发生情况比较　　　　　　例（%）

组别	例数	食欲下降	乏力	头晕	总发生
对照组	35	2（5.71）	1（2.86）	1（2.86）	4（11.43）
观察组	35	1（2.86）	0（0.00）	1（2.86）	2（5.71）
χ^2					0.182
P					0.393

6　讨论

类风湿关节炎是以关节病变为主的慢性疾病，主要表现为小关节滑膜所致的关节肿痛，关节僵直、畸形、功能障碍，严重影响患者心理、生理及日常生活。本病多为一种反复发作性疾病，目前尚无根治该病的特效药，积极寻找合理有效的治疗方法，尽可能提高临床疗效对改善者生活质量具有重要意义。在中医学中，类风湿关节炎属"痹病"范畴，由风、寒、湿、热入侵筋脉，致使经络痹阻、关节屈伸不利、肌肉疼痛等。治疗应以除湿、祛风、疏通经络为主要方法。本研究采用中药熏蒸联合针灸治疗类风湿关节炎患者，结果显示观察组临床疗效高于对照组，且关节肿胀、关节压痛、关节疼痛及关节僵硬积分低于对照组，IL-1、IL-6、TNF-α 水平低于对照组，表明该治疗方式可提高临床治疗效果，改善其证候，降低炎症因子水平。分析其原因在于，中药熏蒸是通过药煎液，利用热气来蒸熏患处，将药力作用于机体的治疗方法。方中马钱子、防风、独活、桑寄生、威灵仙、川乌具有活血通络、除风祛湿、消炎抗菌、通络止痛等效果，可治疗风寒湿痹、腰膝酸软、风湿痹痛、屈伸不利等类风湿关节炎；姜黄、莪术、五加皮、豨莶草、桑枝具有祛风除湿、散寒止痛、清热解毒之效，用于治疗风寒湿痹、风湿骨痛；天仙藤、红花、蜂房具有行气化湿、活血止痛之效，可用于风湿痹痛；冰片具有通诸窍、散郁火、明目、消肿止痛之效；诸药合用共奏清热除湿、祛风散寒、活血通络之效。现代药理学认为，防风是一种药草，有镇痛、镇静作用，还能够抗炎症、抗过敏等；莪术挥发油能抑制多种致病菌的生长，水提液可促进微动脉血流恢复，抑制血小板聚集，明显促进局部微循环恢复；红花具有活血化瘀、散湿去肿的功效，有助于胸痹心痛、瘀滞腹痛、胸胁刺痛的疗效；全方合用可在一定程度上改善类风湿关节炎患者临床症状，但单纯使用该方式治疗难以达到理想治疗效果。针灸具有通络、温经、祛湿等作用；通过刺激穴位可疏通局部经络，而灸可扶正祛邪、温经散寒，达到祛风除湿、活血化瘀、温经通络之效。针灸联合中药熏蒸治疗可进一步增强治疗效果，改善患者病情。

综上所述，类风湿关节炎患者采用中药熏蒸联合针灸辅治可提高临床疗效，降低中医证候积分，减少炎症反应，促使患者获益。

【参考文献】

［1］田娟，龙丽，周彬，等.类风湿关节炎骨侵蚀研究进展［J］.实用医院临床志，2017，14（2）：133-137.

［2］胡晓敏，宗英，余珊珊，等.类风湿关节炎治疗药物的研发进展及趋势［J］.中国新药杂志，2017，26（1）：36-43.

［3］王燕，陈思思，李泽光.浅谈针药结合治疗类风湿关节炎的临床应用及作用机制［J］.针灸临床杂志，2019，35（6）：92-95.

［4］高翱.不同针灸疗法结合康复训练治疗中风后肩手综合征的临床观察［J］.中医药信息，2017，34（2）：86-89.

［5］巩勋，罗成贵.类风湿关节炎病证结合诊疗指南［J］.中医杂志，2018，59（20）：89-95.

［6］邓玲.中医病症诊断疗效标准［M］.北京：中国中医药出版社，2017：46-47.

［7］康平礼.蜂针配合中药外敷治疗类风湿关节炎的疗效及对C-反应蛋白和类风湿因子的影响［J］.广西医科大学学报，2017，34（9）：1338-1340.

［8］张月兰，张红梅，袁举，等.中药熏蒸联合超短波治疗膝关节骨性关节炎的疗效观察［J］.中华物理医学与康复杂志，2019，41（3）：216-218.

【出处】吴晓刚，秦莉玲，徐国栋.中药熏蒸联合针灸辅治类风湿关节炎临床观察［J］.中医临床研究，2020，12（28）：45-47.

针刀松解术治疗腰肌劳损124例

吴晓刚　潘茂才　徐国栋　梁　军　苏广升　王海东

基金资助：甘肃省民生科技项目（1209FCMA026）

【摘要】目的：探讨针刀松解术治疗腰肌劳损的临床疗效及安全性。方法：2013年1月至2014年12月，采用针刀松解术治疗腰肌劳损患者124例，男58例、女66例。年龄22～50岁，中位数35岁。病程1～7年，中位数3年。5天治疗1次，

3 次为 1 个疗程。治疗后观察患者腰椎功能恢复及不良反应发生等情况。结果：治疗 1 个疗程后，患者腰椎前屈、后伸、侧弯和旋转活动度（83.67°±5.51°，23.33°±2.08°，18.67°±3.06°，24.67°±2.89°）均较治疗前（65.33°±6.51°，16.00°±2.65°，13.33°±2.31°，13.67°±2.52°）增加，均未出现任何不良反应。采用《中医病证诊断疗效标准》中腰肌劳损疗效标准评定疗效，治愈 21 例、好转 78 例、无效 25 例。结论：针刀松解术治疗腰肌劳损，具有操作简单、效果明显、不良反应少、腰椎功能恢复良好等优点，值得临床推广应用。

【关键词】腰肌；累积性伤害；小针刀

腰肌劳损是指腰部肌肉及其附着点筋膜或骨膜的慢性损伤性炎症，临床较为常见，既是多种疾病的一个症状，又可作为独立疾病，属于中医学"腰痛""痹证"范畴。腰肌劳损常采用针灸、推拿、牵引、理疗、中药渍渍等非手术方法，疗效不一。2013年 1 月至 2014 年 12 月，我们采用针刀松解术治疗腰肌劳损患者124 例，并对其临床疗效及安全性进行了观察，现报告如下。

1 临床资料

本组 124 例，男 58 例、女 66 例。年龄 22～50 岁，中位数35 岁，均为甘肃省兰州市西固区人民医院的患者。病程 1～7年，中位数 3 年。均符合《中医病证诊断疗效标准》中腰肌劳损的诊断标准。排除合并严重心脑血管、肝、肾及内分泌系统疾病、脊柱结核等其他骨性疾病、继发性癫痫及妊娠期患者。

2 方法

患者取俯卧位，充分暴露腰臀部。术者拇指与并拢的四指分开约 90°，将虎口置于患者的肋弓下缘，拇指向内下按压触及一硬结，即 L3 横突尖部；或以两侧髂嵴最高点连线定位 L4 棘突。

于 L3 ～ L5 棘突旁开 2.5 ～ 3.5cm 处触及痛性结节及条索后用定点笔标记，局部常规消毒，采用朱汉章 4 号针刀四步进针法，由体表标记部位进针，保持刀口线与躯干纵轴平行、刀体与关节突骨面垂直，快速刺入皮下，直达腰椎关节突关节，纵行或横行切开 1 ～ 2 刀。同样方法分别于 L2 ～ L3、L3 ～ L4、L4 ～ L5 棘突间进针，刀下感到坚韧，且患者感觉酸痛，即为病变部位，先纵行切开 1 ～ 2 刀，再将针体倾斜与脊柱纵轴成 30°，沿棘突矢状面纵行切开 1 ～ 2 刀。5 天治疗 1 次，3 次为个疗程。

3　结果

治疗 1 个疗程后，患者腰椎前屈、后伸、侧弯和旋转活动度均较治疗前增加（附表 14）。均未出现任何不良反应。采用《中医病证诊断疗效标准》中腰肌劳损疗效标准评定疗效。治愈：腰痛症状消失，腰部活动自如；好转：腰痛症状减轻，腰部活动功能基本恢复；未愈：症状未改善。本组治愈 21 例，好转 78 例，无效 25 例。

附表 14　腰肌劳损患者针刀松解术治疗前后腰椎活动度

测量时间点	例数	前屈	后伸	侧弯	旋转
治疗前	124	65.33° ± 6.51°	16.00° ± 2.65°	13.33° ± 2.31°	13.67° ± 2.52°
治疗后	124	83.67° ± 5.51°	23.33° ± 2.08°	18.67° ± 3.06°	24.67° ± 2.89°

4　讨论

腰肌劳损是一种积累性损伤，多由长期坐姿不良、腰部长期承受超负荷压力及急性腰扭伤后治疗不当等原因引起，导致腰部肌肉长期处于紧张状态，使关节囊、滑膜、韧带、脂肪等软组织充血、水肿或粘连，临床常表现为腰部疼痛及运动功能障碍。肌肉长期紧张可造成代谢产物蓄积，导致神经末梢敏感性增强，局部出现压痛点或疼痛结节。而肌张力增高也是引起软组织疼痛的主要原因之一。软组织损伤可引起无菌性炎症，导致滑膜、关节囊等组织肥厚、粘连及挛缩。

针刀疗法来源于中医学，是一种整体与局部兼顾的中医疗法，临床常用于治疗腰椎间盘突出症、颈背部慢性肌筋膜炎及项背筋膜炎等疾病。针刀松解术的优点：①能有效松解肌肉、筋膜等组织的粘连或挛缩，可迅速缓解疼痛症状；②具有类似毫针的针刺效应，有助于调节机体新陈代谢，可以提高自身免疫功能，促进疾病恢复；③可以改善局部血液循环，促进炎症物质吸收，有助于组织修复。本组患者治疗结果显示，针刀松解术治疗腰肌劳损，具有操作简单、效果明显、不良反应少、腰椎功能恢复良好等优点，值得临床推广应用。

【参考文献】

[1] 宋丰军，胡建锋，张红，等.推拿治疗慢性腰肌劳损的临床研究进展[J].中医正骨，2014，26（12）：59-63.

[2] 国家中医药管理局.中医病证诊断疗效标准[S].南京：南京大学出版社，1994：213.

[3] GlombiewskiJA, Tersek J, R ief W.Muscular reactivity and specificity in chronic back pain patients [J]. Psychosom Med, 2008, 70（1）：125-131.

[4] Müller-Schwefe G H,Uberall M A.Analgesic and muscle tonus normalizing effect of flupirtine retard in chronic backpain.Results

of a standardized therapeutic evaluation applying objective methods for measuring pain pressure thresh-old, pain pressure tolerance and muscle tension［J］. MMW Fortschr Med, 2008,149 suppl4：153-161.

［5］于栋，吴俊德，陈兆军，等.软组织张力与疼痛关系的研究进展［J］.中医正骨，2015，27（2）：70-72.

［6］MenseS, SimonsDG, Rusell IJ.肌痛［M］.郭传友，译.北京：人民卫生出版社，2005：85.

［7］魏恩德，施晓阳，王建平.慢性软组织损伤针刀治疗研究进展［J］.中国保健营养：临床医学学刊，2009，18（3）：102-104.

［8］张义，郭长青.浅析针刀疗法与中医学的关系［J］.江苏中医药，2010，42（5）：3-5.

［9］黄承军，梁冬波，刘保新.针刀治疗不同证型腰椎间盘突出症的疗效观察［J］.现代中西医结合杂志，2011，20（19）：2341-2342.

［10］王力平，黄承军.试论腰椎间盘突出症中医外治疗法中的辨证论治和整体观［J］.中医杂志，2011，52（4）：288-291.

［11］木荣华，张瑞国，全晓彬.针刀合手法治疗颈背部慢性肌筋膜炎［J］.中医正骨，2011，23（2）：64.

［12］顾钧青，郭艳明，梁永瑛.针刀浅刺法治疗项背筋膜炎的临床研究［J］.中医正骨，2014，26（2）：22-24.

［13］杨慎峭.论针刀松解疗法的治疗作用［J］.贵阳中医学院学报，2012，34（1）：15-116.

［14］农泽宁.针刀治疗慢性软组织损伤的研究进展［J］.微创医学，2011，6（5）：444-448.

［15］柴伟光，王文波.针刀疗法结合药物治疗膝骨关节炎的临床研

究进展［J］.医学综述.2013，19（8）：1453-1455.

［16］秦谊，李峰，刘清国，等.针刀松解法治疗膝骨性关节炎的机理［J］.中国康复理论与实践，2010，16（4）：397-398.

【出处】吴晓刚，潘茂才，徐国栋，等.针刀松解术治疗腰肌劳损124例［J］.中医正骨，2015，27（09）：48-49.

参考文献

［1］丁文龙，刘学政.系统解剖学.［M］.9版.北京：人民卫生出版社，2018.

［2］贾建平，苏川.神经病学［M］.8版.北京：人民卫生出版社，2018.

［3］刘树伟，李瑞锡.局部解剖学［M］.8版.北京：人民卫生出版社.2013.

［4］郭效东.骨伤科临床检查法［M］.北京：人民卫生出版社，1990.

［5］黄桂成.中医筋伤学［M］.北京：中国中医药出版社，2016.

［6］张俐.中医正骨学［M］.北京：中国中医药出版社，2016.

［7］（美）简·约翰逊.体态矫正指南［M］.赵鹏，李令岭，译.北京：人民邮电出版社，2019.

［8］（美）唐纳德·A.诺伊曼.骨骼肌肉功能解剖学［M］.刘颖，师玉涛，闫琪，译.2版.北京：人民军医出版社，2014.

［9］郭霞.肌肉骨骼系统基础生物力学［M］.北京：人民卫生出版社，2008.

［10］杨雅如.运动治疗学［M］.台北：合计图书出版社，2017.

［11］邝适存.肌肉骨骼系统基础生物力学［M］.北京：人民卫生出版社，2008.

［12］徐高磊.人体姿势评估与解剖学分析［M］.郑州：郑州大学

出版社，2018.

［13］杨荣森．3分钟骨骼肌肉和周围神经检查［M］．北京：化学工业出版社，2012.

［14］张健．运动生物力学［M］．北京：北京体育大学出版社，2012.

［15］张林．人体运动科学研究进展［M］．北京：北京体育大学出版社，2017.

［16］龙春生，孙永平．运动训练学［M］．北京：北京体育大学出版社，2011.

［17］赵平，阚竞，李坤．损伤性疼痛诊疗与康复［M］．北京：北京体育大学出版社，2011.

［18］黄涛．运动损伤的治疗与康复［M］．北京：北京体育大学出版社，2010.

［19］（美）克里斯蒂·凯尔．功能解剖肌与骨骼的解剖、功能及触诊［M］．汪华侨，郭开华，麦全安，译．天津：天津科技翻译出版公司，2013.

［20］John Gibbons.Functional Anatomy of the Pelvis and the Sacroiliac Joint：A Practical Guide［M］.UK：North Atlantic Books，2017.

［21］冯华，张辉．髌股关节不稳定临床评估与治疗［M］．北京．人民卫生出版社．2014，7：12.

［22］王雪强．关节松动技术［M］．北京：科学出版社，2018.

［23］李世昌．运动解剖学［M］．北京：高等教育出版社，2015.

［24］王正义，姜保国，张建中，等．中华骨科学［M］．北京：人民卫生出版社，2010.

［25］高树中，杨骏．针灸治疗学［M］．10版．北京：中国中医药出

版社.2016.

［26］沈雪勇.经络腧穴学［M］.10版.北京：中国中医药出版社.2016.

［27］中华中医药学会.ZYYXH/T403-2012，膝关节侧副韧带损伤［S］.2012.

［28］中华中医药学会骨伤科分会.中医骨伤科临床诊疗指南·肩关节周围炎：T/CACM 1179—2019［J］.上海中医药杂志，2022，56（3）：1-5.

［29］中国中医药研究促进会骨伤科分会.膝骨关节炎中医诊疗指南（2020年版）［J］.中医正骨，2020，32（10）：1-14.

［30］许学猛，刘文刚，詹红生，等.肌肉训练康复治疗膝痹（膝骨关节炎）专家共识［J］.按摩与康复医学，2020，11（19）：1-4.

［31］中华医学会骨科学分会脊柱外科学组，中华医学会骨科学分会骨科康复学组.腰椎间盘突出症诊疗指南［J］.中华骨科杂志，2020（8）：477-487.

［32］中华医学会骨科学分会关节外科学组.中国骨关节炎疼痛管理临床实践指南（2020年版）［J］.中华骨科杂志，2020（8）：469-476.

［33］中华医学会疼痛学分会脊柱源性疼痛学组.腰椎间盘突出症诊疗中国疼痛专家共识［J］.中国疼痛医学杂志，2020，26（1）：2-6.

［34］中华医学会疼痛学分会.脊柱退变性神经根疼痛治疗专家共识［J］.中华医学杂志，2019（15）：1133-1137.

［35］中华医学会骨科分会关节外科学组，吴阶平医学基金会骨科学专家委员会.膝骨关节炎阶梯治疗专家共识（2018年版）［J］.中华关节外科杂志（电子版），2019，13（1）：124-130.

［36］中国中西医结合学会骨伤科专业委员会.膝骨关节炎中西医结合诊疗指南［J］.中华医学杂志，2018，98（45）：3653-3658.

［37］中华医学会骨科学分会关节外科学组.骨关节炎诊疗指南（2018年版）［J］.中华骨科杂志，2018，38（12）：705-715.

［38］中华医学会神经外科学分会功能神经外科学组，中国医师协会神经外科医师分会功能神经外科专家委员会.三叉神经痛诊疗中国专家共识［J］.中华外科杂志，2015，53（9）：657-664.

［39］中国医师协会神经内科医师分会疼痛与感觉障碍学组，于生元.中国丛集性头痛诊治指南［J］.中国疼痛医学杂志，2022，28（09）：641-653.

［40］中华医学会疼痛学分会头面痛学组，中国医师协会神经内科医师分会疼痛和感觉障碍专委会.中国偏头痛防治指南［J］.中国疼痛医学杂志，2016，22（10）：721-727.

［41］中国中医药研究促进会中西医结合工作委员会.肘管综合征中西医诊疗专家共识［J］.中医正骨，2021，33（10）：1-5.

［42］中华中医药学会.腕管综合征［J］.风湿病与关节炎，2013，2（03）：71-73.

［43］中华外科杂志编辑部.颈椎病的分型、诊断及非手术治疗专家共识（2018）［J］.中华外科杂志，2018，56（6）：401-402.

［44］章薇，李金香，娄必丹，等.中医康复临床实践指南·项痹（颈椎病）［J］.康复学报，2020，30（5）：337-342.

［45］中华中医药学会.肱骨外上髁炎［J］.风湿病与关节炎，2013.2（3）77-78.

［46］CRUZ-JENTOFT A J，BAHAT G，BAUER J，et al.Sarcopenia：revised European consensus on definition and diagnosis［J］.

2018.48（1）.1-16.

[47] 孙建琴，张坚，常翠青，等.肌肉衰减综合征营养与运动干预中国专家共识（节录）[J].营养学报，2015，37（4）：320-324.

[48] 张文波，褚慧贤.膝关节的临床检查常用方法[J].中国卫生产业，2011，8（10X）：1.

[49] 卢树森.浅谈临床常用骨科检查方法之应用[J].中医骨伤科医学杂志，2002（1）：11-13.

[50] 王亦璁.髌骨骨折治疗方法的选择和评价[J].中国骨与关节损伤杂志，1995（4）：208-209.

[51] 王亦璁，毕五蝉.髌骨骨折治疗原则的实验依据[J].中华创伤杂志，1990，6（3）：4.

[52] 陈新华，钮小洁.中药熏蒸治疗髌骨骨折术后膝关节功能障碍的研究进展[J].中医外治杂志，2022，31（03）：120-121.

[53] 邬晓娟，魏鑫.体位护理联合盐水冰袋冷敷在髌骨骨折早期康复中的应用效果[J].医学理论与实践，2022，35（10）：1752-1753.

[54] 曾远，郭柱能，何锦安.髌骨骨折术后应用中药冷热交替疗法联合康复治疗对关节功能的影响[J].实用中医药杂志，2022，38（05）：836-837.

[55] 徐献伦，聂志奎.习惯性髌骨脱位的治疗进展[J].中国矫形外科杂志，2007，15（7）：2.

[56] 王芳，肖婷.青少年习惯性髌骨脱位术后护理[J].中华现代护理学杂志，2009，006（002）：122-123.

[57] 钟嘉漫，黄竞杰，刘付懿斐，等.髌骨软化症患者膝关节等速肌力测试[J].中国康复理论与实践，2022，28（04）：379-

383.

［58］杨晓明，周建国，李亚伟．髌周推拿针灸配合中药沙袋外敷治疗早期髌骨软化症临床观察［J］．山西中医，2021，37（11）：33-34．

［59］马占松．火针点刺治疗膝关节滑膜炎27例［J］针灸临床杂志，2009，25（3）：25-25．

［60］李陈，董林，安杰．急性膝关节创伤性滑膜炎的临床研究进展［J］．中国中医急症，2022，31（04）：746-749．

［61］洪成贵，赵锦河，潘彩华．火针治疗膝关节侧副韧带损伤137例［J］．中医外治杂志，2013，22（05）：11．

［62］吕文武，张利荣，陈强，等．磁共振技术在膝关节内外侧副韧带及十字韧带损伤中的临床诊断效果［J］．影像研究与医学应用，2022，6（11）：113-115．

［63］隋晓峰，王逢猛．温针灸联合康复训练治疗膝关节半月板损伤术后的疗效观察［J］．中医临床研究，2022，14（18）：146-148．

［64］沈钰，董丰琴，朱艺，等．下肢全长负重位X线检查在膝关节炎内外翻畸形中的临床价值［J］．现代医用影像学，2020，29（03）：402-406．

［65］韩文宝，王兴，梁震峰，等．三棱火针加拔罐治疗腘窝囊肿30例［J］．World Journal of Acupuncture-Moxibustion，2020，30（01）：45-48．

［66］周鹏，李慎松，邵宏斌，等．关节镜下清理术后联合置管灌洗治疗膝关节化脓性关节炎的临床疗效［J］．临床与病理杂志，2018，38（01）：85-90．

［67］苏冬明，胡君，唐薇，等．膝关节结核的超声表现分析［J］．

浙江中西医结合杂志, 2022, 32（09）: 867-868.

［68］黄迅悟, 徐洪伟, 董志明.髋膝关节结核诊疗创新与突破
［J］.中国矫形外科杂志, 2022, 30（17）: 1549-1553.

［69］滕府高, 钱志云, 陈颖, 等.活血化瘀方中药封包治疗急性踝
关节扭伤的疗效观察［J］.云南中医中药杂志, 2022, 43（06）:
99-101.

［70］沈连梅, 严荣荣.跟腱断裂的外部动态特征、诱因与运动干
预［J］.湖北师范大学学报（自然科学版）, 2022, 42（03）:
74-79+86.

［71］陈华, 白雪东, 齐红哲, 等.跟腱断裂临床循证诊疗指南
［J］.中华骨与关节外科杂志, 2022, 15（05）: 321-333.

［72］刘昱, 韩铭.病理性跟腱断裂伴跟骨结节撕脱骨折1例［J］.
临床骨科杂志, 2022, 25（01）: 144.

［73］万春友, 张伟业, 刘钊, 等.跟腱损伤诊断与治疗的研究进展
［J］.中国骨伤, 2022, 35（01）: 1-4.

［74］张焕, 瞿玉兴.姆外翻研究进展及治疗方式的探讨［J］.临床
医药文献电子杂志, 2020, 7（23）: 44.

［75］高荣轩, 李承鑫, 范竞一, 等.距下关节稳定术治疗儿童柔
韧性平足症中远期效果评价［J］.中华小儿外科杂志, 2021,
42（11）: 1010-1014.

［76］高正玉, 李富田, 魏芳远, 等.腓骨肌痉挛性平足症的研究进
展［J］.足踝外科电子杂志, 2019, 6（04）: 58-62.

［77］顾文奇, 施忠民, 柴益民.距痛症治疗新进展［J］.国际骨科
学杂志, 2009, 30（03）: 179-180+183.

［78］白文博, 鲁丽蓉, 梁晓军, 等.冲击波与皮质类固醇治疗慢性
跖筋膜炎的疗效比较［J］.中国临床研究, 2022, 35（01）:

74-78.

[79] 郝都都.封闭联合针刺治疗中老年跖筋膜炎40例 [J].中医外治杂志，2021，30（06）：18-19.

[80] 白文博，鲁丽蓉，鹿军，等.跖筋膜炎的诊疗进展 [J].中华骨与关节外科杂志，2021，14（09）：805-810.